《沈英森验方验案》第二版编委名单

主　编：谭金华
主　审：沈英森
副主编：吕小亮　彭景钦　周永红　陈静蕊　景丽俊
编　委：（按姓氏笔画排名）

于　斌　王怀明　王　敏　艾立新　石伟超　吕小亮
庄　园　孙升云　肖　莉　陆婷婷　陈静蕊　赵安斌
赵长鹰　林　轶　周　蓓　周永红　庞　杰　孟　辉
贾士杰　原吉顺　柴　琳　凌家生　黄春荣　黄东彬
黄　进　梁艳菊　彭景钦　彭志允　景丽俊　谢维宁
谭金华　黎俏梅

全国名老中医药专家传承工作室建设项目专家

沈英森验方验案

〔第二版〕

主编 谭金华

主审 沈英森

暨南大学出版社
JINAN UNIVERSITY PRESS

中国·广州

图书在版编目（CIP）数据

沈英森验方验案/谭金华主编．—2版．—广州：暨南大学出版社，2013.3
ISBN 978-7-5668-0478-5

Ⅰ．①沈…　Ⅱ．①谭…　Ⅲ．①验方—汇编—中国—现代②医案—汇编—中国—现代　Ⅳ．①R289.5②R249.7

中国版本图书馆CIP数据核字（2013）第020563号

出版发行：暨南大学出版社

地　址：中国广州暨南大学
电　话：总编室（8620）85221601
营销部（8620）85225284　85228291　85228292（邮购）
传　真：（8620）85221583（办公室）　85223774（营销部）
邮　编：510630
网　址：http：//www.jnupress.com　http：//press.jnu.edu.cn

排　版：广州市天河星辰文化发展部照排中心
印　刷：湛江日报社印刷厂

开　本：787mm×960mm　1/16
印　张：14.75
字　数：258千
版　次：2011年6月第1版　2013年3月第2版
印　次：2013年3月第2次

定　价：29.00元

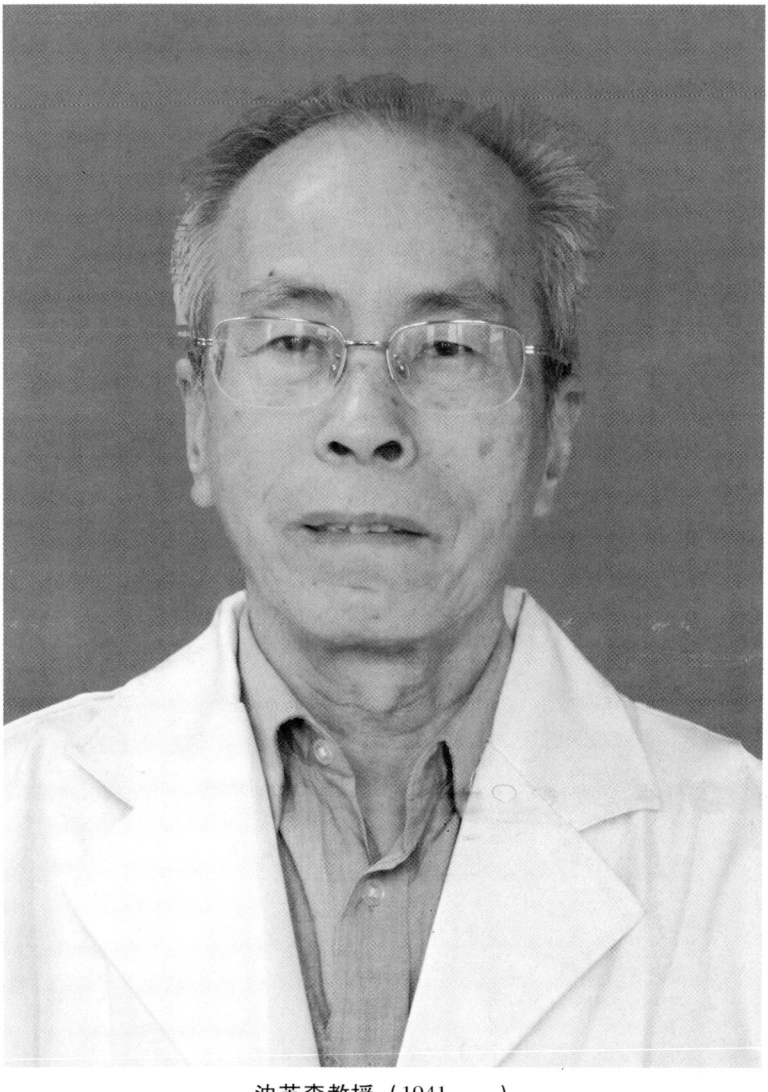

沈英森教授（1941—　）

我的父亲卓然公，是已故潮州名中医，他精湛的医术和高尚的医德是促使我一生进步的力量，是他引领我走上中医之路。他临终时教导我：要有精湛的诊疗技术，要有为老百姓治病的责任感，对患者要一视同仁。总结从医五十年的历程，我基本能够实现父亲的教导，编写本书也是为了对父亲的怀念！

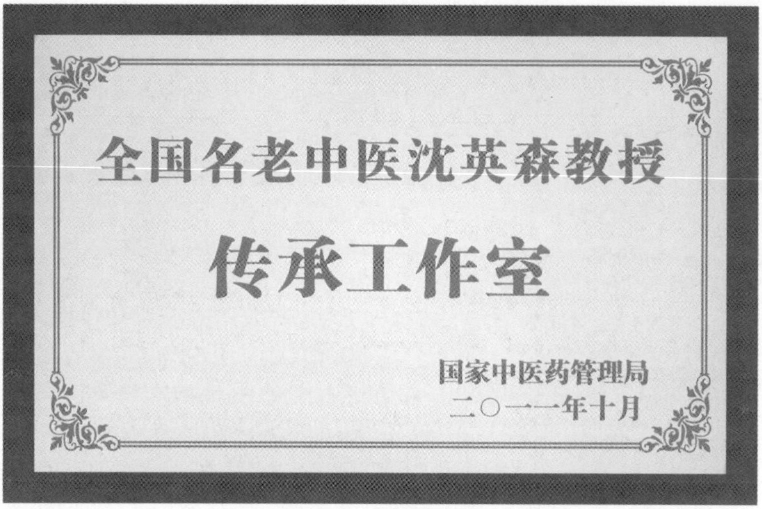

国家中医药管理局颁授的钛金牌

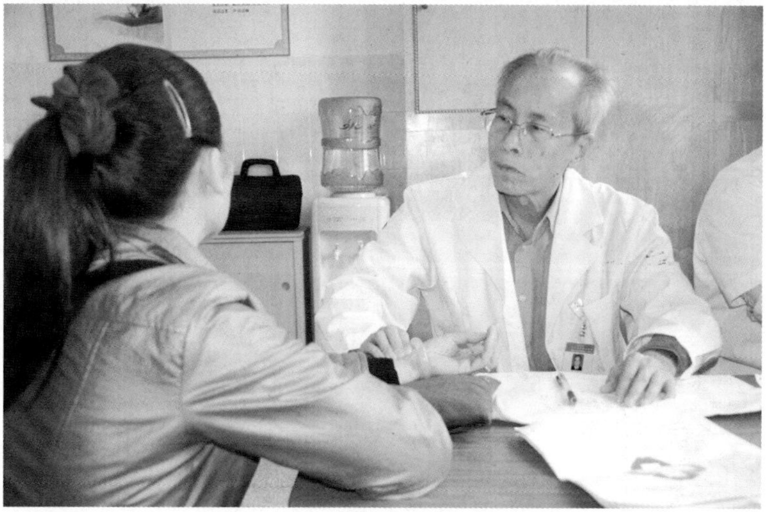

沈英森教授在诊病

沈英森教授简介

沈英森（1941— ），为广东现代中医临床家和教育家。早年参与暨南大学医学院中医学系的筹建工作，任暨南大学医学院中医系第一任系主任。

沈英森出身于广东潮州的一个中医家庭。其父沈卓然悬壶潮州，医术医德皆著，深受病者敬仰。沈英森幼承庭训，耳濡目染，立志献身中医事业。1967 年毕业于广州中医学院，被分配到广东韶关南雄县白云公社栏河卫生所工作。初到山区，就遇到一位因患坐骨神经痛在卫生所简易病房里彻夜呼号的患者，次日征得接诊医生的同意后为他做了针灸治疗，一针环跳穴而痛立止，患者即刻出院回家。此后，沈英森调至县卫生局业务组。1973 年春节前夕，参与抢救县人民医院蔡姓职工的女儿，该女 8 岁，已昏迷 3 天，体温没有明显升高，当时该院院长组织了院外会诊，沈英森也参加了会诊。该院传染科主任介绍了患儿的病情，初步诊断为“亚急性肝炎，肝昏迷”，会诊中有的专家认为该病为脱证，须急用独参，但沈英森在向患儿的家长及该科了解病情后回忆起 1963 年回家照料病危的母亲时，曾随父亲诊视过一个病情类似的女孩的情形，当时父亲认为是里热内盛所致，用清泄里热的治法取效。因此，沈英森认为该患儿证属《伤寒论》所谓“胃家实”之症，必须立刻应用泻下的方法，并征得所有参与会诊的医生同意，处以大承气为主的药方，即大黄 6 克（后下）、枳实 10 克、厚朴 10 克、芒硝 3 克（冲服）、金银花 10 克、连翘 10 克、生地黄 10 克等，但当日患儿牙关紧闭，至次日中午沈英森复诊时仍未服药，即告之以鼻饲。次日凌晨 4 点，患儿排出半盆恶臭烂便，并出现发热、面目身黄、尿黄，再诊时加服安宫牛黄丸、猴枣散，患儿苏醒后调治 1 月，完全康复。此后，沈英森在当地声名鹊起。

1978 年 9 月，暨南大学复办，创立医学院，沈英森调入暨南大学医学院附属医院（即广州华侨医院）工作，由于当时医院尚未建好，所以随科主任前往中山医第二附属医院从事临床工作，也曾参与抢救该院一例急性病毒性脑膜炎患者并获得成功。此后参与 1983 年创建华侨医院中医病房。沈英森教授从事中医临床四十余年，临床经验丰富，他还常用一些广东当地药材如溪黄草、鸡骨草等治疗各种原因引起的肝转氨酶升高证，用蕤仁肉治疗各种内外眼症，鸡蛋花、木棉花治疗腹泻以及青果、木蝴蝶、岗棯根治疗咽喉肿痛。

这些均得自家传。此外，作为科班出身的临床专家，其熟谙中医四大经典，对于一些经方、时方加以发挥、妙用，扩大了方子的临床应用范围。在中医临证范围日渐缩小的今天，他仍然以传统的汤剂为主，治疗常见病、疑难杂症，并且得到了众多患者和西医同行的肯定。

沈英森立志献身中医事业，不仅热爱中医，实践中医，而且积极投身中医教育事业。暨南大学是一所华侨大学，港澳台及东南亚不少华侨及其子弟要求到暨南大学学习中医、针灸，因此，学校于1988年8月决定成立中医针灸培训中心，沈英森出任副主任。为了培养中医接班人和扩大中医对世界的影响，大学学术委员会对成立中医专业的可行性、必要性进行论证，得到与会专家的认同和支持，终于在1999年由暨南大学批准并报国务院侨办同意成立暨南大学医学院中医系，由沈英森出任第一任系主任，实现了当年建系、当年招生、当年开课，第一届中医学系学生中港澳台及外籍学生占70%。沈英森在2001年获评为广东省南粤优秀教师，同年获得“广东省名中医”称号，2003年被遴选为国家第三批中医师指导老师，2008年及2012年分别被遴选为国家第四、第五批中医师指导老师，2011年被确定为“全国名老中医药专家传承工作室项目专家”。2007年从工作岗位退休，至今仍坚持每周四个半天门诊，并进行部分研究生的临床带教工作。

沈英森从事中医临床和教学工作四十多年，有丰富的临床及教学经验。他擅长治疗内科杂病，尤其对老年病、慢性肾炎、阻塞性肺病、消化系统疾病及肿瘤等有较深的研究和独到的见解。他培养了包括美国、德国、新加坡等国在内的数十名外籍进修人员，誉满海外，曾多次应邀到印度尼西亚、泰国、德国、马来西亚等国及中国香港地区讲学。沈英森主编《岭南中医》、《叶天士临证指南医案发挥》、《常见肿瘤的中医防治》、《四季进补》、《果蔬治疗》等二十余部著作，在国内外公开杂志上发表论文三十余篇。1997年获“广东省中医药优秀科技工作者”称号；1998年获广东省中医药科技进步奖三等奖；2004年获中华中医药学会科技著作优秀奖。

沈英森认为自己五十年的中医历程，除了为患者治疗之外，只做了两件较为有益的事，一是在学校及学院领导的支持之下，积极促进并创办了暨南大学中医学系；二是在同事的支持下，于2001年主编了《岭南中医》，比较系统地总结了有史记载以来岭南中医药的发展概况及其特点，并且首次明确提出了“岭南中医”这一具有鲜明岭南特色的名称。

（黎俏梅整理）

目　录

序　一

沈英森教授是广东省名中医，1967 年从广州中医学院毕业后，一直从事中医医疗、教学、科研工作，曾创办暨南大学医学院中医系，为首任系主任。2001 年获广东省人民政府授予的“广东省名中医”及“南粤优秀教师”称号。2003 年当选为全国老中医药专家学术经验继承工作指导老师。行医执教将近半个世纪，积累了丰富的经验，晚年著书立说，写成并出版的验方验案，乃毕生学术研究临证诊疗经验的结晶。

沈英森教授之父沈卓然，悬壶济世于潮州，德艺双馨，深受患者敬仰。沈教授幼承庭训，耳濡目染，立志将毕生奉献给中医事业，前辈的精湛医术和高尚医德成为他一生奋斗的榜样。正如他在前言中所说，父亲引领他走上中医之路，他遵循父亲临终嘱托，要有精湛的诊疗技术，要有为老百姓治疗疾病的良心，要有对患者一视同仁的平常心。总结从医五十年的历程，沈英森教授遵循父亲的教导，特编写本书。医学世家的后辈继承发扬先人专业志向，也算是一种学术传承。古人所谓立德、立功、立言，“立德谓创制垂法，博施济众；立功谓拯厄除难，功济于时；立言谓言得其要，理足可传”。

名医是一个时期中医学术和临床疗效水平的主要体现者，社会需要名中医为各阶层民众提供医疗卫生保健服务。名医学术经验的重要载体——临证医案与治病验方，需要后人的不断发掘整理。《沈英森验方验案》就是一本名医医案验方研究之作，若按均数方差统计原理，这样的著作似无意义，但中医学术理论，需要依靠传统文化以及临床成功的案例才能准确解读。沈英森教授及其子弟在这方面做了很好的研究工作，总结了 80 余个自拟经验方并附以治验医案印证，无疑可以嘉惠后学，对提高中医临床水平有启迪作用。

唐代孙思邈《千金方》曰“人命至重，有贵千金，一方济之，德逾于此”。沈英森教授遵循古训，深感人命重于千金，医者只有博极医源，穷其所变，方能愈百疾，起沉疴。他注重中医经典研究，师古训而不拘泥，遵大道而变通，注重辨证论治，尊崇脾胃学派及温病学派，其验方医案体现了他的学术经验。他谨记清代名医王清任《医林改错》所言："医家立言著书，必亲治其证，屡验方法，万无一失，方可传于后人。"几十年来，沈英森教授无论工作有多繁忙，始终坚持在临床一线，他诊治了很多患者，注重原始医案病例的收集整理，倾听患者服药后反馈的信息，这样整理的医案验方经得起时间的检验，具有坚实的基础与应用价值，值得学习与推广。

沈英森教授对岭南地域医学也很有研究，2000 年由他主编的《岭南中医》问世，比较系统地收集整理了岭南历代中医名家学术思想。故书中验方验案也颇具岭南医学地方时代特色，他常用一些广东当地药材如溪黄草、鸡骨草治疗各种原因引起的肝病，鸡蛋花、木棉花治疗腹泻以及青果、木蝴蝶、岗棯根治疗咽喉肿痛，体现了岭南医家用药风格。

研究名医验方验案，学习他们临证学术经验，仍然是当今发扬中医学术，应用简、便、廉、验的中医诊疗方法为民众防病治病的重要举措。故本书之出版，乃适时之作，故乐为之序。

邓铁涛

2010 年 11 月 2 日

序　二

我和沈英森教授认识长达三十年了，20 世纪 80 年代一起在暨南大学医学院附属华侨医院工作，1989 年共同编写和出版了《中医美容学》，因此，对沈英森教授的治学为人多少有一些认识和了解。1992 年他的一本著作《叶天士临证指南医案发挥》，邀请我写一篇序言，现在他自己的医案出版，又邀请我写一篇序言，这是他自己的学生的临证指南，值得祝贺。

古之医案，即今之病历，乃医者在临诊之际，记录患者的主要症状，脉诊、舌诊所见，其后或加按语，或径书方药，有一诊即已，或连续数诊，其中症状、脉、舌均有变化，辨证和方药亦随之改变，如能潜心细究，从中可以深刻领会作者辨证论治理法方药的精神，凡能保存并有出版价值的医案，大多具有较高的学术和实用价值。

沈英森教授的医案和古代的医案有所不同的是，沈英森教授吸收和采用了现代医学的诊断，除了中医的记述外，还有西医的诊断，例如肾炎水肿、肝硬化、子宫肌瘤、高血压病、肺癌等。这些西医诊断也是比较可靠的，有西医的客观检查和诊疗依据。因此，学习这些医案，除了能够得到中医辨证论治的理论和心得以外，还可以看到中医药对这些疾病的治疗效果，为中西医结合诊疗这些疾病提供了线索和研究方向。

书写和总结医案，最重要的一点是如实反映情况，绝不夸大和欺瞒，我和沈英森教授相识多年，深知他的为人，其道德作风和学术修养都是值得大家学习的榜样，因此毅然命笔向广大读者推荐，希望这本医案能为治病救人、发扬中国传统医药学起到积极推广的作用。是为序。

张大钊

2011 年 1 月于暨南大学

第二版前言

由我的徒弟李恩庆主任医师主编的《沈英森验方验案》问世至今一年多，获得较好的社会效应，有的读者来电咨询，有的读者将购买的书拿来要我签名，有的读者说使用书中验方确能治疗一些病症，这是值得欣慰的。但是，由于编写时遗漏了一些验方验案，同时，近一年半以来又增加了不少的案例，所以，我与暨南大学出版社教育分社张仲玲社长商量后，决定对该书进行增删，增加了四十多个验案，定名为《沈英森验方验案》（第二版）出版（以下简称《第二版》）。

由于李恩庆目前负有编写教材的任务，他表示不再参与《第二版》的一切工作，所以，我决定由我的徒弟谭金华副主任中医师担任主编，我的研究生和学生吕小亮、彭景钦担任副主编，他们在编写过程中付出了大量的时间和精力。另外，对原来参与《沈英森验方验案》编写的老师和学生，我保留了他们的编委资格，其中周永红副教授、陈静蕊、景丽俊三位仍为副主编。为了尊重各位参与整理编写的师生，在每一个医案之后均注明“（×××整理)”。

在《第二版》中，我们保留了原版著名中医学专家、国医大师邓铁涛终身教授和著名中西医结合专家、原暨南大学医学院副院长张大钊教授的序，并再次向他们表示真挚的敬意；再次感谢张仲玲社长的指导；同时，我要再次感谢我的家人，尤其是我的太太黄丽云副研究员几十年来对我事业的支持和生活上无微不至的关心。

沈英森

2013 年元旦于暨南园

前　言

我出身于中医家庭，先父沈卓然公为潮州当地名医。年幼时，耳濡目染，得蒙庭训，故喜治病救人，遂矢志岐黄。及长，入读广州中医学院中医医疗系。学成，于粤北山区从医十载，而后服务于暨南大学医学院附属华侨医院至今。待悬壶济世之时，深感人命重于千金，医者唯博极医源，穷其所变，方能治百病，愈沉疴。谨遵“勤求古训，博采众方”之旨，白天诊病，夜晚研习古籍，常冥思苦想，夜以继日，以穷医理；诊疗中，凡理有所悟，法有所立，方有所变，药有所中，则倍感快慰，乐此不疲。

从医数十载，病者无数，证候多方，悉心施治，多有见效，尤以脾胃病、肿瘤及杂病见长，诊余潜心研究历代中医名著典籍及岭南中医之学术流派；凡医理有所悟，临证有所得辄笔录之，日积月累，医案渐丰，有的已在杂志发表，有的尚未发表。今择其精要，整理成书，虽未尽完美，亦足括己临证思想之概要，窃以为中医同仁抛砖引玉之用。祖国医学博大精深，中医典籍汗牛充栋，予之所得，仅沧海一粟，千虑管窥而已。虽殚精竭虑，仍感医理难明，学无涯际，尚须倍加努力，精勤不倦，方可臻游刃有余之化境。

回首往事，蒙先父引路在前，众师长传薪于后，得以成就医业。五十年从医路上，临证之外，尚有二事值得一提：一是暨南大学医学院中医系之倡办，二是《岭南中医》之问世。

近年常与中医界同事及学生论及医道，阐述医案，萌有结集成书之意，然诊务繁忙，久未得现。现在由我的徒弟李恩庆副教授组织了几位年轻有为的老师及研究生如周永红、陈静蕊等进行编辑整理，我的徒弟孙升云主任医师、黎俏梅副教授、艾立新副主任医师及多位研究生也积极提供我以前的临床资料，经过一年多的认真工作，克服了跨数十年的困难，《沈英森验方验案》终于如愿付梓，实现了夙愿，甚为快慰。诚望诸君青出于蓝而胜于蓝，成杏林之佼佼者。

感谢著名中医学家、国医大师、广州中医药大学终身教授邓铁涛和著名中西医结合专家、原暨南大学医学院副院长兼广州华侨医院院长、原香港中医药管理委员会委员兼中医组主席张大钊教授在百忙中为本书作序！感谢暨南大学出版社教育分社张仲玲社长的指导，感谢广州市天河皇悦酒家王彪先生的大力支持，同时也感谢我的家人几十年来对我事业的支持和生活上无微不至的关心。

沈英森
2011 年 4 月 10 日

第一部分

肝系验方验案

理脾软肝方（肝着）

【组成】法夏 10 g，陈皮 10 g，泽兰 10 g，当归 10 g，厚朴 10 g，鸡内金 10 g，北沙参 20 g，茯苓 20 g，麦冬 15 g，淮山 15 g，白花蛇舌草 30 g，半枝莲 30 g，枳壳 6 g，红花 6 g，甘草 6 g。

【功效】健脾活血，解毒散结。

【主治】肝着属脾虚血瘀者。

【组方原理】肝着相当于现代医学的肝硬化，是一种常见的慢性肝病，可由一种或多种原因引起肝脏损害，肝脏呈进行性、弥漫性、纤维性病变。具体表现为肝细胞弥漫性变性坏死，继而出现纤维组织增生和肝细胞结节状再生，这三种改变反复交错进行，结果肝小叶结构和血液循环途径逐渐被改建，使肝变形、变硬而导致肝硬化。该病早期无明显症状，后期则出现一系列不同程度的门静脉高压和肝功能障碍，直至出现上消化道出血、肝性脑病等并发症死亡。沈师根据历代医家对肝硬化病证的认识，如李中梓《医宗必读》载："脾土虚弱，清者难升，浊者难降，留中滞膈，淤而成痰"，"百病皆因痰作祟"，"怪病责之于痰"等，沈师结合个人的临床体会，认为在岭南地区，肝硬化之成因，乃因感受湿毒，或饮食不节，饥饱失宜，或嗜酒过度，损伤脾胃，脾气虚衰，健运失常，不能输布水谷精微，清气不升，浊气不降，湿浊凝聚，成痰成瘀，痰瘀阻滞气机，致血行不畅，瘀血滞留，着而不去，瘀血与痰湿蕴结阻滞血络则成痞块，进而凝缩坚硬而成本病。本病与肝亦有关系，因为肝主疏泄，肝气条达，则脾升胃降正常，若肝气郁滞，失条达而横逆乘脾土，脾失健运，导致津液输布代谢障碍，聚而为痰。治疗时往往从痰论治，并兼顾气血，气顺则痰消，活血则痰化，痰化则痞消。法夏燥湿化痰散结，陈皮理气燥湿、芳香醒脾，助法夏化痰，使气顺则痰降，气化痰亦化；脾为生痰之源，以茯苓健脾益气，脾健则湿无所聚，痰自不生；北沙参、麦冬、当归、白芍养血柔肝；白花蛇舌草、半枝莲、鸡内金化痰解毒，散结消瘀；枳壳、厚朴行气消胀；红花、泽兰活血化瘀，血活则痰化结散。

【加减运用】胁痛甚者，加柴胡 10 g、金铃子 10 g；兼有腹水，苔腻者，去麦冬，加苡仁 30 g、泽泻 20 g；肝功能不正常者，加大青叶 30 g、连翘 15 g。

【病案举例】李某，男，65 岁，1994 年 2 月 11 日初诊。右上腹饱胀半年，加剧 1 周。患者半年前始有右上腹饱胀感，饭后尤甚。近 1 周来，症状加重，伴胸胁闷痛，口苦，尿黄。既往有“慢性乙型肝炎”病史近 10 年，并有烟酒嗜好。检查：胸颈部可见 10 余个蜘蛛痣，有明显的朱砂掌，腹软，肝在右锁骨中线上肋缘下 3cm 处可扪及，中等硬度，轻压痛，表面光滑，边缘锐，腹部叩诊无移动性浊音。实验室检查：血常规、肝功能正常，HBsAg（+），AFP（－）。B 超示：肝表面结节状改变，光点增强，肝静脉狭小，不清晰。CT 扫描示：早期肝硬化。舌淡红、边尖红、无苔有裂纹、中后部苔薄黄干燥，脉弦细。西医诊断为慢性乙型肝炎、肝硬化。中医诊断为积聚，证属痰瘀湿蕴结型。治以化痰散瘀祛湿，柔润养肝。处方：法夏、陈皮、泽兰、当归、厚朴、鸡内金各 10 g，北沙参、白芍、茯苓各 20 g，麦冬、淮山各 15 g，白花蛇舌草、半枝莲各 30 g，枳壳、红花、甘草各 6 g。每天 1 剂，水煎服。服 9 剂后，症状明显好转。守上方加神曲 10 g，每天 1 剂，共服药 2 月，饱胀感消失，饮食正常。B 超示：肝脏光点细小，均匀。嘱其戒烟酒，随访 5 年未复发。

【歌括】理脾软肝二陈莲，归朴麦芍壳泽兰。
内金红花沙薯舌，积聚有年病可痊。

（陈静蕊、赵安斌、黄春荣、李恩庆整理）

舒郁散结汤（肝郁）

【组成】柴胡10 g，当归10 g，白芍10 g，白术10 g，茯苓10 g，薄荷3 g（后下），丹皮10 g，栀子10 g，陈皮10 g，法夏10 g，枳壳10 g，甘草3 g。

【功效】疏肝理气，除湿化痰，清热散结。

【主治】妇科积聚属肝气郁结痰阻者。

【组方原理】积聚之病，原因颇多。《景岳全书·积聚》说："凡饮食血气风寒皆能致之。"患者初起因于寒湿，这是十分明显的。继则出现胸、胁、腋、肋下多处肿块及胁痛隐隐，且有口苦咽干、烦躁不安、舌红脉弦等症，当是寒痰湿邪搏结于经络脏腑之间，致使全身气机不畅，血运受阻之故。而肝藏血主疏泄，其性喜条达，故气机之畅达、血运之流通与肝的关系至为密切。若气滞血瘀当先累及肝脏及肝经，故其肿块多在胸、胁、腋、肋下等处。又因气滞血瘀，使肝气不得疏泄，遂使肝郁化火，火势上炎，故口苦咽干、烦躁不安、舌红等，而脉弦更是提示肝脉受累无疑。治疗上采用丹栀逍遥散合二陈汤以疏肝清热、理气化痰而取效。正如《景岳全书》所说："凡属有形之证，亦无非由气之滞，但得气行，则何聚不散。"

【病案举例】郭某，女，42岁，银行职员，住沙面大街49号。因右乳房内上方长一肿块且有微痛，于1980年9月22日前来就诊。患者于本月3日外出工作时遇雨，双下肢浸水，坚持工作至傍晚六时余始回家，此后第三天，即出现全身酸楚疼痛，两胁胀痛，旋于右胸处可摸及3cm×4cm肿块，有微痛感，继而肿块消失，右腋下及右肋下相继摸及花生大小的肿块，不久肿块消失，如此反复不已，曾服用苯海拉明及抗炎等类药物未见效。自诉肿块表面不红，但有轻度灼热感及隐痛瘙痒感。发病以来，兼有口苦咽干、烦躁不安、胃纳不佳等症，但无咳嗽气喘，大便稍结、数日一解。月经近年不调，此次已有2月未见。查体：身体一般情况尚好，浅表淋巴腺未扪及。心肺正常。腹软，肝肋下可及，脾未扪及。右乳房左上限有约3cm×4cm皮下浸润肿块，质实不坚，触之无热感，皮肤不红，压痛不显。实验室检查：X光胸部透视：心肺（-）；超声波：肝上界七肋间，肋下1.5cm，最大厚度9.5cm，剑突下2cm，波型为稀疏微波。周围血检查：血红蛋白：11.3 g；红细胞：400万；

血小板：18 600；白细胞：14 800；中性分叶：22%；淋巴细胞：33%；嗜酸性粒细胞：45%；嗜伊红细胞直接计数：9 850/mm^3。查血丝虫阴性。粪检：蛔虫卵（+），鞭虫卵可见。尿常规：蛋白（±），上皮（±），白细胞1～2/H·P·F，红细胞1/H·P·F。舌红苔白微黄，脉弦。西医诊断：嗜伊红细胞增多症。中医辨证：肝郁气滞，痰湿相搏而为积聚。治则方药：疏肝理气、除湿化痰、清热散结。方用舒郁散结汤。柴胡10 g，当归10 g，白芍10 g，白术10 g，茯苓10 g，薄荷3 g（后下），丹皮10 g，栀子10 g，陈皮10 g，法夏10 g，枳壳10 g，甘草3 g。服上药加减1个月左右，至10月27日肿块已消失，他处未再出现肿块，其他症状也好转。查周围血：白细胞：6 050；中性分叶：63%；淋巴细胞：31%；嗜酸性粒细胞：5%；大单核：1%；嗜伊红细胞直接计数：590/mm^3。随访1年多未复发。

【歌括】 舒郁散结除癥瘕，柴芍归术陈皮夏。
丹栀苓枳草薄荷，气郁痰阻此方恰。

（陈静蕊、赵安斌、黄春荣、李恩庆整理）

解郁润燥汤（肝郁）

【组成】 丹皮10 g，栀子10 g，当归10 g，柴胡10 g，生地15 g，白芍10 g，白术10 g，茯苓10 g，麦冬10 g，苡仁30 g，芦根30 g，甘草3 g。

【功效】 疏肝解郁，清热养阴。

【主治】 肝郁气滞，症见胁肋不舒、烦躁不安者。

【组方原理】 肝主疏泄，肝郁主要表现为口苦咽干、腰酸胀痛、胁肋不舒、烦躁不安、睡眠不宁等症。常因身劳汗出，湿热相搏，偶遇寒邪，约束肌肤腠理，遂使皮毛汗窍紧闭，湿热之邪不得外泄，留滞筋脉，致湿热熏蒸，内伤脏腑，耗损津液，故出现口苦咽干、腰酸胀痛、胁肋不舒、烦躁不安、睡眠不宁等肝胆心肾诸经见症。小便黄赤则是湿热下注膀胱所致。故治疗上用丹栀逍遥散为主疏肝清热，加苡仁、芦根、生地、麦冬等甘寒生津之品，使热除津生；白术、芦根、茵陈、茯苓等且能利小便，使湿热之邪从尿道排出。

【病案举例】钟某，男，30岁，广州外贸车队司机。因口苦咽干、腰酸胀痛，于1981年4月27日前来就诊。自诉一个多月前因头痛发热、颈项不适，于1981年4月1日前往某军医院门诊，作上感处理。于同月11日到某院西医门诊，疑为风湿，查周围血发现嗜酸性粒细胞达40%，其他检查如下：谷丙转氨酶：300单位；脑磷脂胆固醇絮状：阴性；HBsAg：阴性；血沉：21 mm/第一小时；抗“O”：500单位；白细胞：18 500/mm^3；嗜伊红细胞直接计数：11 880/mm^3。曾服海群生等，症状未获改善而转来服中药，除口苦咽干、腰酸胀痛外，且觉烦躁不安、睡眠多梦、胁肋不舒、神疲体倦、小便黄赤等，胃纳，大便正常，无咳嗽气急。查体：全身浅表淋巴腺未扪及。腹软，肝脾未扪及。胸透：心肺（-）。实验室检查：周围血：白细胞：18 200/mm^3；中性分叶：20%；淋巴细胞：15%；嗜酸性粒细胞：65%。嗜伊红细胞直接计数：12 160/mm^3。谷丙转氨酶：171单位；脑磷脂絮状：阴性；硫酸锌混浊度：5单位；HBsAg：阴性。小便正常；大便黄软，血球、虫卵均未发现。骨髓穿刺：粒系：原始粒：0.4；早幼粒：0.6；中幼粒：3.2；晚幼粒：9.4；杆状：17.2；中性分叶：12.4；嗜酸晚幼：3.8；嗜酸杆状：4.4；嗜酸分叶：13.4，骨髓象符合嗜酸性粒细胞增多症。舌边红体胖有齿印，苔黄而干，脉弦细。西医诊断：嗜伊红细胞增多症。中医辨证：肝郁化火，耗伤津液而致阴虚火旺。治则方药：疏肝解郁、清热养阴为主，兼以甘淡渗湿。方用丹栀逍遥散加减。丹皮10 g，栀子10 g，当归10 g，柴胡10 g，生地15 g，白芍10 g，白术10 g，茯苓10 g，麦冬10 g，苡仁30 g，芦根30 g，甘草3 g。治疗一个月后，上述症状好转。查周围血：白细胞：8 200/mm^3；中性分叶：28%；淋巴细胞：24%；嗜酸性粒细胞：48%；嗜伊红细胞直接计数：4 280/mm^3。患者因出差，不能坚持正常服药，有时一个月只服药6剂。如口苦咽干甚，则本方加知母10 g，黄柏10 g，玄参15 g，花粉12 g，茵陈15 g等灵活变通。至8月10日复诊时，口苦咽干症大减，余症亦消失。查周围血：白细胞：8 900/mm^3；中性分叶：56%；淋巴细胞：32%；嗜酸性粒细胞：12%；嗜伊红细胞直接计数：820/mm^3。可见，经本方加减治疗后周围血之嗜酸性粒细胞及其直接计数均较服中药前有明显改善。

【歌括】解郁润燥能养阴，丹栀归芍柴芦根。
苓术苡麦草生地，阴虚气滞可求本。

（陈静蕊、赵安斌、黄春荣、李恩庆整理）

疏肝消积方（积聚）

【组成】柴胡15 g，白芍15 g，枳壳10 g，茯苓10 g，白术10 g，苡仁15 g，丹参30 g，赤芍15 g，桔梗5 g，甘草5 g。

【功效】疏肝消积，理气健脾。

【主治】积聚。

【组方原理】积聚的病名首先由《黄帝内经》提出，为积病与聚病的合称，是涉及腹腔脏器多种疾病，而在临床又比较常见的一类病症。具体而言是指腹内结块，或痛或胀的病证。积属有形，结块固定不移，痛有定处，病在血分，是为脏病；聚属无形，包块聚散无常，痛无定处，病在气分，是为腑病。《难经·五十五难》："病有积有聚，何以别之？然。积者，阴气也，聚者，阳气也……"积聚的成因多由情志不舒，饮食不节，起居失宜，导致肝气郁结，气滞血瘀；或由脾失健运，食滞痰阻而引起。《诸病源候论·积聚病诸候》对积聚的病因病机有较详细的论述，并认为积聚一般有一个渐积成病的过程，"诸脏受邪，初未能为积聚，留滞不去，乃成积聚"。沈师认为本病的发病关键在于情志的不舒，这就是为什么临床上以情志郁结为主要发病因素的积证多见于肝病，如脂肪肝、肝硬化、肝血管瘤、肝囊肿、肝癌等，聚证则主要表现在因肝郁乘脾而导致的消化道疾患，如增生型肠结核、胃肠功能紊乱、不完全性肠梗阻等疾病，治疗上要充分考虑这一关键因素，尤其是在疾病的早期。因此临证时多以疏肝理气为治疗大法，这正应《素问·至真要大论》提出的"结者散之"的治疗原则。在用方上，多以四逆散为基础方，配以丹参、赤芍活血散结，配以桔梗行气而破癥瘕，加强散结之功，配苡仁、茯苓、白术以实脾，防肝病及脾病。故无论积病还是聚病，均可化裁而运用。本方简洁而力专，毫无累赘之药味，视为沈师临床疏肝消积、理气健脾之基本方。

【加减运用】

分期加减——初期气滞血瘀，加乌药10 g、香附10 g；中期瘀血内结，加桃仁10 g、三棱10 g、莪术10 g；后期正虚淤结，加人参10 g、当归10 g。

辨病加减——积病，加强活血止痛，如玄胡索10 g、蒲黄5 g、五灵脂

10 g；聚病，加强理气止痛，如青皮 10 g、郁金 10 g。

辨证加减——若阴伤较甚、头晕目眩、舌光无苔、脉象细数者，可加生地 15 g、北沙参 30 g、枸杞 15 g、石斛 10 g；若畏寒肢肿、舌淡白、脉沉细者，加黄芪 15 g、附子 10 g、肉桂 5 g、泽泻 10 g 等以温阳益气，利水消肿；如痰瘀互结、舌苔白腻者，可加白芥子 10 g、法夏 10 g、苍术 10 g 等化痰散结；如寒湿中阻、腹胀、舌苔白腻者，可加苍术 10 g、厚朴 10 g、陈皮 10 g、砂仁 5 g、桂心 5 g 等温化药物。

症状加减——痛甚者，加川楝子 10 g、玄胡索 10 g、木香 5 g 理气止痛。如牙龈出血、鼻衄，酌加栀子 10 g、丹皮 10 g、白茅根 30 g、茜草 10 g、三七 5 g 等以凉血化瘀止血。

【病案举例】沈某，女，38 岁，2012 年 5 月 18 日初诊。诉右胁下轻微压痛半年，伴午后乏力，泄泻，1～2 次/日。MR 显示肝六段见一不规则稍长 T1 稍长 T2 异常信号灶，边界模糊，考虑肝岛。舌尖红，苔白，脉弦细。中医诊断：积证（肝气郁结）。治法：疏肝消积，理气健脾。处方：柴胡 15 g，白芍 15 g，枳壳 10 g，茯苓 10 g，白术 10 g，苡仁 15 g，丹参 30 g，赤芍 15 g，板蓝根 30 g，桔梗 5 g，甘草 5 g。服 11 剂后自觉上述症状有所缓解，舌红苔白，脉细，遂去板蓝根、桔梗，加素馨花 10 g 以疏肝理气止痛，白芍加至 30 g 以加强柔肝止痛。连用 7 剂后患者诉胁痛及泄泻症状明显缓解，口苦，守上方加夏枯草 15 g，继用 7 剂，诸症基本消失，遂停药。患者于 8 月 10 日复查 MR，提示：原肝六段病灶已消失，舌红苔白，脉细。

【歌括】疏肝消积善理气，茯苓白术加四逆。
丹参赤芍薏苡仁，再添桔梗最适宜。

（谭金华整理）

解毒消痈方（肝痈）

【组成】赤芍 30 g，鳖甲 30 g，淮山 30 g，生牡蛎 30 g，白花蛇舌草 30 g（先煎），冬瓜仁 30 g，白术 15 g，麦冬 15 g，石斛 15 g，鸡内金 15 g，败酱草 15 g，茯苓 15 g。

【功效】清热解毒，养阴活血。

【主治】肝痈、肾痈属阴虚热毒血瘀者。

【组方原理】多发性肝、肾脓肿属于中医肝痈、肾痈范畴，现代医学认为多由病原微生物感染引起。肝痈多因肝郁化火，肝胆不和或膏粱厚味，湿热虫积，壅结于肝；也有因闪挫跌仆等外伤而致血络瘀阻郁结而成。初起有右侧胁肋隐痛，并逐渐加剧，甚至不能向右侧卧，影响呼吸。起病急慢不定，常有恶寒发热等全身症状；如因痰火而成的则起病较缓，大多无全身症状，脉弦滑；由瘀血而成的，则疼痛较甚，无寒热，脉多弦涩。以后肝脏逐渐肿大，腹满挛急，患者明显消瘦，最后肝脏局部化脓而变软，如不及时治疗，则脓肿溃破，脓呈咖啡色而带臭秽，或并发咳吐脓血，或并发剧烈腹痛，下痢脓血及虚脱等症，都是病重的表现。本病类于现代医学的肝脓疡。中医学认为“营气不从，逆于肉里，乃生痈肿”。多从清热解毒、活血化瘀、消肿排脓论治。患者年高体弱，形体消瘦，根据症、舌、脉合参，患者素体多虚火，阴虚火旺灼煎阴血而致瘀。瘀热内结肝肾之脏，日久可发为痈肿。据证施治，初治之时，以健脾养阴、活血散结、清热解毒为法。健脾可资阴血之化生，养阴可退虚火，活血散结可解瘀热之胶结，清热可去火热之毒，防腐生脓。北沙参、生谷芽以助健脾养阴。在诊治过程中，可随病情变化酌加黄芪以助运化，且黄芪又可托毒排脓，同时去凉血散瘀之赤芍。

【病案举例】李某，女，76 岁。2000 年 8 月 11 日初诊。诊见：发热 38℃，口干，食欲不振，右侧肝区、肾区疼痛。实验室检查：白细胞 9 000/mm^3。B 超示：肝、右肾多发性脓肿。后经穿刺诊断：多发性肝、肾脓肿。留置肝、肾引流管引流脓液。同时使用灭滴灵冲洗、来立信和地塞米松、先锋霉素 V 静滴。患者热势一直不退，要求中医诊治。诊见：身热，口干，口淡，右侧胁肋疼痛，纳呆，大便秘结，小便短赤，舌红、少苔，脉弦细。中医诊为肝痈、肾痈（阴虚热毒血瘀型）。处方：赤芍、鳖甲、淮山、生牡蛎、白花蛇舌草、冬瓜仁各 30 g，白术、麦冬、石斛、鸡内金、败酱草、茯苓各 15 g。水煎服，每天 1 剂，7 剂。二诊：上症均有减缓，仍大便秘结，舌红、少苔，脉弦。守上方加北沙参、生谷芽各 30 g，7 剂。三诊：热退，口干、右侧胁内疼痛明显减轻，小便黄，舌红、苔中黄，脉弦。上方去赤芍，加黄芪 30 g，7 剂。四诊：右侧胁肋疼痛消失，舌红、苔薄黄，脉弦，守上方 7 剂。五诊：患者无明显不适，舌淡红、苔薄白，脉弦。上方去白花蛇舌草，继服 7 剂。六诊：症状消失，舌淡红、苔薄白，脉弦细。实验室复查：白细胞：4 500/mm^3。B 超示脓肿消退。上方去白术、鳖甲、黄芪，加珍珠母 30 g、丹参 15 g，7 剂。随访 1 年未复发。

【歌括】解毒消痈蛇舌草，药金蛎鳖术麦芍。
苓斛冬瓜与败酱，肝痈热毒服之消。

（陈静蕊、赵安斌、黄春荣、李恩庆整理）

双仙金茵汤（黄疸）

【组成】仙人草（唇形科植物）30 g，仙楂（即山楂）10 g，金钱草 30 g，茵陈 30 g，板蓝根 15 g，厚朴 10 g，车前草 15 g，溪黄草 15 g，生大黄 10 g，陈皮 10 g。

【功效】清热解毒，除湿退黄。

【主治】初起发热，头痛身疼，恶心呕吐，继则巩膜、头面、全身皮肤出现黄疸，色泽鲜明如橙，口干渴，心烦闷，脘腹胀满，纳呆，右胁及右肋下疼痛，大便秘结或稀烂浊臭，小便短赤，部分患者可有鼻衄，舌红苔黄腻厚，脉弦数或弦滑。

【组方原理】中医学中没有急性黄疸型肝炎的病名。但根据其临床上以面、目、身体肌肤熏黄，胁痛，小便黄赤，大便如陶土色的特点，该病属黄疸范畴。该病初起常伴有发热畏寒、纳呆恶心等症，其病因多与时气疫毒、湿热、寒邪侵袭，或素体虚弱，或酒食不节等有关。黄疸的区分，传统上分为阳黄、阴黄和急黄。一般来说，急黄属难治病症，而阳黄和阴黄之间，以阳黄较为常见，治疗效果也比较满意。急性黄疸型肝炎，不论其临床表现如何，只要有面目身黄这个特征，中医辨证均称为黄疸。在黄疸的三大类病证中，急黄是一种危重的病证，而阴黄在治疗上也比阳黄困难，阳黄在上述三个病证中属于比较常见的病证，其治疗方法较多，疗效也较为满意。①体质壮实者，其临床表现多属于热重于湿；身体虚弱或脾胃功能较差的，多属湿重于热，治疗过程中，热重于湿型患者容易控制病情，疗程短，恢复快；而湿重于热型患者，由于素体虚，加上湿邪缠绵，难于速除，多用芳香化湿或淡渗利湿之法，所以病程缠绵较久，恢复亦较前型慢，而且容易反复，黄疸中的阳黄，其病因病机无非热、湿二字，不是热盛，就是湿重，所以，临床上治则以清热利湿为主，药物以仙人草、茵陈为主，使之达到热清湿去而黄自退，如果是热盛于湿，患者表现壮热烦渴，内腑不通，腹胀难受，舌红苔黄厚，实为阳明腑实证的表现，显系肠胃积热，内有燥屎，必须急用生大黄、厚朴之类，速下臭屎，沈师于 1973 年初（春节前夕）曾治 1 例亚急性肝炎肝昏迷达 6 天的患孩（8 岁，女），大便六日未解，撬开其口察舌象，口臭无比，当时即用大承气法，急通胃腑，结果在鼻饲中药 12 个小时后则矢气频频，于第 16 个小时泻下臭屎半盆之多，终使患孩转危为安。方中生大黄、厚朴通腑行气，加强清热利湿退黄之功，如溪黄草、金钱草、板蓝根、车前草等；山楂、陈皮等消食积，兼有理气行气之效，可助脾胃气化之功。②脾胃是气血生化之源，"故曰后天之本在脾"，而仲景先生的"见肝之病，当先实脾"则重点说明了肝病的传变规律，这说明在肝病的治疗中，健脾法的重要作用是不容忽视的，特别在黄疸消退后应注意养肝健脾，这样，一方面可使肝功能恢复得快；另一方面患者在治愈后不易复发。③中草药治疗急性黄疸型肝炎，各地均有报告，其特点是副作用少、症状改善快、疗程短而疗效高，同时又经济实惠，具有较好的经济和社会效益，值得进一步探讨和推广使用。

【加减运用】脾胃虚弱，运化功能较差，水湿不能正常运化，加上外邪侵袭，湿邪阻遏中焦，则出现湿重于热的症状，可见头重身困、倦息疲乏、腹胀便溏等症，治疗上应在清热利湿的基础上，加重芳香化湿或淡渗利湿的药物，如砂仁、白蔻仁、藿香等。

【病案举例】谢某，女，18 岁。1991 年 4 月底身热头痛，身体肢节酸楚疼痛，恶心呕吐，食欲不振，在某医院诊为外感病，约 1 周后现巩膜及头、身皮肤发黄，到市医院检查发现肝功能异常，诊为急性黄疸型肝炎，前来门诊，中医四诊所见：患者巩膜、头面及全身皮肤发黄如橙色，发热口渴，心烦欲呕，食欲不振，脘腹胀满，大便秘结，小便色深如浓茶；舌红苔黄腻；脉弦滑数。中医辨证：黄疸（热重于湿型）。治则：清热解毒，除湿退黄。方用自拟双仙金茵汤治疗。患者连服 3 剂后再诊，黄疸已大部分消退。食欲明显好转，余症均减，效不更方，再服 3 剂，于 5 月 10 日三诊时，诸症均消失，患者自觉无不适，根据仲景"见肝之病，知肝传脾，当先实脾"的理论，仍守上方去生大黄、金钱草、车前草等，加入健脾渗湿养血养肝之白背叶、白术、茯苓、丹参、五味子等一直服用至 5 月 27 日（每天 1 剂），复查肝功能，各项均恢复正常，全疗程 20 天，以后嘱患者定期复查并注意休息。

【歌括】双仙金茵沈师方，蓝朴车前生大黄。
陈皮溪黄清湿热，诸般阳黄效力强。

（陈静蕊、赵安斌、黄春荣、李恩庆整理）

草根退黄方（黄疸）

【组成】茵陈 30 g，溪黄草 30 g，鸡骨草 30 g，大黄 10 g，茯苓 15 g，白术 15 g，丹参 15 g，大腹皮 15 g，板蓝根 15 g，北芪 30 g，白茅根 30 g。

【功效】利湿退黄，健脾益气。

【主治】黄疸。

【组方原理】黄疸一病，临床虽有急黄、阴黄、阳黄之分，但在病机上均与“湿”有关，《金匮要略》云“黄家所得，从湿得之”，湿邪侵犯脾胃肝胆，导致胆汁不循常道而外溢，浸溢肌肤而然，兼寒湿则为阴黄，兼湿热则为阳黄，热毒盛则为急黄。然而，在临床上，三者之间有时并不一定有严格的区分界限，有时三者还可以因邪正的关系而发生转化：湿热蕴结化毒，疫毒炽盛，充斥三焦，深入营血，内陷心肝，发为急黄；阳黄误治失治，迁延日久，脾阳损伤，湿从寒化，则可转为阴黄；阴黄复感外邪，湿郁化热，又可呈阳黄表现。因此，沈师创本方，作为黄疸治疗的基本方，无论阴阳，均可加减使用。沈师根据黄疸的治疗原则“利湿退黄”，兼顾健脾益气，一方面脾健则湿邪易去，另一方面是因“知肝传脾，必先实脾”。其中茵陈、溪黄草、鸡骨草三味药为沈师治疗黄疸之常用药，且剂量往往较大，为本方中“利湿退黄”之主药；大黄通便泄肠腑郁热，北芪、茯苓、白术、大腹皮健脾益气除湿，加强利湿，以助退黄；板蓝根解毒以退黄；白茅根应张仲景之“诸病黄家，但利其小便”意，利小便以退黄；丹参活血化瘀，防疫毒之积聚，疏肝血而调畅，可助退黄。纵览本方，有“茵陈蒿汤”之意而无栀子之苦寒，有“茵陈术附汤”之意而无附子之辛热，故可随症加减而使用于阴黄、阳黄甚至急黄的临证治疗。

【加减运用】阳黄热重于湿证，如胁痛较甚，加柴胡、郁金、川楝子、玄胡索疏肝理气止痛；热毒内盛，心烦懊憹，加黄连、龙胆草增强清热解毒作用；恶心呕吐，加橘皮、竹茹、法夏和胃止呕。

阳黄湿重于热证，如湿阻气机，胸腹痞胀，呕恶纳差较著，加苍术、厚朴、法夏健脾燥湿，行气和胃；如邪郁肌表，寒热头痛，宜先用小柴胡汤疏肝解表、清热利湿。

阴黄寒湿阻遏证，脘腹胀满，胸闷呕恶显著，加苍术、厚朴、法夏、陈皮健脾燥湿，行气和胃；胁腹疼痛作胀，肝脾同病者，加柴胡、香附疏肝理气；湿浊不清，气滞血结，胁下癥结疼痛，腹部胀满，肤色苍黄或黧黑，加服硝石矾石散，以化浊祛瘀软坚。

急黄疫毒炽盛证，如神昏谵语，加服安宫牛黄丸凉开透窍；动风抽搐者，加钩藤、石决明，另服羚羊角粉或紫雪丹熄风止痉；衄血、便血、肌肤瘀斑重者，加黑地榆、侧柏叶、紫草、茜根炭凉血止血；腹大有水，小便短少不利，加马鞭草、木通、白茅根、车前草，并另吞琥珀、蟋蟀、沉香粉通利小便。

【病案举例】蒲某，男，37岁，2012年6月15日初诊。面色黯黄，神疲乏力，腹胀，大便黄，2~3次/日，纳一般。有慢性乙肝病史10年余，在本院住院治疗，曾因昏迷行“人工肝”治疗。舌红、苔薄黄干，脉弦。西医诊断：慢性乙肝；中医诊断：黄疸。治法：利湿退黄，健脾益气。处方：茵陈30 g，溪黄草30 g，鸡骨草30 g，大黄10 g，茯苓15 g，白术15 g，丹参15 g，大腹皮15 g，板蓝根15 g，北芪30 g，白茅根30 g。服3剂后自觉尿清，纳可，精神稍佳，仍腹胀，偶有腹痛，舌红苔薄黄，脉弦细。查：GLU：3.77，ALT：42，AST：79，r-GT：217，ALP：202，TP：59.6，ALB：30.8，A/G：1.19，TBIL：186.7，DBIL：119.9，IBIL：66.8，TBA：103.5，RBP：12.8，SOD：258.8。守上方，加砂仁10 g以加强行气，加石斛10 g以顾护胃阴，共七剂。6月25日查：GLU：4.47（正常），ALT：47，AST：71，r-GT：231，ALP：228，TP：65.6（正常），ALB：35.3（正常），A/G：1.29（正常），TBIL：126.8，DBIL：92.3，IBIL：34.5，TBA：141.3，RBP：17.4，SOD：227.8。患者诉症状明显缓解，大便日2次。守上方7剂。7月3日四诊时面色如常，大便略稀，TBIL降至53.2，其他黄疸指数也基本正常，在上方基础上加厚朴10 g，以加强行气除湿。七剂后患者症状基本消失。8月份查肝功能，TBIL降至19.2。

【歌括】二草二根茵陈黄，茯苓白术丹参襄。
北芪添加大腹皮，阴黄阳黄兼急黄。

（谭金华整理）

消痰腹安汤（胆囊炎）

【组成】厚朴 10 g，枳实 10 g，法夏 10 g，陈皮 10 g，茯苓 10 g，茵陈 20 g，鸡骨草 10 g，白茅根 20 g，竹茹 10 g，鸡内金 10 g，白术 10 g，大腹皮 10 g，甘草 10 g。

【功效】行气健脾，清热利湿。

【主治】胁痛，脘腹胀满，不思饮食，口淡无味，呕吐恶心，嗳气吞酸，肠鸣腹泻，舌红苔白或黄，脉弦细等。

【组方原理】腹胀多由脾胃功能失调所致，但凡损伤脾胃运化功能的因素均可引起腹胀。其发病原因多见于外邪犯胃（包括 Hp 感染），饮食不节或过食肥甘厚味、生冷不洁之物，情志不畅，劳逸不当等，另外禀赋不足，脾胃素虚，运化无权，也可直接导致脘腹胀满。腹胀的病机总属脾胃升降功能失常，气机不畅。脾胃同居中焦，为气机升降之枢纽。脾主运化，胃主受纳，共司饮食之消化、吸收与输布，脾宜升则健，胃宜降则和，清升浊降则气机调畅。脾不升清，胃不降浊，清浊相混于中焦，则气机壅滞而发腹胀。故脾胃升降失职为腹胀发生的病机关键。沈师认为本病常常兼夹湿热，故方中厚朴、枳实、法夏行气化湿，消胀除满，陈皮理气化痰，芳香开脾，茯苓健脾利湿，茵陈、鸡骨草、白茅根、竹茹清热利湿，鸡内金健脾益胃，白术益气健脾，大腹皮行气消肿，甘草调和诸药，全方共奏行气健脾，清热利湿之功效。

【加减运用】证属寒湿，可酌加干姜 10 g、肉桂 5 g 以温化寒湿。

【病案举例】龚某，男，56 岁。2005 年 7 月 12 日初诊，主诉上腹部胀满不适 20 天，呃逆，肠鸣腹泻，大便不规则，胃纳可，舌红苔微黄，脉细数。外院 B 超示：胆囊炎，胆囊缩小。西医诊断：慢性胆囊炎；中医辨证：腹胀（脾失健运，兼湿热阻滞）。治法以行气健脾，清热利湿，中药自拟消痰腹安汤加减，药物有：厚朴 10 g，枳实 10 g，法夏 10 g，陈皮 10 g，茯苓 10 g，茵陈 20 g，鸡骨草 10 g，白茅根 20 g，竹茹 10 g，鸡内金 10 g，白术 10 g，大腹皮 10 g，甘草 10 g，用药过程中根据症状变化加减，每日 1 剂，复渣再煎分 2 次，早晚服用。嘱患者定期来门诊诊治服用中药 1 个月，按上述中药治疗，服药后症状逐渐减轻至消失。随访未见复发。

【歌括】 消痰腹安用二陈，枳朴鸡骨腹皮茵。
茹术内金白茅根，理脾消胀此方珍。

（王敏、李恩庆整理）

温饮止痛方（胁痛）

【组成】 制附子 15 g，细辛 6 g，麻黄 10 g，葶苈子 10 g，大枣 20 g，干姜 20 g，玄胡索 10 g。

【功效】 温寒化饮，行气止痛。

【主治】 支饮，胸胁剧痛，转侧不利，咳嗽加剧，形寒肢冷，舌淡白、苔白厚，脉弦紧。

【组方原理】 本方治疗支饮属于寒饮聚于胸胁之间，形寒肢冷，疼痛加剧，活动不利；舌淡白、苔白厚，脉弦紧可资寒邪凝聚收引作痛。治疗上温寒化饮，行气止痛。制附子、细辛、麻黄、干姜温肺化饮；葶苈子、大枣泻肺间之水；玄胡索行气止痛。

【病案举例】 某女，42 岁，突发胸胁剧痛 1 周。患者于 1 周前因剖宫产后出现胸胁剧痛，转侧不利，活动及咳嗽时加剧，不能平卧，形寒肢冷，舌淡白、苔白，脉弦紧。查胸椎 MRI 未见异常，胸片：左侧胸腔少量积液。西医诊断肋间神经痛，胸腔积液。患者为高龄产妇，患者不同意抗生素治疗及西药止痛治疗。沈师认为中医辨为支饮，辨证为寒饮攻撑胸胁。治疗上，温寒化饮，行气止痛，拟制附子 15 g，细辛 6 g，麻黄 10 g，葶苈子 10 g，大枣 20 g，干姜 20 g，玄胡索 10 g 治疗本病，外用灸法，灸太阳经及督脉。经治疗 1 周后，患者胸胁痛明显减轻，形寒肢冷消失，可以自如活动，无咳嗽咯痰，复查胸片积液消失。

【歌括】 支饮多见咳并痛，原是寒饮攻胸中。
温肺化饮用附辛，玄胡麻葶枣姜功。

（吕小亮、谭金华整理）

息风止颤方（颤证）

【组成】生牡蛎 30 g（先煎），甘草 10 g，龟板胶 15 g，全虫 5 g，黄芪 30 g，细辛 3 g，鳖甲 15 g，生地 15 g，防风 10 g，党参 15 g，天麻 10 g，桔梗 5 g，白芍 15 g，浙贝 10 g，桂枝 10 g。

【功效】潜阳息风通络，益气入络搜邪。

【主治】运动迟缓，肢体僵硬感，肢体震颤，言语涩滞，伴有头晕，痰多，易感冒，大便硬，小便频少，舌质红绛、苔少而薄，脉细略数。

【组方原理】沈师运用本方治疗帕金森病，有明确疗效。沈师认为，帕金森病多由于肝肾不足所致，以致阴不濡阳，从而出现肢体震颤等症，阴不濡阳则肢体活动迟缓，肢体僵硬感，言语不利。肝肾不足，阳无阴制则头晕。同时沈师认为邪伏于阴，则痰多，膀胱气化不利则小便频，津液不足则大便硬，舌质红绛，苔少而薄，脉细略数均可资肝肾不足，虚阳上越之证。沈师用生牡蛎、龟板胶、鳖甲、生地滋肝肾之阴；防风、天麻、细辛、全虫入络搜邪；桔梗、浙贝、桂枝化痰通络，甘草、黄芪、党参益气固表。

【病案举例】某男，71 岁，生于广东江门，患者患帕金森病史十年余，主要表现为行动迟缓，肢体颤动，转侧困难，言语不清晰，流涎，精神差，对任何事物不感兴趣，纳呆，小便不畅，大便常结，舌质红、苔少，脉细。患者常服用美多巴、息宁、泰舒达、麻仁丸、哈乐等药物。2009 年 6 月 25 日首诊时，沈师辨为肝肾不足之颤病。

治疗上以生牡蛎 30 g（先煎），甘草 10 g，龟板胶 15 g，全虫 5 g，黄芪 30 g，细辛 3 g，鳖甲 15，生地 15 g，防风 10 g，党参 15 g，天麻 10 g，桔梗 5 g，白芍 15 g，浙贝 10 g，桂枝 10 g 等药物加减治疗，每日 1 剂，每日 2 次，水煎服，连续治疗半年后患者活动如常，二便调，言语清晰，无流清涎。沈师认为，本病治疗以补益肝肾之阴为主，由于病久，邪可入络，故治疗上加用入络搜邪之品。

【歌括】息风止颤治颤证，三甲地芍蝎麻参。
芪辛防桂贝桔梗，祛邪寓于补肝肾。

（吕小亮、谭金华整理）

《第二部分》

心（脑）系验方验案

祛瘀通痹方（胸痹）

【组成】桂枝 10 g，细辛 5 g，当归 10 g，芍药 15 g，通草 10 g，瓜蒌皮 15 g，薤白 10 g，丹参 20 g，桃仁 10 g，山楂 10 g，甘草 10 g。

【功效】活血化瘀，通脉止痛。

【主治】胸痹属淤血痹阻型。

【组方原理】胸痹之名称，首见于中医经典《黄帝内经》，指心胸疼痛剧烈，如刺如绞，痛有定处，甚则心痛彻背，背痛彻心，或痛引肩背，伴有胸闷，反复发作，日久不愈，可因忿怒而加重，舌质黯红，或紫黯，有瘀斑，舌下瘀筋，苔薄，脉涩或结、代、促。《黄帝内经》云“脉痹不已，内舍于心”，张景岳云“盖痹者，闭也，为血气为邪所闭，不得通行而病也”。现代医学认为本病可归于冠心病心绞痛，总由冠脉血供暂时不足所致。参合先贤之论及当今医学理论，沈师认为，胸中血瘀，瘀阻于心脉，则可出现心胸疼痛，瘀久不愈，则发胸痹心痛；心脉拘急，持续不解，则可出现心痛及背，多处放射。如因情志不遂，气滞不通，瘀血加重，则症状加重。舌质黯红，或紫黯，有瘀斑，舌下瘀筋，苔薄，脉涩或结、代、促，均可候血瘀之证。病位于心，病因为瘀，病性属实，病机为心胸之中血瘀。沈师认为本病本证型以通立法，拟祛瘀通痹汤治疗本病。方中桂枝、细辛、当归、丹参、桃仁、山楂走心脉，通瘀血，除心胸之中瘀血；芍药、甘草缓急止痛；通草通利血脉；瓜蒌皮、薤白通阳开痹，以除胸中之滞气。

【病案举例】某女，72岁，因反复发作性胸闷痛1年来诊。胸闷痛于劳累时反复发作，活动时明显加重，舌质紫黯、苔白，脉弦涩。查体：BP：150/90 mmHg，神志清，唇绀，颈静脉无怒张，双肺呼吸音清，心界左下大，心率78次/分，律齐，未闻及病理性杂音，双下肢无水肿。心电图示左室高电压，ST段下降。西医诊断：冠心病，心肌缺血。中医辨病为胸痹心痛，辨证为瘀阻心脉。曾用心痛定及硝酸酯类降压扩冠，阿司匹林0.1qd抗血小板聚集，仍有胸闷痛。患者拒做冠脉血管造影，转求中医治疗。治则：活血化瘀通脉，拟祛瘀通痹汤加减。方药：桂枝10 g，细辛5 g，当归10 g，芍药15 g，通草10 g，瓜蒌皮15 g，薤白10 g，丹参20 g，桃仁10 g，山楂10 g，甘草10 g。上药配清水500 ml，煎取汁250 ml，分两次温服，与上述西药错开半小时服用。经治疗约半月余，症状消失。去细辛继用上方半月巩固疗效。经治疗1月余，症状完全消失，病情稳定，停服中药，维持西药口服，半年未见复发。

【歌括】祛瘀通痹治胸痛，桂辛芍归与木通。
薤蒌丹桃楂肉草，化瘀通脉入胸中。

（吕小亮、谭金华整理）

化痰通络方（胸痹）

【组成】陈皮10 g，法夏5 g，胆南星10 g，竹茹15 g，枳实10 g，石菖蒲15 g，郁金10 g，丹参20 g，木香10 g，甘草10 g。

【功效】化痰通络，行气止痛。

【主治】胸痹属痰浊痹阻型，证见：心胸部闷痛如窒，疼痛部位广泛，伴有形体肥胖，咳嗽痰白黏，身重气促，纳呆神疲，多伴有肢体麻木感。舌质淡黯、苔白，脉弦滑，或脉濡。

【组方原理】沈师认为，胸痹心痛之病，证由多端所致，可为瘀证，可为痰证，可为寒证，可为虚证。本证方所治为痰结于胸中所致。痰为水液代谢病理产物，质黏者为痰，可分为有形之痰及无形之痰。朱丹溪谓："痰之为物，随气升降，无处不到。凡痰之为患，为喘为咳，为呕为利，为眩为晕，心嘈杂、怔忡、惊悸，为寒热肿痛，为痞膈，为壅塞；或胸胁间漉漉有声；或背心一片常为冰冷；或四肢麻痹不仁。”（见《丹溪心法》）本方治证为无形之痰，痰阻于心，心血不畅，可发为本病。病势相对较缓，则胸闷痛如窒，痰流于胸中，郁滞不得行，则前胸部疼痛泛泛；痰流于肢体全身，则形肥身重，上犯于肺则咳痰白黏；痰停于胃，胃失和降，则恶心呕吐，胃脘痞满。法夏、胆南星燥湿化痰，陈皮、枳实行气燥湿化痰，石菖蒲、郁金开窍化痰，丹参入心安神通心络，木香则行气通滞，助诸药化痰之功，取痰未化，气先行之义。本方证为痰湿之证，实际上临床根据成痰之因、痰聚部位的不同，又分为风痰、寒痰、湿痰、燥痰、热痰等病证。因此要在此汤方基础上多有增减，方可应变化之证。

【病案举例】某女，54 岁，因反复胸闷痛半年余来诊。胸闷痛发作不定时，性质不剧，闷痛如窒，形盛体肥，痰多白黏，肢体无力感，纳食少，舌质淡胖腻、苔厚白微黄，脉濡。查体：BP：145/95 mmHg，神志清，颈静脉无怒张，双肺呼吸音清，心界左下大，心率 75 次/分，律齐，未闻及病理性杂音，双下肢无水肿。心电图示左室高电压，ST 段下降。西医诊断：冠心病，心肌缺血。中医辨病为胸痹心痛，辨证为痰阻心脉。曾用左旋氨氯地平及硝酸酯类降压扩冠，阿司匹林 0.1 抗血小板聚集，仍感症状不消。冠脉血管造影，未见各枝冠状动脉明显异常。遂来沈师处求诊，中西医结合治疗。沈师嘱既往西药继前。中医治则：行气化痰通络，拟化痰通络汤加减。方药：陈皮 10 g，法夏 5 g，胆南星 10 g，竹茹 15 g，枳实 10 g，石菖蒲 15 g，郁金 10 g，丹参 20 g，木香 10 g，甘草 10 g，上药配清水 500 ml，煎取汁 250 ml，分两次温服，与上述西药错开半小时服用。经上治疗一、二诊约半月余，胸闷痛发作次数减少，患者自觉一身轻松，如释重负感，咯痰少，纳食增，舌转淡红、苔薄白微黄，脉濡。痰湿减少，舌转微黄，三诊时则去干姜，加厚朴 10 g、瓜蒌皮 15 g 开胸中之滞气，再诊 1 周，症状消失。停服中药，维持西药口服，半年未见复发。

【歌括】化痰通络治胸痹，陈夏星竹与枳实。
菖蒲郁金丹参入，木香甘草功效奇。

（吕小亮、谭金华整理）

清肝养心方（郁证）

【组成】龙胆 10 g，黄芩 10 g，栀子 10 g，珍珠母 30 g，生牡蛎 15 g（先煎），龙骨 15 g，柏子仁 10 g，酸枣仁 15 g，远志 5 g，当归 10 g，生地黄 30 g，麦冬 20 g，刺蒺藜 10 g，茯苓 20 g，车前子 15 g，泽泻 10 g，甘草 10 g。

【功效】清肝泻火，重镇安神。

【主治】郁证属心肝火旺型，证见：发热口渴，心烦，惊悸，易怒，面红目赤，胁痛口苦，失眠，舌红苔黄，脉弦略数。甚则壮热、昏迷、谵语、抽搐等。

【组方原理】郁证，是由于情志不舒，气机郁滞所致，以情绪低落为主要特征，表现为心情抑郁、情绪不宁、胸部满闷、胁肋胀痛，注意力不集中、记忆力减退、反应迟缓、失眠多梦，甚至悲观厌世、绝望、自责自罪、幻觉妄想、食欲不振，或易怒易哭，或咽中如有异物梗阻等为主要临床表现的一类病症。《外台秘要》曰：五行、五脏皆互相生，肝虽处中，而为脏首，位在甲乙，怀养怀仁，故应春而生也，为心之母，余脏循次而生焉；心为主，主神，四脏为四鄙，四鄙有忧，主必怀忧，四鄙和平，则主有悦，悦则营卫不错，忧则经络患生，心不受邪，所病者唯忧乐能致也。现代医学之抑郁症属于本病范畴。沈师认为，心主神志，肝调情志，精神病乃心肝两脏病变的结果。如情志不遂，气滞不通，郁而化火，母病及子，心肝火旺，可致心烦不寐，口干口苦。舌红苔黄，脉弦略数均可候实热之证。病位于心、肝，涉及脑神，病性属实，病机为心肝火旺。故认为本病本证型以清立法，通过清心肝之火，养不宁之神。选清肝养心方治疗本病。方中以龙胆清热燥湿，清泻肝火为君药；黄芩、栀子助龙胆加强其泻肝清火、燥湿除烦之功；珍珠母、牡蛎、龙骨、刺蒺藜平肝潜阳、镇静安神；酸枣仁、柏子仁、远志养心安神，共为臣药。麦冬、生地黄养阴生津、清心除烦；当归补血养血；车前子、茯苓、泽泻健脾利水，共为佐药。甘草调和药性，用为使药。全方配伍，以达清肝泻火、平肝潜阳、镇静安神之功。

【病案举例】某女，45 岁，因反复心烦失眠易怒 2 年来诊。2 年来反复觉心烦失眠易怒伴面部烘热，口干渴，面红目赤，胁痛口苦。曾诊断为“焦虑抑郁状态”，西医给予阿米替林、阿普唑仑、百忧解、黛力新等药物治疗，症状时好时差。现来诊中医诊治，症同前，舌红苔黄厚，脉弦滑。中医辨病为郁病，辨证为心肝火旺、心神不宁。急则治其标，先治以清肝养心安神为主，拟清肝养心汤：龙胆 10 g、黄芩 10 g、栀子 10 g、珍珠母 30 g（另煎）、生牡蛎 15 g（先煎）、龙骨 15 g（先煎）、柏子仁 10 g、酸枣仁 15 g、远志 5 g、当归 10 g、生地黄 30 g、麦冬 20 g、刺蒺藜 10 g、茯苓 20 g、车前子 15 g、泽泻 10 g、甘草 10 g，共 7 剂，上药配清水 500 ml，煎取汁 250 ml，分两次温服。二诊睡眠增加，心烦易怒减轻，舌仍红，苔仍黄但转薄，脉如前。再依前法，去生地黄、麦冬余药同前再 7 剂，用法同前。三诊心烦已解，可入睡，性情好转，口不干苦，周身舒畅，自觉体重减轻，舌淡红、苔薄黄，脉弦细。现热已退，去龙胆、黄芩、栀子、珍珠母、生牡蛎、龙骨等，再合逍遥散原方再 7 剂。四诊时患者已无特殊不适，再用逍遥散合甘麦大枣汤疏肝健脾养心 7 剂，并嘱清淡饮食，勿食燥热之品，调畅情志，随访半年，未诉特殊不适。

【歌括】 清肝养心龙胆芩，珠蛎龙志柏枣仁。
车前泽泻蒺藜草，归地麦冬与茯苓。

（吕小亮、谭金华整理）

养心定怔方（怔忡）

【组成】 远志 10 g，石菖蒲 15 g，茯神 15 g，茯苓 15 g，朱砂 2 g（冲服），龙齿 30 g（先煎），红参 30 g，当归 10 g，熟地 30 g。

【功效】 补益气血，重镇安神。

【主治】 怔忡属气血亏虚型，证见：因惊恐而失眠，夜寐不宁，梦中惊跳怵惕，自觉心中剧烈跳动。脉象细弱，舌质淡红、苔薄白。

【组方原理】 沈师认为，怔忡之病，或因素体虚弱，脾肾阳虚，不能蒸化水液，停聚为饮，饮邪上犯，心阳被抑而发病；或因外邪乘虚而入，搏于血脉，造成心脉痹阻，营血运行不畅；或心血不足，心失所养，引起怔忡；或因阴虚火旺，上扰心神；或因久病大病，不能温养心脉，均可引发本病。本条处方治疗心血不足所致的怔忡。气血不足，心失所养，神不守舍，出现心悸怔忡等症。脉象细弱，舌质淡红，苔薄白可候气血不足之证。病位于心、肝，涉及脑神，病性属虚，病机为气血亏虚，心失所养。明代宋濂《答郡守聘五经师书》：“又自婴祸患以来，得怔忡疾，见一夫负戟而趋，心辄惊怖。”《红楼梦》第七十回：“弄的情色若痴，语言常乱，似染怔忡之病。”现代医学心脏神经官能症、心律失常等属于本病范畴。沈师认为本病本证型以养立法，通过养心血，藏肝血，养失血之神。拟用养心定怔汤治疗本病。本方由远志 10 g，石菖蒲 15 g，茯神 15 g，茯苓 15 g，朱砂 2 g（冲服），龙齿 30 g（先煎），红参 30 g，当归 10 g，熟地 30 g 组成，本方由安神定志丸加当归与熟地组成。方中红参、当归、熟地补益气血；朱砂、龙齿镇心安神；远志、石菖蒲、茯神、茯苓养心安神，诸药合用，共奏补益气血、安神定志之功。

【病案举例】某女，65 岁，因反复自觉心跳不能自控感 4 年来诊。2 年前曾因本病在本院住院治疗，后诊断为冠心病，行心脏支架术。但自觉心跳不能自控感不能消除，后多次心电图提示心律失常，频发房性早搏。曾服心律平、万爽力等药物，症状无明显改善。转求中医诊治，心神不宁，夜寐不宁，梦中惊跳怵惕，自觉心中阵发性剧烈跳动，稍感气促，胸闷，后症自消，每日数次而发，脉象细弱，舌质淡红，苔薄白。中医辨病为怔忡，辨证为气血亏虚、心神不宁。缓则治其本，治以补益气血，重镇安神为主，拟养心定怔方加减：远志 10 g，石菖蒲 15 g，茯神 15 g，茯苓 15 g，朱砂 2 g（冲服），龙齿 30 g（先煎），红参 30 g，当归 10 g，熟地 30 g，瓜蒌皮 15 g，共 7 剂，上药配清水 500 ml，煎取汁 250 ml，分两次温服。二诊怔忡减轻，自觉心胸舒畅，夜寐增加，舌脉仍同前。依前法，再服 7 剂，用法同前。三诊时患者症状大减，仅有少量怔忡，脉细，舌质红，苔薄。至此，减朱砂、龙齿去其大寒之性，加用莲子心 20 g 以清心。四诊时患者已无特殊不适，但心电图检查仍有心律失常，不过已不影响患者生活。并嘱清淡饮食，勿食燥热及寒凉之品，定期查心电图及血脂。

【歌括】养心定怔龙志参，菖蒲茯苓朱砂神。
当归熟地养心血，重镇安神失眠宁。

（吕小亮、谭金华整理）

温阳化饮方（心悸）

【组成】桂枝 10 g，甘草 10 g，茯苓 10 g，陈皮 10 g，法夏 10 g，川贝 6 g，熟地 10 g，当归 10 g，麦冬 10 g，姜皮 15 g，苡仁 20 g，黄芪 15 g。

【功效】振奋心阳，化痰行水。

【主治】风湿性心脏病属阳虚水停痰阻者。

【组方原理】心悸指患者自觉心中悸动，甚至不能自主的一类症状。发生时，患者自觉心跳快而强，并伴有心前区不适感。属祖国医学“惊悸”和“怔忡”的范畴。本病症可见于多种疾病过程中，多与失眠、健忘、眩晕、耳鸣等并存，凡各种原因引起心脏搏动频率、节律发生异常，均可导致心悸。该病虽没有生命之虞，但病情时好时坏，迁延不愈，严重者甚至不能正常生活和工作，使患者饱受痛苦。风湿性心脏病属中医“心悸”、“怔忡”、“水肿”等范畴。现代医学对本病的成因未完全清楚。沈师从中医角度认为此病例乃久病，阳气虚衰，脾肾阳虚，不能蒸化水液，停聚而成痰饮，瘀滞四肢经络，并“饮邪上犯”心阳被抑，而发本证。本病的治疗，沈师认为当从痰着手。痰生百病。古人有“百病皆由痰作祟”之说，方用桂枝、甘草温阳化气，阻生痰源；陈皮、法夏、川贝化痰降逆；茯苓、姜皮、苡仁淡渗利水、消肿、健脾；黄芪、当归、熟地、麦冬益气补养心血。使心气足，痰易化，病易驱。本方配伍兼顾阴阳，标本同治。虽陈年痼疾，亦药到病除。

【病案举例】黄某，女，65 岁。因心悸、胸闷、下肢浮肿 1 月，于 1990 年 6 月 20 日就诊。患者于月前不慎受凉后感胸闷、气促，动则尤甚，小便短少，双下肢浮肿，伴咳嗽、恶心，纳差。在当地医院诊治，症状依然。患者既往有风湿性心脏病史 10 年。查体：T38℃，P140 次/分，R 30 次/分，BP 135/90 mmHg，神清，呼吸促，唇、指发绀，颈静脉怒张 +，心尖搏动位于胸第 6 肋间，锁骨中线外侧，心率 140 次/分，律不齐，心尖区可闻及收缩期吹风样杂音 4 级，并向左腋部传导，双肺底部可闻及湿罗音，肝在右肋下 2 厘米处可扪及，质软，无压痛，双下肢膝以下有明显凹陷性水肿。实验室检查：血常规正常，尿常规：蛋白（+），白细胞（+）。抗“O”700，血沉 95 mm/h；胸片：心影扩大，左心较明显。心电图示：心动过速、心电轴左偏。舌红、苔薄黄，左侧有瘀点，脉细弦结代。西医诊断：风湿性心瓣膜病，二尖瓣关闭不全，心功能Ⅲ级。中医诊断：心悸（心阳不足，饮邪上犯）。治则：振奋心阳，化痰行水。方药：桂枝 10 g，甘草 10 g，茯苓 10 g，陈皮 10 g，法夏 10 g，川贝 6 g，熟地 10 g，当归 10 g，麦冬 10 g，姜皮 15 g，苡仁 20 g，黄芪 15 g，水煎服，每日 1 剂，复诊数次，守原方，随症略有加减。治疗 2 月，诸症基本消失，2 年内定期复查，病未再发。

【歌括】 温阳化饮止心悸，二陈贝桂麦姜皮。
苡仁北芪归熟地，通阳行水奏效奇。

（陈静蕊、赵安斌、黄春荣、李恩庆整理）

化痰通瘀方（中风）

【组成】 法夏 10 g，橘红 10 g，枳壳 10 g，川芎 10 g，红花 10 g，熟地 10 g，丹参 15 g，桃仁 10 g，当归 10 g。

【功效】 化痰祛湿、活血通络。

【主治】 肢体偏瘫，言语不利，口眼歪斜，喉中痰鸣，身体肥胖，胸闷如窒，纳呆神疲，舌质黯红，或紫黯，有瘀斑，苔厚白，脉濡滑。

【组方原理】 中风是中医学对急性脑血管疾病的统称。它是以猝然昏倒，不省人事，伴发口角歪斜、语言不利而出现半身不遂为主要症状的一类疾病。由于本病发病率高、死亡率高、致残率高、复发率高以及并发症多的特点，医学界把它同冠心病、癌症并列为威胁人类健康的三大疾病之一。沈师认为，中风病多由于气、血、虚、风、痰、火等病理因素，或单独发病，或兼夹发病，阻于脑络，导致经脉不畅，出现偏瘫失语、口眼歪斜等症，本方所治为痰瘀之邪所致中风病，中经络者。对于中风病，中脏腑者另当别论。朱丹溪主张“湿痰化热生风”。病位于脑及经脉，病因为痰瘀，病性属实，病机为痰瘀之邪阻滞于脑络及经脉发病。现代医学认为本病可归于脑卒中，或为脑梗塞，或为脑出血。沈师认为本病本证型以实者泻之立法，拟化痰通络汤加减治疗。化痰通瘀汤原多用于痰瘀阻于胸中所致胸痹心痛者，沈师以本方为基础加减运用于中风病中。方中用法夏、橘红、茯苓、枳壳化痰祛湿，丹参、川芎、红花、桃仁、熟地、当归活血行瘀；诸药合用，标本兼治，痰浊化，瘀血散，脉络通则诸症除。

【病案举例】某男，67岁，农民，言语不利，右侧肢体无力3天来诊。来诊时见：身体困重，言语謇涩，口眼歪斜，右侧肢体偏瘫，独自行走困难，持筷不稳，舌质淡黯，苔厚白，脉弦滑。查体：BP160/100 mmHg，神志清，右侧中枢性舌面瘫及肢体瘫，头颅示左侧基底节脑梗塞。西医诊断：左侧基底节脑梗塞，高血压病2级。中医辨病为中风病（中经络），辨证为痰瘀阻络。中医治则：祛瘀化痰通络，拟化痰通瘀加减。药用法夏10 g，橘红10 g，枳壳10 g，川芎10 g，红花10 g，熟地10 g，丹参15 g，桃仁10 g，当归10 g，陈皮10 g，木香5 g。上药配清水500 ml，煎取汁250 ml，分两次温服，并用左旋氨氯地平2.5mg每日一次，控制血压。守方治疗三周后患者症状明显好转。查体血压控制正常，言语转清，右侧肢体肌力 V^- 级。并嘱常服丹参粉、三七粉、陈皮粉冲茶饮，随访2年未见复发，现已无特殊不适，可下地干农活。

【歌括】化痰通络枳陈夏，归芎桃红活血佳。
熟地丹参助通络，痰瘀并消治音哑。

（吕小亮、谭金华整理）

益气化瘀方（中风）

【组成】黄芪100 g，当归20 g，赤芍20 g，地龙25 g，川芎20 g，桃仁20 g，红花20 g，僵蚕20 g，全虫10 g，蜈蚣2条，防风10 g。

【功效】补气活血通络。

【主治】半身不遂，肢体软瘫无力，口舌㖞斜，口角流涎，言语謇涩或不语，感觉减退或消失，舌黯淡、苔白，脉缓。

【组方原理】沈师认为，中风病多由于气、血、虚、风、痰、火等病理因素，或单独发病，或兼夹发病，阻于脑络，导致经脉不畅，出现偏瘫失语、口眼歪斜等症，本方所治为气虚血瘀于脑络，致脑络不通，经脉不畅，发为中风病之中经络。病位于脑及经脉，病因为气虚血瘀，病性本虚标实，病机为血瘀于脑络及经脉发病。现代医学认为本病属于脑血栓形成，及其后遗症，中医辨证属于气虚血瘀者，排除高血压性脑出血者。沈师认为本病本证型以补虚泻实为则，以重补为主，以轻泻为次，以补气血为主，辅以通络，以益气化瘀方治疗。立方思想，气为血帅。本方由黄芪 100 g，当归 20 g，赤芍 20 g，地龙 25 g，川芎 20 g，桃仁 20 g，红花 20 g，僵蚕 20 g，全虫 10 g，蜈蚣 2 条，防风 10 g 组成。该方由清代王清任《医林改错》补阳还五汤加味而成。重用君药黄芪，补气裨气旺血行，血行瘀去；臣药以当归补血活血，化瘀而不伤血；佐以赤芍、川芎、桃仁、红花助当归活血祛瘀；地龙、僵蚕、全虫、蜈蚣皆入络搜邪之品，久瘀老邪之处无所不到，佐以防风通治表里之邪。

【病案举例】 某女，73 岁，农民，头晕，言语不利，左侧肢体瘫软无力 4 天来诊。素体健。来诊时症见，左侧半身不遂，独自行走困难，口舌㖞斜，流出清涎，言语謇涩，伴有头晕，肢乏，神疲纳差，舌淡红、苔薄白，脉缓细。查体：BP：135/70 mmHg，神志清，左侧中枢性舌面瘫及肢体瘫，肌力 III 级，头颅 CT 示右侧基底节脑梗塞。颈动脉彩超：双侧颈部动脉多发斑块形成。西医诊断：右侧基底节脑梗塞。中医辨病为中风病（中经络），辨证为气虚血瘀型。沈师认为，老年农家妇女，以中风偏瘫，言语不利为主症，症舌脉合参，中医辨证为气虚血瘀型，以补气活血通络为法，拟益气化瘀通络方加减治疗。以黄芪 100 g，当归 20 g，赤芍 20 g，地龙 25 g，川芎 20 g，桃仁 20 g，红花 20 g，僵蚕 20 g，全虫 10 g，蜈蚣 2 条，防风 10 g，上药配清水 500 ml，煎取汁 250 ml，分两次温服。守方治疗 2 周后，患者头晕减轻，纳食增加，言语转清晰，左侧肢体肌力 IV 级。继用原方，黄芪减半，继 1 周，患者可以独自行走，左侧肢体稍有偏瘫，言语转清，无头晕，纳食可，二便调，舌淡红，苔薄白，脉和缓有力。随访 3 年未见复发，生活可以自理。

【歌括】 益气化瘀通络方，善治中风气血伤。
补阳还五用防风，通络蝎蚕与蜈蚣。

（吕小亮、谭金华整理）

平肝潜阳方（中风）

【组成】 天麻 10 g，栀子 10 g，黄芩 10 g，杜仲 10 g，龙胆 10 g，寄生

10 g，夏枯草 15 g，牛膝 15 g，钩藤 15 g，石决明 20 g，杭菊花 20 g。

【功效】平肝息风，清热活血，补益肝肾。

【主治】半身不遂，口舌㖞斜，言语謇涩或不语，感觉减退或消失，病势突变，神志迷昏，颈项强急，呼吸气粗，便干便秘，尿短赤，舌红绛、苔黄腻而干，脉弦数。

【组方原理】沈师认为，中风病多由于气、血、虚、风、痰、火等病理因素，或单独发病，或兼夹发病，阻于脑络，导致经脉不畅，出现偏瘫失语、口眼歪斜等症，本方所治为风火之上扰致中风病，中经络者。病位于脑及经脉，病因为风火，病性属实，病机为风火之邪阻滞于脑络及经脉发病。现代医学认为本病可归于脑卒中，或为脑梗塞，或为脑出血。沈师认为本病本证型以实者泻之立法，以天麻、钩藤、石决明、杭菊花平肝熄风；栀子、黄芩、夏枯草清肝泻火；杜仲、寄生补益肝肾；川牛膝活血通络，引血下行。诸药合用，共成清热平肝、潜阳熄风之效。

【病案举例】某女，62 岁，工人，头晕，言语不利，左侧肢体无力 7 天来诊。来诊时见，左侧半身不遂，独自行走困难，口舌㖞斜，言语謇涩，左侧半身麻木，大便秘，口气臭，尿黄，舌红绛、苔黄腻，脉弦细。查体：BP：150/90 mmHg，神志清，左侧中枢性舌面瘫及肢体瘫，肌力 III 级，头颅示右侧基底节脑梗塞。西医诊断：右侧基底节脑梗塞，高血压病 I 级。中医辨病为中风病（中经络），辨证为风火上扰证。中医治则：清热平肝，潜阳熄风，平肝潜阳方治疗。天麻、栀子、黄芩、杜仲、龙胆、寄生各 9 g，夏枯草、牛膝各 12 g，钩藤 12 g，石决明 18 g，杭菊花 20 g，大黄 6 g，上药配清水 500 ml，煎取汁 250 ml，分两次温服，并用松龄血脉康 3 粒，每日三次，控制血压。守方治疗 2 周后，患者症状明显好转。查体血压控制正常，言语转清，左侧肢体肌力 IV 级。三诊时，大便调，诸症减轻，上方去大黄，去龙胆再服 2 周，诸症消，无特殊不适。随访 2 年未见复发，现已无特殊不适，生活可以自理。

【歌括】平肝潜阳治中风，栀芩天麻与杜仲。
桑夏牛膝与钩藤，石决菊花潜阳功。

（吕小亮、谭金华整理）

圣愈止晕方（眩晕）

【组成】熟地 30 g，白芍 20 g，川芎 10 g，红参 20 g，当归 10 g，黄芪 30 g，升麻 15 g，柴胡 15 g，丹参 20 g。

【功效】补气养血，升清安神。

【主治】头晕，头痛，神疲，纳差，遇劳为甚，心慌气促，倦怠肢软，舌质淡、苔薄润，脉细软。

【组方原理】中医“眩晕”是目眩和头晕的总称，以眼花、视物不清和昏暗发黑为眩；以视物旋转，或如天旋地转不能站立为晕，因两者常同时并见，故称眩晕。沈师认为，头晕病有虚实之分，虚证多由于气血阴阳不足，清窍失养所致。病位于脑及经脉，病因为气血亏虚，病性属虚，病机为气血不足，清窍失养。现代医学认为本病可归椎基底动脉供血不足。椎动脉自锁骨下动脉发出后，于前斜角肌和颈长肌之间上行，穿第 1～6 颈椎横突孔，向上行走至寰椎侧块上关节面后方转向后内，通过椎动脉沟，穿寰枕后膜和硬脊膜，经枕骨大孔入颅，向前达斜坡，于脑桥下端两侧脊动脉汇合成基底动脉，基底动脉行至脑桥上边时分为终末支，即左、右大脑后动脉。椎基底动脉沿途发出脊髓动脉、小脑后下动脉、小脑前下动脉、迷路动脉、脑桥支、小脑上动脉，供应脊髓颈段、迷路、脑干、小脑、丘脑、大脑颞叶基底部和枕叶。椎基底动脉供血不足时，常出现眩晕等症状。沈师认为本证型以虚则补之立法，以熟地、白芍、川芎、当归补血活血；红参、黄芪、升麻、柴胡补气升提，丹参活血安神。诸药合用，共成补气养血、升清安神之效。

【病案举例】某女，47 岁，工人，反复头晕 3 年来诊。晕甚时多为旋转性眩晕，起身尤甚，常伴有行走不稳，视力模糊、黑蒙，神疲乏力，纳差，气短，面白，夜寐差，舌淡红、苔薄白，脉细略数。查体：BP：100/50 mmHg，神志清，颅神未查及异常，TCD 示椎动脉流速低。西医诊断：椎基底动脉供血不足。中医辨病为眩晕病，辨证为气血不足。中医治则：补气养血、升清安神。药用熟地 30 g，白芍 20 g，川芎 10 g，红参 20 g，当归 10 g，黄芪 30 g，升麻 15 g，柴胡 15 g，丹参 20 g。上药配清水 500 ml，煎取汁 250 ml，分两次温服。守方治疗 2 周后，患者头晕症状好转，舌质转淡红，面色红润，言语有力，无少气感，夜寐可。三诊时，诸症减轻，继守原方再服 2 周，患者诸症消失。随访半年未见明显不适。

【歌括】 圣愈止晕是良方，芪参四物气血旺。
补气升提用柴麻，丹参活血兼神安。

（吕小亮、谭金华整理）

涤痰息风饮（眩晕）

【组成】 黄连 3 g，吴茱萸 1.5 g，枳壳 15 g，法夏 10 g，竹茹 10 g，生姜 3 片（自备），天麻 6 g，川芎 10 g，桃仁 10 g（打碎），红花 6 g，当归 10 g。

【功效】 平肝泻火，涤痰化浊，行气活血。

【主治】 眩晕头痛属肝火上扰、痰浊壅阻、气滞血瘀者。

【组方原理】 高血压病指经体循环收缩压和（或）舒张压持续升高为主要表现，伴或不伴有多种心血管危险因素的综合征，通常简称为高血压，分为原发性高血压（95%）和继发性高血压（<5%）。高血压是多种心、脑血管疾病的重要病因和危险因素，影响重要脏器，如心、脑、肾的结构与功能，最终导致这些器官功能衰竭，迄今仍是心血管疾病死亡的主要原因之一。高血压患者数量逐渐增加，在我国已超过一亿，是目前知晓率最高的慢性疾病，也是最常见的心血管疾病之一，即在未服抗高血压药的情况下，收缩压≥140 mmHg 和（或）舒张压≥90 mmHg，属中医所谓的“眩晕”、“中风”等范畴。

关于眩晕证状的记载，最早见于《灵枢》，如“上气不足，脑为之满，耳为之苦鸣，头为之苦倾，目为之眩”，“髓海不足，则脑转耳鸣，胫酸眩冒，目无所见”。中医认为，“眩是眼花，晕是头运”。轻者闭目即止，重者如坐舟车中，旋转不定，以致不能变换体位，不能站立，严重的伴恶心、呕吐、出汗等症。临床上，眩晕有虚实之分。沈师认为，本例患者病因比较复杂，既有肝火上扰，亦有痰浊壅阻的原因，但其主因应是肝郁气滞，血脉瘀阻。肝气郁结，气机不畅，病变由生，既可出现久郁化火而上炎，也可引起血脉阻滞，血行不利，而造成血瘀。因此，治疗上除用泻火平肝与涤痰除浊之中药外，尚投入较多的活血祛瘀之品，这是本例在治法上与其他眩晕病治疗上的不同之处。

【病案举例】龙某，男，57岁，广西岑溪人，体育教师。于1984年11月12日初诊。主诉：头晕目眩，恶心欲吐反复发生19年，复发10日。现病史：患者1965年曾发作类似症状一次，持续时间长，此后曾反复发作，发作时颈腰不适。本月2日中午睡醒时，突发头晕脑胀，眼花目眩，视物转动，羞明畏光，胸闷心慌，恶心欲呕，不能起床，动则症状加重，胃纳不佳，腰部胀痛，双下肢酸软不能站立。曾在本院神经内科及耳鼻喉科门诊，诊为“眩晕待查”，给服脑络通等药，症状无改善，仍觉头目眩晕、颈项不能转侧，不能起床，由家人用自行车扶持来中医门诊。既往史：1972年发现高血压（140/100 mmHg），经常服降压药，无颈部外伤史；曾检查眼底为“眼底动脉硬化”。舌象：舌紫黯苔薄黄有裂纹。脉象：沉细涩。查体及实验室报告：BP：130/92 mmHg，心肺正常，肝脾未扪及。耳鼻咽喉科电测听诊断：双耳听力基本正常，短增量敏感试验（SISl）阳性。脑血流图报告：脑血管紧张度增高，弹性减退。ERA报告：耳蜗电图大致正常。CT检查报告：片序1—4，颅脑CT平扫+增强，OM线0～10 mm、2～10 cm层面，头颅蛛网膜下腔增宽，以双额部明显，双侧裂池宽深，右侧侧脑室前角较对侧略扩大，脑质未发现病变，颅骨正常。印象：轻度脑萎缩。中医辨证：眩晕（肝火上扰、痰浊壅阻、气滞血瘀）。治则：平肝泻火、涤痰化浊、行气活血。药用：黄连3 g，吴茱萸1.5 g，枳壳15 g，法夏10 g，竹茹10 g，生姜3片（自备），天麻6 g，川芎10 g，桃仁10 g（打碎），红花6 g，当归10 g。予3剂。同月15日二诊：自谓服上药3剂后，诸症大减，卧床变换体位已无不适，已能自行扶单车来诊，舌象仍紫黯嫩苔黄腻。脉象沉弦。守上方去法夏、竹茹、生姜，加丹参15 g、浙贝10 g（打碎）、生牡蛎30 g（先煎）。予5剂。此后症状逐渐消失，病情稳定仍守上法上方，共服32剂。有时或加北芪、白术、枸杞、龙齿、地龙、苡仁等各一二味。自1985年1月11日起，因症状完全消失，舌红苔薄白，脉缓。为巩固疗效，每隔2～3周追踪治疗1次，均守上方，直至1985年4月24日止，停止服药，追踪访问至2011年发稿时无复发。

【歌括】涤痰息风效堪夸，萸连枳茹归法夏。
芍桃天麻姜红花，平肝止眩用之佳。

（陈静蕊、赵安斌、黄春荣、李恩庆整理）

熄风止晕方（眩晕）

【组成】羚羊角 15 g，石决明 15 g，钩藤 30 g，桑叶 10 g，抗菊花 15 g，蔓荆子 15 g，谷精子 15 g，茯苓 10 g，白术 10 g，橘红 10 g。

【功效】平肝熄风，健脾利湿。

【主治】眩晕，头胀痛，遇劳恼怒加重，肢体震颤，失眠多梦，腰膝酸软，或颜面潮红，舌红苔黄，脉弦细数。

【组方原理】《素问·至真要大论》说："诸风掉眩，皆属于肝。"肝为刚脏，体阴而用阳，主升主动，喜条达而恶抑郁，在志为怒。其功能正常，则气机畅达，血行无阻，气血调畅，血压可保持正常。长期精神紧张，或过度恼怒、忧思，使肝失条达，肝气郁结，郁久化火，火性炎上，主升主动，肝火炽盛，冲激上逆，清窍不利则发为眩晕。日久耗损肝阴，阴不敛阳，肝阳偏亢，肝阳上亢致血压升高。《素问·六元正纪大论》云："木郁之发……甚则脑转，脑转则引目系急，目系急则目眩以转矣。"说明眩晕主要病位在肝，产生原因与肝气郁结有关。脾虚不能运化水谷精微，升清降浊失常，而致水湿内停，聚湿生痰，痰浊中阻，清阳不升，浊阴不降，发为眩晕。方中羚羊角、钩藤清热凉肝熄风，桑叶、菊花清热平肝，石决明平肝潜阳，蔓荆子清热平肝，谷精子祛风散热，橘红散肝行气，白术、茯苓健脾行气，现代药理研究证明两者有降压作用，全方共奏清热熄风、平肝潜阳之功。

【加减运用】便秘者加大黄 10 g、芒硝 10 g 通腑泄热；若阴液损耗者加白芍 10 g、生地黄 10 g；热扰心神者加茯神 15 g。

【病案举例】李某，男，45 岁。2008 年 3 月 20 日初诊，主诉眩晕，头胀痛，胸闷，失眠多梦，眼朦，舌红苔白边有齿印，脉弦细。BP170/110 mmHg。西医诊断：高血压病，中医辨证：眩晕（风阳上扰，夹湿）。治法以平肝熄风为主，兼健脾利湿，中药自拟熄风止晕方加减，药物有：羚羊角 15 g，石决明 15 g，钩藤 30 g，桑叶 10 g，杭菊花 15 g，蔓荆子 15 g，谷精子 15 g，茯苓 10 g，白术 10 g，橘红 10 g，用药过程中根据症状变化加减，每日 1 剂，复渣再煎分 2 次，早晚服用。嘱患者定期来门诊复查并坚持 1 月，按上述中药治疗，服药后症状逐渐减轻至消失。

【歌括】熄风止晕羚角藤，桑菊蔓荆石决明。
谷精苓术化橘红，镇肝理脾奏奇功。

（王敏、李恩庆整理）

益气平眩汤（眩晕）

【组成】北芪 15 g，白术 10 g，陈皮 5 g，升麻 3 g，柴胡 3 g，党参 12 g，当归 10 g，生姜 3 片，大枣 5 枚，制附子 6 g。

【功效】升阳益气止眩晕。

【主治】眩晕属清阳不升者，症见头晕、心悸、不耐操劳等。

【组方原理】眩晕的病因很多，正如张景岳所说的“无虚不能作眩”。患者素体虚弱，上气不足，不耐操劳，易发眩晕。《黄帝内经》说：“故上气不足，脑为之不满，耳为之苦鸣，头为之苦倾，目为之眩。”复因感冒，发表重伤其气，故引发眩晕，治用补中益气汤以补中气，升清阳，再加附子补心肾阳气，为中阳之辅助，病机明白，治法得当，病自易愈。

【病案举例】郑某，男，42 岁，1999 年 10 月 8 日初诊。经常于劳累之后头晕头痛，气促心悸，近日因感冒服解表药后眩晕发作，不敢起坐，否则呕吐不止；腹中隐痛，寒从内生，虽加衣被仍不胜寒；面色苍白，四肢乏力，腰背酸痛，大便软，小便清，测得血压 90/60 mmHg。舌润淡白，脉弱。中医辨证：眩晕，属中阳不升，中气不足，拟用升阳益气之法，方用益气平眩汤加味。药用北芪 15 g，白术 10 g，陈皮 5 g，升麻 3 g，柴胡 3 g，党参 12 g，当归 10 g，生姜 3 片，大枣 5 枚，附子 6 g。服药 3 剂，眩晕大减，能起床能进食，原方略为加减，再进 3 剂，眩晕消失。

【歌括】益气平眩参术芪，升柴姜枣与陈皮。
当归附子同佐使，虚证眩晕奏效奇。

（陈静蕊、赵安斌、黄春荣、李恩庆整理）

眩晕呕吐方（系统性眩晕）

【**组成**】陈皮 10 g，干姜 20 g，甘草 20 g，砂仁 15 g（打碎），制附子 20 g，当归 10 g，川芎 15 g，吴茱萸 10 g（水洗），肉桂 10 g，羌活 10 g，白芷 10 g，荆芥 10 g，葛根 20 g，麻黄 10 g。

【**功效**】温补中焦，补益气血，外散风寒，舒筋利气。

【**主治**】神疲，头晕，颈痛，恶心呕吐清涎，闭眼时症状减轻，睁眼及活动时症状加重，伴视物转动，纳呆，进食呕吐，呕吐频繁，下腹隐痛，四肢乏力感明显，舌质淡、苔白，脉细。

【**组方原理**】本方治疗太阳阳明太阴三经合病。脾胃虚寒，气血生化无源，则可出现眩晕，遇劳加重；脾虚则四肢无力；脾虚运化无力则纳呆；胃中虚寒则失通降发为呕吐，呕吐清涎；胃气不能通降，在上逆冲于颈胸部，在下则腹痛；素有中焦虚寒，复感于寒，则有太阳经气不利，发为颈痛；舌质淡、苔白，脉细可资脾胃虚寒，阳明中寒，太阳经气不利。治法当以温补中焦，补益气血，外散风寒，舒筋利气，方当以吴茱萸汤合四逆汤合葛根汤加减，即沈师立“眩晕呕吐方”，其中四逆汤补中虚脏寒，吴茱萸汤止阳明寒呕，葛根汤解太阳之寒。

【**病案举例**】某女，38 岁，反复头晕，恶心呕吐 4 年，再发 1 周。患者于 1 周前受凉后出现神疲，头晕，颈痛，恶心呕吐清涎，闭眼时症状减轻，睁眼及活动时症状加重，伴视物转动，纳呆，进食呕吐，呕吐频繁，左下腹隐痛，四肢乏力感明显，无发热恶寒，无耳鸣耳聋，无心悸胸闷，夜寐可，二便调。舌质淡、苔白，脉细。查体：T37.5 ℃，BP110/70 mmHg，一般内科检查未发现异常。NS：意识清，颅神经未查及异常，运动系统、感觉系统未查及异常，反射系统正常，昂伯征不配合检查。颈软，各向活动无障碍，脑膜刺激征阴性。患者不同意行头颅 CT/MR 检查，腹部 B 超：右肾 5mm × 3 mm，3mm × 2 mm，余肝胆脾胰、双侧输尿管、子宫大小正常。颈椎 MR：颈 4/5、5/6、6/7 椎间盘突出。血常规，生化 8 项、凝血 4 项未见明显异常，自身抗体三项未见明显异常。沈师辨为眩晕呕吐病，辨证为太阳阳明太阴三经合病。治法当以温补中焦、补益气血、外散风寒、舒筋利气。用药如陈皮 10 g，干姜 20 g，甘草 20 g，砂仁 15 g（打碎），制附子 20 g，当归 10 g，川芎 15 g，吴茱萸 10 g（水洗），肉桂 10 g，加用羌活 10 g，白芷 10 g，荆芥 10 g，葛根 20 g，麻黄 10 g 水煎服，日 1 剂，分两次温服；1 周后症状完全消失。方中吴茱萸 10 g、肉桂 10 g、干姜 20 g、制附子 20 g、砂仁 15 g（打碎）温中散寒止呕，温命门之火，以助脾阳，配伍陈皮 10 g 以调中焦之气机，助吴茱萸温中降逆之力，当归 10 g、川芎 15 g 补血活血；羌活 10 g、白芷 10 g、荆芥 10 g、葛根 20 g、麻黄 10 g 等可外解太阳之困，内升清阳之气；甘草 20 g 补气和中，调和诸药。经治疗后 1 周，症状完全消失。

【歌括】眩晕呕吐多并存，吴萸四逆合葛根。
经方合用治顽证，多经合病用皆灵。

（吕小亮、谭金华整理）

龙胆头痛方（偏头风）

【组成】龙胆 10 g，黄芩 10 g，栀子 10 g，泽泻 10 g，木通 10 g，玄胡索 15 g，当归 10 g，生地黄 20 g，柴胡 15 g，甘草 10 g。

【功效】泻肝胆实火，清下焦湿热。

【主治】偏头风。

【组方原理】头风是指经久难愈之头痛。《医林绳墨·头痛》：“浅而近者，名曰头痛；深而远者，名曰头风。头痛卒然而至，易于解散也；头风作止不常，愈后触感复发也。”头风有正头风、偏头风之分，痛在头之当中者，为正头风；痛在左半部或右半部者为偏头风。偏头风即指现代医学之偏头痛，病因尚未明确，有多种学说，包括血管神经递质学说。主要表现为青年女性发病，具有家族史，反复发作特点，以一侧或双侧额、颞部钝痛开始，逐渐加重呈搏动性剧痛，持续数小时至数日，睡眠后症状可缓解。常有闪光、视物模糊、肢体麻木等先兆，约数分钟至 1 小时出现一侧头部一跳一跳的疼痛，并逐渐加剧，可伴有恶心、呕吐、面白、出汗畏光等症状。直到出现恶心、呕吐后，才会有所好转。在安静、黑暗环境内或睡眠后头疼缓解，小便黄赤，舌质红、苔薄黄，脉弦细。沈师认为，本病如若肝气不舒，郁而发热，肝火上火则一侧头痛，伴视物模糊，肝火旺横可犯脾，木旺克土，则恶心、呕吐后，肝经之热下注，则小便黄赤，舌质红、苔薄黄，脉弦细。沈师以龙胆头痛方加减治疗本病，方中龙胆泻肝胆之实火，清下焦之湿热为君，黄芩、栀子、柴胡苦寒泻火，车前子、木通、泽泻清利湿热，使湿热从小便而解，均为臣药；肝为藏血之脏，肝经有热则易伤阴血，故佐以生地黄、当归养血益阴；玄胡索行气止痛；甘草调和诸药为使。配合成方，共奏泻肝胆实火、清肝经湿热之功。

【病案举例】某女，29岁，反复一侧搏动性头痛2年来诊。患者于2年来反复出现一侧搏动性头痛，或左或右，以月经前后、工作情绪不稳定时明显，伴有口苦咽干，不寐，纳差，疼痛明显时可伴恶心呕吐，舌红、苔薄黄，脉弦。查体：BP110/60 mmHg，神志清，颅神经未查及异常，一般内科检查均未见异常，雌激素水平正常。西医诊断：偏头痛。中医辨病为头风病，辨证为肝郁化火。中医治则：泻肝胆实火，清下焦湿热。药用龙胆10 g，黄芩10 g，栀子10 g，泽泻10 g，木通10 g，玄胡索15 g，当归10 g，生地黄20 g，柴胡15 g，甘草10 g。上药配清水500 ml，煎取汁250 ml，分两次温服。守方治疗1周，二诊时患者症状头痛，口苦咽干减轻，已无恶心呕吐，舌质仍红、苔黄，脉弦，继用原方1周。三诊时，诸症减轻，已无明显不适，大便微溏，考虑由于苦寒太过，脾阳不运所致，停用上方，嘱食糜粥3天，无不适。

【歌括】龙胆止痛栀芩柴，玄胡生地泽泻偕。
木通甘草当归合，行气疏肝头痛安。

（吕小亮、谭金华整理）

潜阳清空饮（头痛）

【组成】茯苓15 g，天麻10 g，白芍15 g，赤芍15 g，杜仲15 g，寄生15 g，女贞子10 g，旱莲草15 g，生牡蛎30 g（先煎），夜交藤30 g，丹参15 g，杭菊花10 g。

【功效】补益肝肾，平肝潜阳。

【主治】肝肾阴虚，肝阳偏亢之头痛。

【组方原理】头痛是临床上最常见的症状之一，涉及各科，尤其是在神经系统疾病中多见。人群中几乎90%的人一生中都有头痛发作，有人称头痛是仅次于感冒的常见病，其实头痛是一种症状，而不是一种疾病。可见于感染性发热性疾病、高血压病、颅内疾患、神经官能症、脑震荡和偏头痛等病。头痛一般是指前面在眉毛以上，后面枕下部以上即头颅上半部这一范围的疼痛。导致头痛的原因很多，外感六淫、内伤杂病均可引起头痛。头痛又可见于多种疾病的过程中。头痛主要是由于头部的血管、神经、脑膜等组织对疼痛敏感受到刺激引起的。由紧张、疲劳、饮酒等原因造成的头痛经过休息之后可自然消退。此类患者以头痛、血压偏高为主要体征，可伴有眩晕、纳差、寐不佳、便溏等症状。这里主要介绍沈师治疗头痛，同时伴有高血压的经验。

本方所治为肝肾阴虚、肝阳偏亢所导致的头痛。肝阳偏亢，肝风上扰，故头目眩晕；肝阳偏亢，神志不安，故易夜寐不佳。治宜补益肝肾，平肝潜阳。方中二至丸（女贞子、旱莲草）、杜仲、牛膝补益肝肾；天麻、生牡蛎平肝潜阳；杭菊花平肝兼明目，对于肝阳偏亢兼目不明者尤为适宜；白芍、赤芍、丹参养肝血，兼活血，使血生而不滞；茯苓健脾以使血生而有源，且使所补之阴得以运化输布；夜交藤安神助睡眠。

【加减运用】目矇不清者，加谷精子10 g；头项强者、肌肉僵硬疼痛者，加葛根10 g；关节酸痛者加制川乌10 g，全虫5 g，防风10 g，秦艽10 g，老桑枝10 g；下肢关节痛甚者，合四妙散。

【病案举例】赵某，女，66岁。2006年1月25日初诊：患者头痛，BP150～160/80 mmHg，服降压药后头痛，以左侧为主，右眼患有白内障，干涩，心悸，纳差，睡眠差，大便溏，舌红苔微黄。处方：茯苓15 g，天麻10 g，白芍15 g，赤芍15 g，葛根10 g，杜仲15 g，寄生15 g，谷精子10 g，女贞子10 g，旱莲草15 g，生牡蛎30 g（先煎），夜交藤30 g，丹参15 g，杭菊花10 g，7剂。2006年2月8日，二诊：患者头痛减，仍疲乏，大便溏，双膝及髋关节酸痛，指关节痛，晨起僵硬，今晨有胃痛，服西药后感觉不适，舌淡红苔薄白，脉细弦。有十二指肠及胃溃疡史。处方：牛膝10 g，苍术10 g，黄柏10 g，苡仁15 g，银花藤30 g，白芍15 g，杜仲15 g，老桑枝15 g，连翘15 g，制川乌10 g，全虫5 g，防风10 g，秦艽10 g，天麻10 g，赤芍15 g，寄生15 g，7剂后，患者头痛消失，关节痛缓解。

【歌括】潜阳清空菊二芍，二至杜寄苓夜交。
丹参天麻生牡蛎，阴虚阳亢头痛消。

（于斌、景丽俊整理）

养阴安神方（不寐）

【组成】北沙参 30 g，麦冬 10 g，茯苓 15 g，知母 10 g，夜交藤 30 g，远志 5 g，桑葚子 15 g，炒枣仁 10 g，合欢皮 15 g，生牡蛎 30 g（先煎），炙甘草 5 g。

【功效】滋阴安神。

【主治】心烦不寐或多梦易醒，手足心热，头晕，耳鸣，口干，心悸，健忘或有腰膝酸软，颧红潮热，甚则骨蒸潮热，盗汗，舌质红少苔，脉细数。

【组方原理】失眠又称为“不寐”、“目不瞑”、“不得眠”、“不得卧”、“无眠”、“少寐”等，失眠指无法入睡或无法保持睡眠状态，导致睡眠不足，又称入睡和维持睡眠障碍。由于各种原因引起入睡困难、睡眠深度或频度过短（浅睡性失眠）、早醒及睡眠时间不足或质量差，导致影响患者白天活动（疲劳、注意力下降、反应迟钝、烦躁等）的一种睡眠障碍综合征，失眠是一种最常见的睡眠障碍现象。失眠的主要表现是入睡困难、睡眠中间易醒、早醒、睡眠质量低下及睡眠时间明显减少。其表现为：①入睡困难：辗转难眠，入睡时间比以往推后 1 ~3 个小时，患者说本来也很困，也想睡觉，可躺在床上就是睡不着，翻来覆去地想一些乱七八糟的事，心静不下来，睡眠时间明显减少。②有的患者是白天发困，昏昏欲睡，无精打采，夜间却兴奋不眠，学习、开会、上课打盹，看电视靠在沙发上一下就睡着了，可往床上一躺就又精神了，说什么也睡不着。③睡眠感觉障碍：缺乏睡眠的真实感，许多患者虽然能酣然入睡，但醒后坚信自己没睡着，而同房间的人或配偶却说他一直在打呼噜。④睡眠浅容易做梦：患者自感睡不实，一夜都是似睡非睡，一闭眼就是梦，一有动静就醒，有的早醒，不管几时入睡，早上三点钟准醒，醒后再入睡更难，只好睁着眼到天亮。还有的患者经常做噩梦，从恐怖惊险的梦境中惊醒，出一身冷汗，紧张心悸，面色苍白，再也不敢入睡了。⑤睡眠质量差：许多患者虽然能够入睡，可感到睡眠不能解乏，醒后仍有疲劳感。失眠一症，有虚实之分，临床见症不同，病机有别，治法各异。张景岳指出：“寐本乎阴神其主也，神安则寐，神不安则不寐，其所以不安者，一由邪气之扰，一由营气之虚耳，有邪者多实，无邪者皆虚。”临证宜详审病因，辨明虚实，因证用药，自可收效。心属火而居上，肾属水而居下。心火下交，则肾得温煦，真阳充沛，气化乃行；肾水上济，则心得滋养，营卫调和，百脉通畅。水火既济是其常，心肾不交是其变。若肾水不足致心火上炎，五神失养，故心烦不得卧或五志化火，久耗伤阴，心神失养，邪火独亢，故心悸汗出，心烦难寐。沈师养阴安神方中北沙参、麦冬、知母滋肾养阴，夜交藤、远志、桑葚子、炒枣仁、合欢皮、炙甘草养心安神，茯苓宁心安神，生牡蛎滋阴潜阳。夫昼为阳，目得血而能视；夜为阴，人卧而血归于肝。血舍魂而寐，若目无睡意，夜难入寐者，必肝不藏血也。本方重在滋阴安神，补而不滞，滋而不腻，使虚得补而郁得疏，心得养而神得安。全方共奏滋阴安神之效。

【加减运用】头痛者加蔓荆子 10 g，川芎 10 g；咽痛者加牛蒡子 10 g，生地黄 15 g。

【病案举例】余某，女，40 岁。2003 年 10 月 25 日初诊。失眠 1 年余，时轻时重，近来加重，心烦不寐，心悸伴不时身热汗出，手足心热，口干口苦；望其体型偏瘦，面色黯红，舌体瘦薄，红而少苔，脉细数。中医辨证：失眠（阴虚阳亢型）。治法以滋阴安神为主，中药用自拟养阴安神方加减。药物有北沙参 30 g，麦冬 10 g，茯苓 15 g，知母 10 g，夜交藤 30 g，远志 5 g，桑葚子 15 g，炒枣仁 10 g，合欢皮 15 g，生牡蛎 30 g（先煎），炙甘草 5 g，用药过程中根据症状变化加减，每日 1 剂，复渣再煎分两次，早晚服用。嘱患者定期来门诊复查并坚持 2 月，按上述中药治疗，服药后症状逐渐减轻至消失。随访一年未复发。

【歌括】养阴安神治失眠，沙参麦冬知交欢。
枣远苓葚牡蛎草，养镇并用心得安。

（王敏、李恩庆整理）

清心安神汤（不寐）

【组成】龙骨 30 g，生牡蛎 30 g（先煎），茯苓 15 g，知母 10 g，竹叶 10 g，夜交藤 30 g，炒枣仁 10 g，连翘 15 g，灯芯草 5 个，甘草 5 g。

【功效】养血安神，清心除烦。

【主治】虚烦不眠。失眠心悸，虚烦不安，头目眩晕，小便短赤，咽干口燥，舌红，脉弦细。

【组方原理】不寐是以经常不能获得正常睡眠为特征的一类病证，主要表现为睡眠时间、深度的不足，轻者入睡困难，或寐而不酣，时寐时醒，或醒后不能再寐，重则彻夜不寐，常影响人们的正常工作、生活、学习和健康。《黄帝内经》有夜不瞑、目不瞑等名称。又名不得卧、不得眠、不能眠、失眠等。在正常情况下，卫气昼行于阳经，阳气盛则瞑；夜行于阴经，阴气盛则寐。如机体阴阳失调，阳不入阴则产生不寐，即现代医学所称的失眠。临床上以不易入睡，睡而易醒，醒后不能再睡，时睡时醒，或彻夜不眠为其证候特点，并常伴有多梦，是阴盛阳虚，阳不入阴，神不守舍，心神不安的病理表现。《灵枢·大惑论》认为，不寐的病机为“卫气不得入于阴，常留于阳。留于阳，则阳气满，阳气满则阳跷盛；不得入于阴，则阴气虚，故目不瞑”，说明阳不交阴是不寐的总病机。沈师在临证时常道明：不寐的起病多在体虚的基础上外邪侵袭所致。正如《素问·评热病论》曰：“邪之所凑，其气必虚。”治疗上遵循《灵枢·邪客》提出的：“补其不足，泻其有余，调其虚实，以通其道而去其邪。”清心安神方主治虚烦不眠。沈师认为：肝藏魂，内寄相火，肝血虚则魂不安，虚火扰心则神不宁，故出现虚烦不得眠、心悸；虚阳上扰，故头目眩晕；心移热于小肠，小便赤涩不畅；咽干口燥，脉细弦或数，为阴虚内热之象。方中炒枣仁养血补肝神；夜交藤养心安神，茯苓宁心安神；龙骨、生牡蛎潜阳安神，知母滋阴清热；连翘、灯芯草、竹叶清心泄热，甘草调和诸药，共奏养血安神、清心除烦之效，阴阳得通，其卧立至。沈师指出：本证属心神的病变，应注意精神方面的调摄，喜怒有节，心情舒畅。睡前不宜饮浓茶、咖啡、酒等兴奋刺激之品。养成良好的生活规律，适当参加体力劳动和体育锻炼，可进行气功、太极拳等锻炼。

【加减运用】心烦躁较甚者，可加入黄连；血虚甚者，应加入当归、龙眼肉。

【病案举例】王某，男，34 岁，睡眠差 3 月，难入眠，易醒，醒后难再入眠，易烦躁，便干溲赤，口干，舌尖红，苔微黄厚，脉弦细。中医诊断：不寐（虚火扰心）。以“养血安神，清心除烦”为大法，予清心安神汤加减，方药：龙骨 30 g（先煎），生牡蛎 30 g（先煎），茯苓 15 g，知母 10 g，竹叶 10 g，夜交藤 30 g，炒枣仁 10 g，连翘 15 g，黄连 5 g，灯芯草 5 个，甘草 5 g。水煎服，日 1 剂，复煎，分 2 次早晚服。服药 5 剂后睡眠有所改善，心气较前平和，二便调，舌尖红苔薄白，脉细，续服上方 14 剂而愈。

袁某，女，48 岁，失眠半年，焦虑，容易发脾气，心理科门诊考虑为“焦虑症”，予口服黛力新、舒乐安定等效果不佳，转来中医求治。除上证外伴有头晕、乏力，胃纳不佳，舌淡红边有齿痕，苔薄黄，脉弦细略数。中医诊断：不寐（虚火扰心）。以“养血安神，清心除烦”为大法，予清心安神汤加减，方药：龙骨 30 g（先煎），生牡蛎 30 g（先煎），茯苓 15 g，知母 10 g，竹叶 10 g，夜交藤 30 g，炒枣仁 10 g，当归 5 g，龙眼肉 15 g，灯芯草 5 个，甘草 5 g。水煎服，日 1 剂，复煎，分 2 次早晚服。服药 7 剂后上证减轻，舌淡红边有齿痕，苔薄白，脉细，续服上方 14 剂而愈。

【歌括】清心安神治不寐，枣仁龙牡茯苓煎。
知翘竹草首乌藤，加入灯芯睡眠甜。

（彭景钦、黄东彬、谭金华整理）

泻火宁心汤（不寐）

【组成】石膏 15 g，生地黄 15 g，赤芍 15 g，玄参 10 g，竹叶 10 g，麦冬 10 g，连翘 10 g，灯芯草 5 个，远志 5 g。

【功效】泻火凉血，宁心安神。

【主治】实火扰心。失眠心悸，胸闷心烦，伴见口舌生疮，口干，溲赤，舌红，脉数。

【组方原理】不寐于临床中属常见疾病，形成不寐的病因很多，于辨证论治中主要分清虚实。其治疗上遵循《灵枢·邪客》提出的："补其不足，泻其有余，调其虚实，以通其道而去其邪。"沈师指出：不寐之证，虽虚者或虚实夹杂者多见，但实者亦有之。沈师认为：心火内炽，不能下交于肾，心肾失交，心火亢盛，热扰神明，神志不宁，因而不寐，邪热扰心，故见心悸，心火旺盛，心火循经上炎，而见心胸烦热、口舌生疮；火热内灼，阴液被耗，故见口干，心火移于小肠，故见溲赤。泻火宁心方主治实火扰心之证。方中灯芯草利水通淋；清心降火。方中生地黄甘寒而润，入心肾经，凉血滋阴以制心火，为君药。连翘、石膏、灯芯草、赤芍、竹叶清心除烦，淡渗利窍，导心火下行，为臣药。佐以麦冬、玄参清心生津，增补阴液，远志安神。诸药合用，共收泻火凉血、宁心安神之效。

【加减运用】心火较盛，可加黄连以清心泻火；心热移于小肠，小便不通，可加车前子以增强清热利水。

【病案举例】姚某，男，47岁，失眠2月余，难入眠，易醒，易烦躁，尿黄，涩痛难解，口干，舌头灼热感，眼干涩，舌红有芒刺，苔微黄厚，脉弦数。中医诊断：不寐（实火扰心），以"泻火凉血，宁心安神"为大法，予泻火宁心汤加减，方药：石膏15 g，生地黄15 g，赤芍15 g，玄参10 g，竹叶10 g，麦冬10 g，连翘10 g，灯芯草5个，远志5 g，车前子15 g。水煎服，日1剂，复煎，分2次早晚服。服药5剂后睡眠改善，小便通畅，舌尖灼热感减退，舌尖红苔薄黄，脉弦，守上方去车前子续服7剂而愈。

【歌括】泻火宁心用生地，翘麦竹叶与石膏。
赤芍玄参并灯芯，远志加入睡眠好。

（彭景钦、黄东彬、谭金华整理）

祛风通络汤（面瘫）

【组成】僵蚕10 g，全虫5 g，白附子10 g，蜈蚣1条（去头足），防风10 g，细辛3 g，知母10 g，干葛15 g，地龙10 g，钩藤15 g，白芷10 g，白芍10 g，川芎10 g。

【功效】祛风散寒，通经活络。

【组方原理】面瘫中医称之为口眼㖞斜、歪嘴巴、歪歪嘴、口僻、吊线风等，表现为口眼向一侧歪斜为主症的病变，任何年龄均可发病，无明显的季节性。现代医学称之为面神经麻痹，也称面神经炎、贝尔氏麻痹、亨特综合症，是以面部表情肌群运动功能障碍为主要特征的一种常见病，一般症状是口眼歪斜。面瘫是一种常见病、多发病，其发病不受年龄和性别限制。本病大多数是由急性非化脓性茎乳突孔内的面神经炎引起，多与病毒感染有关，患者面部往往连最基本的抬眉、闭眼、鼓腮、努嘴等动作都无法完成。

本病总的病因病机是正气不足，阴阳失调，络脉空虚，卫外不固，风邪乘虚入中经络，气血痹阻，面部经筋失于濡养，以致肌肉纵缓不收，因此正气不足、脉络空虚是其本，风、寒、痰、湿乘虚入中经络、气血痹阻、面部肌肉弛缓不收是其标。本方中牵正散能够祛风解痉、化痰活血通络。方中白附子辛温升散，祛风化痰通络，长于治头面之风，为君药；全虫、僵蚕、地龙祛风止痉，其中僵蚕并有化痰作用，全虫又善通络；蜈蚣、钩藤、干葛祛风通络；白芍、川芎、防风疏风通络、活血和营，取“治风先治血，血行风自灭”之意。虫类药物性能走窜，搜风通络作用强。以上诸药相配，药力径走头面经络，直达病所。白芷散阳明之风，细辛散少阴之风。使用细辛等药物达到祛风、散寒、除湿的作用；药用辅料以酒、生姜汁为主，起到升提、发散的作用，促进皮肤对药物的吸收，有利于快速达到病灶部位，有效改善症状。

【病案举例】郭某，男，46岁。2010年12月17日就诊，主诉右侧口角歪斜4天，患者四天前因外出受风寒突然出现右侧口角歪斜不能闭眼，表情麻木，咀嚼乏力，右侧口角闭合困难，见风流泪，舌黯红，苔薄白，脉弦细。处方：僵蚕10 g，全虫5 g，白附子10 g，蜈蚣1条（去头足），防风10 g，细辛3 g，知母10 g，干葛15 g，地龙10 g，钩藤15 g，白芷10 g，白芍10 g，川芎10 g，共6剂。2010年12月24日二诊，上症明显好转，口角及眼角基本正常，闭合力量稍差，睡眠稍差，舌脉同前。故在上方的基础上加远志15 g，夜交藤15 g，6剂后诸症均除。

【歌括】祛风散寒通络汤，蚕附蝎蜈辛葛防。
钩藤知蚯芎芷芍，面瘫口歪效非常。

（肖莉整理）

通络牵正饮（面瘫）

【组成】 僵蚕 10 g，全虫 5 g，白附子 10 g，生地黄 15 g，赤芍 15 g，竹叶 10 g，防风 10 g，白芷 10 g，炙甘草 5 g，细辛 2 g，蔓荆子 15 g，通草 10 g，葛根 15 g。

【功效】 祛风，通络，滋阴。

【主治】 肌肤麻木不仁，手足麻木，突然口眼歪斜，言语不利，口角流涎。或兼见恶寒、发热、肢体拘急、关节酸痛等症。舌苔薄白，脉浮数或细。

【组方原理】 面神经麻痹又称面神经炎、贝尔氏麻痹、亨特综合症，特发性面神经麻痹或 Bell 麻痹是茎乳孔内面神经非特异性炎症导致的周围性面瘫，属中医“中风”的范畴。

《金匮要略》倡导内虚外风理论，将中风分为“在络”、“在经”、“入脏”、“入腑”4 个证型，并沿用至今，形成了“中经络”、“中脏腑”的辨证方法。中经络者，一般病位较浅，病情较轻，一般无神志改变。北宋前大多宗其说，以外风论治。张山雷在《中风铨·中风总论》中说：“古之中风皆是外因，治必温散解表者，所以祛外来之邪风也。”祛风药治疗中风病因病机如下：其一，祛风药具有祛风宣通开郁的作用，宣通能开郁气、解风壅、通风痹，使怫郁之热无由再生，气血宣通则风自熄。其二，痰瘀交阻，治以调气为先。风药能治气，有助肝之疏泄、调畅气机的作用。传统的祛散外风之剂具有扩张血管、抗凝的作用。祛风药既能疏风透邪，又能通利血脉，善治中风之标。故沈师方中僵蚕、全虫、白附子祛风痰、通经络，防风、白芷、细辛、蔓荆子解表祛风，生地清热凉血、滋阴生津，赤芍凉血活血，取治风先治血、血行风自灭之意，竹叶、葛根清热生津，通草清热消肿，炙甘草补益脾胃、益气复脉。全方清热滋阴之品防止辛温耗津，共奏祛风通络、清热滋阴之功效。

【加减运用】 若呕逆痰盛、苔腻脉滑，加法夏 10 g、茯苓 15 g 以燥湿祛痰；年老体衰者加黄芪 15 g 以益气扶正。

【病案举例】 周某，女，61 岁。2008 年 12 月 3 日初诊，患者主诉左侧面部麻痹，瘫痪，口眼偏右，左侧鼻唇沟变浅，舌尖红苔薄白，脉细。2008 年 10 月 13 日外院诊断：①左侧面神经麻痹；②高血压病，住院治疗，效果欠佳。西医诊断：特发性面神经麻痹。中医辨证：中风（中经络）。治法以祛风、通络、滋阴为主，处以自拟方通络牵正饮加减，药物有僵蚕 10 g，全虫 5 g，白附子 10 g，生地黄 15 g，赤芍 15 g，竹叶 10 g，防风 10 g，白芷 10 g，炙甘草 5 g，细辛 2 g，蔓荆子 15 g，通草 10 g，葛根 15 g。用药过程中根据症状变化加减，每日 1 剂，复渣再煎分 2 次，早晚服用。嘱患者门诊中医治疗，1 月后症状基本消失。

【歌括】 通络牵正用牵正，地芍防芷葛蔓荆。
通草甘草竹细辛，口歪肢麻此方灵。

（王敏、李恩庆整理）

牵正面瘫方（面瘫）

【组成】 白附子 10 g，僵蚕 10 g，全虫 5 g，胆南星 10 g，天麻 15 g，防风 10 g，白芷 10 g，羌活 5 g，甘草 10 g。

【功效】 祛风化痰通络。

【主治】 面瘫，以风中经络、口眼歪斜为主者。

【组方原理】 面瘫俗称“吊线风”，相当于现代医学之面神经麻痹、急性面神经炎等，本病可发生于任何年龄，但以青年多见，急性起病，病前数天有同侧耳后、耳内或乳突区的轻微疼痛，多在晨起洗漱时发现口角歪斜、漏水，或被他人发现。病侧额纹消失，眼裂增宽，不能皱额、蹙眉。病侧眼睑闭合不全，试闭目时，眼球向上外方转动，露出白色巩膜，称为贝尔现象。角膜反射减退或消失。瘫痪侧鼻唇沟平坦，口角下垂，不能鼓腮或吹口哨，露齿或发笑时口角歪向健侧。因颊肌瘫痪，进食时食物残渣常滞留在病侧齿颊之间。如面神经在茎乳突孔以上受损而累及鼓索神经时，患者可有病侧舌前 2/3 味觉障碍。中医认为本病由于风痰之邪阻滞于面部经脉，致经气不利，出现闭眼不全，口角歪斜。沈师以白附子、僵蚕、全虫、胆南星、天麻、防风、白芷、羌活、甘草治疗本病。正如《金匮要略》所论：“贼邪不泻，或左或右，邪气反缓，正气即急，正气引邪，㖞僻不遂。”《成方便读》：“全蝎色青善走者，独入肝经，风气通于肝，为搜风之主药；白附之辛散，能治头面之风；僵蚕之清虚，能解络中之风；三者皆治风之专药，用酒调服，以行其经。”胆南星祛风化痰、解痉；羌活、防风疏风通络止痉，白芷散风通窍止痛，三药助主药疏散经络中之风邪，故共为辅药。天麻平肝息风止痉，能增强主药止痉定搐作用，故为佐药；甘草调和诸药。

【病案举例】某男，30 岁，超市职员，口眼歪斜 3 天来诊。患者于 3 天前因吹空调时间过久而出现左侧眼睑闭不全，口角向右侧歪斜，迎风流泪，流涎不止，无肢体瘫痪，舌淡红，苔薄白，脉弦细。查体：BP120/70 mmHg，神志清，左眼露白 3 mm，左侧周围性面瘫。头颅 MR 未见异常，电生理检查示面神经周围性损伤（50%）。西医诊断：急性面神经炎。中医辨病为面瘫病，辨证：风痰阻络。中医治则：祛风化痰通络。药用白附子 10 g，僵蚕 10 g，全虫 5 g，胆南星 10 g，天麻 15 g，防风 10 g，白芷 10 g，羌活5 g，甘草 10 g，上药配清水 500 ml，煎取汁 250 ml，分两次温服，配合热敏灸，中药离子导入。守方治疗 3 周，病情愈，症状明显好转，电生理检查显示面神经周围性损伤（10%），3 月余复诊，症状消失，查体未见异常。嘱减少吹风受凉。

【歌括】面瘫最多见风痰，星麻白附羌防蚕。
全虫入络能搜风，再合甘草面口安。

（吕小亮、谭金华整理）

益气通络方（面瘫）

【组成】党参 15 g，北芪 15 g，当归 12 g，陈皮 6 g，升麻 3 g，柴胡 3 g，炙甘草 10 g，白附子 5 g，僵蚕 10 g，全虫 5 g，胆南星 6 g。

【功效】补气升清，活血祛风，化瘀通络。

【主治】中风之中经络属气血两虚，痰瘀阻络者。

【组方原理】中风有中经络与中脏腑之分，本方治为风中络脉，西医称面神经瘫痪，俗称“小中风”者，因足阳明之脉挟口环唇，足太阳之脉起于目内眦，如若饮食劳倦伤其中气，清阳不升，营卫俱虚，络脉空虚，复因太阳外中于风，风邪挟痰挟火入于经络，致使阴阳偏颇，经遂不利，则可发生面瘫之证，诚如李东垣所谓“中血脉则口眼㖞斜”，“木气自病，气衰之人多有之”，治用补中益气汤补其虚，牵正散祛其邪，邪去正安，病乃愈。

【加减运用】口歪明显加蜈蚣 1 条以增搜风通络之功。

【病案举例】王某，女，35 岁，1989 年 5 月 10 日初诊。2 天前早起时发觉面部左侧麻木不适，初不介意，一天后，麻木加重，口向右歪，咀嚼吞咽动作不协调，头晕乏力，左眼流泪，眼睑下垂，面色萎黄，微浮肿，两便尚可，舌干黯红，舌苔白厚，脉弦弱。病由操劳日久，正气耗损，虚风阴火挟痰客于面部左侧络脉，气血不荣，故而口㖞。中医辨证：中风（证属风中络脉），治当补气升清，活血祛风，化瘀通络。方用益气通络方加减：药用党参 15 g，北芪 15 g，当归 12 g，陈皮 6 g，升麻 3 g，柴胡 3 g，炙甘草 10 g，白附子 5 g，僵蚕 10 g，全虫 5 g，胆南星 6 g。外用鳝鱼血调白芷末涂抹面部患侧。治疗 10 多天，颜面复正，精神好转，嘱其注意劳逸结合，以防复发。

【歌括】益气通络祛风痰，全虫星附草僵蚕。
参芪归陈与升柴，逐邪扶正治面瘫。

（陈静蕊、赵安斌、黄春荣、李恩庆整理）

化痰定痫方（癫痫病）

【组成】竹沥 15 g，天麻 15 g，川贝 10 g，法夏 10 g，茯苓 15 g，茯神 10 g，胆南星 10 g，石菖蒲 10 g，全虫 5 g，僵蚕 10 g，陈皮 10 g，远志 5 g（去心），丹参 15 g，麦冬 15 g，郁金 10 g。

【功效】涤痰熄风。

【主治】忽然发作，昏仆于地，口吐白沫，肢体抽搐，目斜口歪，痰涎涌盛，旋即醒后如常，反复发作，舌质红、苔黄或黄腻，脉弦。

【组方原理】痫证多以痰涎内结，情志失调为诱因，有时亦与饮食失节、劳力过度有关。以上因素进一步发展，引动肝火，形成肝风挟痰上逆，阻塞清窍，壅滞经络而发病。因此痫证的发生总与痰、风密切相关。治疗本病多化痰息风为主。本方取法定痫丸之意，竹沥 15 g，天麻 15 g，川贝 10 g，法夏 10 g，茯苓 15 g，茯神 10 g，胆南星 10 g，石菖蒲 10 g，全虫 5 g，僵蚕10 g，陈皮 10 g，远志 5 g（去心），丹参 15 g，麦冬 15 g，郁金 10 g。

方中竹沥善能清热化痰，镇惊利窍。胆南星清热化痰，镇惊定痫。法夏、陈皮、茯苓、川贝、麦冬祛痰降逆而开痰气之结。全虫、僵蚕、天麻熄风定搐而解痉。丹参、石菖蒲、远志开心利窍。茯神镇惊安神。甘草调和诸药。姜汁少许，开痰而通神明。综合全方，共奏豁痰开窍、熄风定痫之效。

【病案举例】某男，22岁，反复抽搐约10年。患者于10年来反复出现癫痫大发作，主要表现为突然发作，昏仆于地，口吐白沫，肢体抽搐，目斜口歪，痰涎涌盛，旋即醒后如常，一日数发或数日一发，曾到多家医院诊治，明确诊断：全面性癫痫。曾服用德巴金、氨酪酸、氯硝安定、得理多等药物，症状基本可以控制。患者要求中西医结合治疗，遂来诊。来诊时暂未见发作，面容呆滞，言语謇涩，痰多，唇厚，舌质红、苔黄腻，脉弦。查体：神志清，颅神经未查及异常，一般内科检查均未见异常，雌激素水平正常。西医诊断：全面性癫痫。中医辨病为癫痫病，辨证为痰热上扰。中医治则：清热化痰息风。治疗上维持原西药用药及用量不变。中药用竹沥15 g，天麻15 g，川贝10 g，法夏10 g，茯苓15 g，茯神10 g，胆南星10 g，石菖蒲10 g，全虫5 g，僵蚕10 g，陈皮10 g，远志5 g（去心），丹参15 g，麦冬15 g，郁金10 g。上药配清水500 ml，煎取汁250 ml，分两次温服。守方治疗4周，二诊时患者反应灵活，言语流利，痰少，纳食可，二便调，服药期间未见发作。舌质淡红、苔薄黄，脉弦，继用原方4周。三诊时，诸症减轻，已无明显不适。现患者2年来未见发作，仍在我科门诊。

【歌括】化痰定痫贝天麻，南星蒲菖神苓夏。
陈远丹麦郁蝎蚕，息风搜络顽难安。

（吕小亮、谭金华整理）

《 第三部分 》

脾系验方验案

理脾消疳汤（疳积）

【组成】炒鸡蛋壳 4 只，炒大米一小撮，五谷虫 6 g，焦白术 6 g，茯苓 10 g，炒谷芽 6 g，鸡内金 6 g，党参 6 g，陈皮 3 g，甘草 3 g，灶心土 1 小团。

【功效】健脾消疳，消食导滞。

【主治】小儿疳积属脾虚有寒者。

【组方原理】疳积以神萎、面黄肌瘦、毛发焦枯、肚大筋露、纳呆便溏为主要表现的儿科病证。多见于 1～5 岁儿童。疳积多因饮食不节，乳食喂养不当，损伤脾胃，运化失职，营养不足，气血精微不能濡养脏腑；或因慢性腹泻、慢性痢疾、肠道寄生虫等病，经久不愈，损伤脾胃等引起。方中用灶心土、炒鸡蛋壳及炒大米，加上焦白术，取其入脾、胃经，温中燥湿收敛，且能补脾阳，用党参、茯苓、陈皮补气行气以健脾，使脾阳得复，脾气得健，此外，用炒谷芽、五谷虫、鸡内金消食去滞，因小儿完谷不化，除脾胃虚寒外，饮食不节也是重要原因。由于饮食不节，积滞日渐，脾胃之气必定受损，故用消积导滞以达到健脾也是一个重要的治疗方法。至于甘草，则为调和之品。完谷不化是指大便解出未消化食物的一种症状，在中医辨证中，历来归在泄泻证中论治。《黄帝内经》中并无完谷不化的提法，不过有关于飧泄、食不化等症状的论述。历代医家亦没有单独立“完谷不化”这个证，只是在泄泻病这个证候群中列入完谷不化这个症状。沈师曾在基层工作，接触这些病例较多，特别是小孩，因为营养失调或治理失当，出现消化不良乃至腹泻，常见有完谷不化这个症状，故在临床中将完谷不化作为泄泻的一个主要症候，加以注意，治疗上按“辨证施治”处方用药，仍以脾胃虚寒为立法依据。

盖泄泻病名，病因、证型等虽多，但总不越寒热虚实四者，而泻下完谷不化，每于脾胃虚寒之证为多。如《素问·太阴阳明论篇第二十九》：“食饮不节，起居不时者，阴受之。……阴受之，则入五藏。……入五藏则胀满闭塞，下为飧泄……”《灵枢·百病始生篇》：“虚邪之中人也……留而不去，传舍于肠胃，在肠胃之时，贲响腹胀，多寒则肠鸣飧泄，食不化……”《素问·藏气法时论篇第二十二》：“脾病者，身重，善饥、肉瘦……虚则腹满肠鸣，飧泄食不化。”都说明“飧泄食不化”与脾胃虚寒的关系。所谓脾胃虚寒乃由脾气不足，不能温化水谷，输布精微，再加上饮食无节，失于调理，伤害脾之健运，如此反复，致脾阳衰弱，水谷无以化生，故症见完谷不化、腹满肠鸣等；脾主运化，脾主四肢、肌肉，脾的运化功能障碍，水谷精微等营养物质不能输送到全身组织器官，血脉无以充盈，所以出现面色萎黄、肌肉萎而不实等症状。在治疗上，沈师从异功散治疗呕吐泻下及民间用炒大米治疗腹泻得到启发，用温补脾阳为主，兼以行气补气、健胃消滞的治疗原则，自拟异功散加味一方，在临床中用于脾胃虚寒而引起的以完谷不化为主症的泄泻，收到一定疗效。

【加减运用】沈师于1975年、1976年曾先后治疗数例久积成疳的患孩，因疳积伤脾作泻完谷不化，俱用此方十余剂获愈。考其病皆始于不欲食或食无定时，或嗜食泥沙之类异物三数月以至半年以上，初时家长大意失于调治或治之不当致病情变化。来诊时患孩均已出现腹泻完谷不化，或泻下清稀，日数次至十数次不等，且见腹胀大如鼓，腹部青筋怒张，躯干四肢消瘦，两眼乏神，甚则眼睑糜烂，反应迟钝。从症状看，与上述病例不尽相同，腹胀大如鼓，似是实证，其实主症仍为腹泻完谷不化或泻下清稀，本质仍是脾气素虚，饮食失调致运化失职，渐积渐聚，久而造成腹胀大如鼓，青筋暴露以及躯干四肢消瘦，皮毛憔悴，面色青黄，眼目乏神，反应迟钝。其脾虚之象，明显可见，故投本方适应。当然，疳疾病因、病情不尽相同，治疗上亦应加减变化。如见眼睑糜烂、眼目赤涩、口渴者，是脾疳化火，则上方去炒鸡蛋壳、灶心土、炒大米，代之以连翘、地骨皮、枳壳、知母、乌梅、莱菔子等药，随症加减，使上方不致过燥，而又加强了清虚热、生胃津以及行气化滞的功效，因为久积化火，虽有热象，仍属虚热之象，必须通常达变而用药。

【病案举例】陈某，男，5岁半。于1975年5月中旬由其母带来求诊。代诉该患孩半个多月来进食物时，每次食后不到半小时，就解大便，解出大便均如新鲜食物，即食大米饭，则排出大米饭，食鱼、肉、蛋品，则排出鱼、肉、蛋品。每天排便次数，由饮食次数而定，如饮食三次，则排便三次，余类推。曾服中西药未见效。查患孩面色萎黄，肌肉虚胖不实，腹稍满无所苦，按之平软。肝脾无肿大，可闻肠鸣音。精神尚佳，语言声音清晰，肢体活动自如，舌淡体胖有齿印，苔白，脉弱。从整个病情分析，本病属泄泻证，其主症为完谷不化，引起本病的原因主要是脾胃虚寒，治疗上应温补脾阳为主。故予理脾消疳汤加味3剂，再诊时，其母诉患孩大便已成形，无完谷解出，唯每日仍有2~3次。再给上方3剂而愈。一年后患孩又来门诊就诊，其母谓旧病复发，无其他症状，又给上方共6剂而愈，且嘱其母要控制小儿饮食，注意不宜让患儿食难消化及寒凉之食物。此后追踪1年余未见复发。

夏某，男，1.5岁，于2004年7月5日初诊。平素喜食生冷瓜果及冷饮。1个月前开始出现腹泻，完谷不化，每日7~8次，甚至10余次。曾住院用中西药对症治疗20余天效果不佳。刻诊：日泻下4~5次，多食后作泻，色淡不臭，夹杂不消化食物。面色苍白，肌肉虚胖不实，纳差，手足欠温，神疲倦怠，舌淡胖有齿印苔白，指纹黯淡。诊为泄泻，证属脾胃虚寒。治以温补脾阳为主，异功散加味，药用：炒鸡蛋壳4只，炒大米1小撮，灶心土1小团，五谷虫、焦白术各6 g，茯苓10 g，炒谷芽、鸡内金、党参各6 g，陈皮、甘草各3 g。日1剂水煎服。3剂后再诊，其母诉患儿大便已成形，无完谷解出，但每日仍有2~3次。再给上方3剂而愈。半年后患儿又来门诊就诊，其母诉旧病复发，无其他症状，又给上方6剂而愈，且嘱其母要控制小儿饮食，注意不宜让小儿过食寒凉难消化之食物。此后追踪1年余未见复发。

【歌括】理脾消疳儿科宝，异功内金大米炒。
谷虫谷芽炒蛋壳，脾虚疳积疗效高。

（陈静蕊、赵安斌、黄春荣、李恩庆整理）

理脾止泻汤（腹泻）

【组成】木棉花 15 g，鸡蛋花 15 g，连翘 15 g，苡仁 15 g，茯苓 10 g，白术 10 g，白豆蔻 10 g，厚朴 10 g，竹叶 10 g，佩兰 10 g，陈皮 10 g，法夏 10 g，滑石 30 g，甘草 5 g。

【功效】助脾运湿，清化湿热。

【主治】腹泻属脾虚有湿者。

【组方原理】腹泻是指排便次数明显超过平日的频率，粪质稀薄，水分增加，或含未消化食物，或脓血、黏液。腹泻常伴有排便急迫感、肛门不适、大便失禁等症状。腹泻分急性和慢性两类。急性腹泻发病急剧，病程在 2 ~ 3 周以内。慢性腹泻指病程在 2 个月以上或间歇期在 2 ~ 4 周的复发性腹泻。沈师非常重视岭南气候特点对脾胃病发生发展过程中的影响，强调三因制宜在脾胃病防治中的重要作用。岭南春夏时间长且多淫雨，天热地湿，湿热之气交蒸。由于岭南炎热潮湿的地理气候特点，湿热之邪为岭南六淫致病之首，脾喜燥恶湿，湿热之邪，最易伤脾。气候炎热，岭南人又多贪凉饮冷，容易损伤脾胃，脾气受损，不能运化水湿、饮食且多以鱼鲜飞禽走兽为餐，喜食鱼生膏脂之品，为脾胃蕴酿湿热提供了条件。因此，在岭南地区的脾胃病中，脾胃湿热蕴结最为常见，且四季皆有。沈师在治疗脾胃病中运用岭南草药有着丰富的经验，治疗脾胃湿热之便溏、泄泻等常用岭南特有的木棉花、鸡蛋花、扁豆花、金银花等以清热利湿止泻，临床疗效显著。沈师认为该患者证属湿热困脾，治疗上当以清化湿热、助脾化湿为主，在遣方用药方面用佩兰芳香化湿；木棉花、鸡蛋花清热化湿；苡仁、滑石、竹叶清热利湿使湿热之邪有出路。在清化中焦湿热的基础上加以白术、茯苓、法夏、陈皮等一则以防过多的寒凉药伤脾阳，二则健脾护胃气使脾气健旺湿浊自化。沈师在治疗湿热之大便溏泻方面很强调木棉花及鸡蛋花之作用，认为只要辨证得法用之，效如桴鼓。

【病案举例】郑某，男，17 岁。2006 年 5 月 10 日初诊。主诉：大便溏泻半年，时有肠鸣，纳呆，舌红、苔黄厚，脉弦。沈师认为该病属于湿热困脾，治疗当以助脾运湿、清化湿热。处方：木棉花、鸡蛋花、连翘、苡仁各 15 g，茯苓、白术、白豆蔻、厚朴、竹叶、佩兰、陈皮、法夏各 10 g，滑石 30 g，甘草 5 g，7 剂，每天 1 剂，水煎服。1 周后复诊，大便已成形。效不更方，每天 1 次，肠鸣消失，仍纳差，舌红、苔微黄，脉弦。再以上方加减调理 1 周后症状消失。

【歌括】理脾止泻效堪夸，苓术苡翘夏草滑。
佩竹朴蔻与陈皮，再加木棉鸡蛋花。

（陈静蕊、赵安斌、黄春荣、李恩庆整理）

激愈止痛方（肠郁）

【组成】陈皮 10 g，防风 10 g，白术 15 g，白芍 15 g，木香 5 g，香薷 10 g，厚朴 10 g，扁豆花 10 g，黄连 3 g，佩兰 10 g，藿香 10 g，鸡内金 15 g。

【功效】疏肝理脾，化湿止泻。

【主治】肠易激综合征属肝郁脾虚者。

【组方原理】肠易激综合征（IBS）是临床上最常见的一种功能性肠道疾病，是一类具有一定病理生理基础的心身疾病，临床上以腹痛、腹胀、大便习惯改变和大便性状异常等为主要特征，多见于中青年女性。西医主要以应用泻剂或止泻剂、抗肠痉挛药、促胃肠动力药、调整饮食及心理辅导等治疗为主。由于西药多为对症治疗，且多伴副作用，加之本病以脏腑功能紊乱为主，故沈师临床喜用中医药治疗。本病可归属于中医学“腹痛”、“泄泻”范畴，现代中医谓之“肠郁”。沈师认为该病病位虽在肠道，但与肝脾功能失调有密切关系，病机以肝郁、脾虚、湿阻为主，因而强调以疏肝健脾、化湿止泻为法。腹痛、腹泻、便后缓解为肝脾不和，脾虚木乘痛泻之征。《医方考》有云：“泻责之脾，痛责之肝，肝责之实，脾责之虚，脾虚肝实，故令痛泻。”方中陈皮、防风、白术、白芍四药为痛泻要方原药，其中白术补脾燥湿以治土虚，白芍柔肝缓急止痛，配以陈皮理气燥湿，防风散肝郁、舒脾气，四药合用使脾健肝和，痛泻自止；香薷、扁豆花、佩兰、藿香、黄连共辅祛湿止泻之效；木香、厚朴行气止痛，其中木香对胃肠道有兴奋或抑制的双向作用，《日华子本草》云其能“治心腹一切气，膀胱冷痛，呕逆反胃，霍乱泄泻痢疾，健脾消食，安胎”；鸡内金健脾胃。全方切合病机，故收效颇佳。

【病案举例】张某，女，32岁。2006年7月11日诊。患者反复腹痛3周，发作不定时，痛无定处，以右腹多见，腹胀，大便时稀时干，常伴有腹泻，为黏液便，无血便，排便后缓解。近2日上述症状加重，胃纳稍差，舌淡红、苔白腻，脉弦细。查体：全腹软，脐周部轻微压痛，无反跳痛。西医诊断：肠易激综合征；中医诊断：肠郁。治以健脾柔肝，祛湿止泻。予以激愈方化裁。处方：陈皮10 g，防风10 g，白术15 g，白芍15 g，木香5 g，香薷10 g，厚朴10 g，扁豆花10 g，黄连3 g，佩兰10 g，藿香10 g，鸡内金15 g。用法：水煎服，每日1剂。复诊：服用5剂后症状基本消失，上方去佩兰藿香，加茯苓15 g，继服4剂而愈。

【歌括】激愈止痛沈家传，术防陈芍朴香连。

薷藿内金扁佩兰，理脾疏肝肠自安。

（陈静蕊、赵安斌、黄春荣、李恩庆整理）

激愈止血方（大瘕泄）

【组成】陈皮10 g，防风10 g，白术15 g，白芍15 g，木香5 g，香薷10 g，厚朴10 g，扁豆花10 g，黄连3 g，地榆10 g，槐角15 g，田七末12 g（冲服）。

【功效】理气健脾化湿，止血敛疮。

【主治】溃疡性结肠炎属肝脾不和，湿热蕴结者。

【组方原理】溃疡性结肠炎是一种慢性非特异性结肠炎症，病位主要在结肠黏膜层，以溃疡病变为主，其主要症状为腹痛、腹泻、里急后重及脓血便，病程长，病情反复发作。本病可归属于中医学“腹痛”、“腹泻”、“痢疾”范畴，现代中医谓之“大瘕泄”。《难经·五十七难》曰：“大瘕泄者，里急后重，数至圊而不能便，茎中痛。”沈师认为本病病位在大肠，与肝脾肾均有关联，其中与肝、脾联系更为密切。病机主要是湿热蕴结肠道，以致气血壅滞，气机阻滞则大肠通降不利，故有里急后重；不通则痛，而见腹痛；湿热蕴滞，清浊不分，混杂而下，可见肛门灼热、烂便或泄泻；湿郁热蒸、气血凝滞，腐败肠间以致血络受伤而出血。治疗当以通利肠道、调和气血为主，同时配以疏肝健脾、祛湿清热、化瘀止血等多种方法，方可奏效。方中应用木香、厚朴、陈皮理气，气畅则痛止；白芍柔肝缓急止痛；扁豆花、香薷清热化湿；黄连燥湿泻火解毒，药理证实其具有抗病原微生物、保护胃黏膜损伤与溃疡等作用；白术、防风健脾燥湿；槐角、地榆、田七通利肠道止血。诸药合用共奏理气和中止痛、清热化湿止泻之功。药证相符，则邪去正安。

【病案举例】 黄某，男，48岁。2005年8月12日初诊。患者反复腹痛、腹泻半年，时有泄泻或脓血便，有里急后重感，排便后可缓解，腹痛腹泻无规律性。近1周上述症状加重，大便伴有鲜血，脘痞纳少，自诉排便时肛门有少许灼热感，舌红有瘀点、舌苔薄黄，脉弦滑。患者患糖尿病5年，长期药物治疗。查体：左下腹部压痛，无反跳痛。2005年6月行电子肠镜检查诊断为溃疡性结肠炎；中医诊断：大瘕泄。西医经柳氮磺胺吡啶（SASP）治疗后症状缓解不明显，医生本建议行激素治疗，但因患者有糖尿病史，遂考虑先行中医治疗。治以理气健脾化湿、止血敛疮。予以激愈方化裁。处方：陈皮10 g，防风10 g，白术15 g，白芍15 g，木香5 g，香薷10 g，厚朴10 g，扁豆花10 g，黄连3 g，地榆10 g，槐角15 g，田七末12 g（冲服）。用法：水煎服，每日1剂。复诊：服用7剂后症状明显缓解，自诉无血便，尚有腹痛不适。上方去黄连、地榆、槐角、田七末，加淮山15 g、茯苓15 g、枳壳10 g，继服7剂后症状基本控制。

【歌括】 激愈止血沈家出，陈防芍朴木香薷。
扁连榆槐田七术，止血敛疮此方殊。

（陈静蕊、赵安斌、黄春荣、李恩庆整理）

激愈化湿汤（腹泻）

【组成】 白术15 g，白芍15 g，防风10 g，陈皮10 g，厚朴10 g，扁豆花10 g，香薷10 g，木香6 g，黄连3 g。

【功效】 疏肝理气，清热化湿。

【主治】 腹泻属肝郁脾虚，湿热阻滞者。

【组方原理】沈师笃尊经旨，善用经方。如治疗湿热便血者用仲景之白头翁汤为基本方随症加减，每获良效。另外，对治疗大便不调，特别见腹痛、泄泻或便秘者，沈师认为若兼有胁肋疼痛，多为肝木克脾土，常用痛泻要方加减。并自拟激愈方，临床应用每获良效。沈师认为治湿热泄泻之经方当推黄芩汤，认为该方为后世的"行血则便脓自愈；调气则后重自除"治法开了先河，而便脓血者，又当白头翁汤为佳，同时，他又认为岭南地区湿热之邪较重，故常加香薷、佩兰、木棉花、鸡蛋花、槐花等以加强祛湿之功效。患者遇情志不畅时病情加重，且时有胁痛，当属肝木克脾土之证，又察其泄泻里急，舌红、苔黄之状，表明胃肠湿热亦明显，证属湿热中阻、脾失运化、肝旺犯脾、气机不畅的表现，故治法当以疏肝理气、清热化湿。方用痛泻要方以调理肝脾；黄连、扁豆花、木棉花、槐花、香薷以清化湿热之邪；厚朴、枳壳、木香以行气祛湿。全方合用，共奏疏肝理气、化湿之功，药证合机，病症自除。

【加减运用】便秘者重用白术 30 g 加决明子 30 g，玄参、肉苁蓉各 15 g；大便涩滞、腹泻者加佩兰、藿香、木棉花各 10 g；气滞里急者加枳壳、槐花各 10 g。

【病案举例】林某，女，58 岁。2006 年 6 月初诊。主诉：反复上腹痛 2 年。诊见：上腹隐痛，大便不畅，里急后重，大便有黏液，情志不畅或食面、油腻饮食时加重，胃纳尚佳，舌红、苔黄，脉细。肠镜示：慢性结肠炎。沈师认为该患者属肝郁克脾、胃肠湿热证。治疗以疏肝理气、清热化湿为主。以激愈化湿汤。处方：防风、陈皮、厚朴、扁豆花、香薷、木棉花、枳壳、槐花各 10 g，白术、白芍各 15 g，木香 6 g，黄连 3 g。每天 1 剂，水煎服，服 7 剂后，下腹时有隐痛，大便调，无里急感，效不更方，以该方加减治疗 1 月余，未见复发。

【歌括】激愈化湿沈家出，陈朴香连豆香薷。
白芍防风与白术，理脾除湿功效著。

（陈静蕊、赵安斌、黄春荣、李恩庆整理）

激愈止泻方（久泄）

【组成】陈皮 10 g，防风 10 g，白术 15 g，白芍 15 g，木香 5 g，香薷 10 g，厚朴 10 g，扁豆花 10 g，黄连 3 g，木棉花 10 g，鸡内金 15 g，苡仁 15 g，茯苓 15 g，佩兰 10 g，藿香 10 g。

【功效】健脾疏肝，化湿止泻。

【主治】泄泻属肝郁脾虚者。

【组方原理】慢性腹泻的病程多在 6～8 个月，以脂肪性、水样性及炎症性腹泻为主，病因复杂，大多疾病均可引起慢性腹泻，故在诊断上较困难，继而也制约着临床对症用药。本病可归属于中医学“泄泻”、“久泻”范畴。沈师认为本病病机主要是感受外邪、脾胃虚弱、饮食不节、情志失和、命门火衰等引发肠道失调出现泄泻。病位在肠，但病变关键在脾虚肝郁。患者起病缓、病程长，反复泄泻导致脾虚，脾主运化升清，脾气虚弱，清气不升，化生内湿，则生泄泻；脾失健运、水谷难化，精微运化失常，则见纳呆、消瘦；肝气郁结则矢气频作、情绪紧张而发腹泻。本案治疗以健脾化湿止泻为主，兼以疏肝调节气机，恢复脾气的正常升降状态。方中白术、防风、陈皮、香薷、扁豆花舒脾健运、脾健湿化，则泄泻自止；木香、厚朴疏肝调达气机，协助脾之功能恢复；木棉花、鸡内金、苡仁、茯苓补脾和中、祛湿止泻。全方辨证准确，故药到病除。

【病案举例】钱某，男，36 岁。2005 年 6 月 7 日初诊。患者反复腹泻 2 月余，时为泡沫、黏液状，时为烂便，含食物残渣，矢气频作，偶伴有腹痛。情绪紧张时或饮食稍不注意就出现腹泻，发病以来体重下降 3～4 kg，舌淡红、苔白，脉弦细。查体：腹软，无压痛或反跳痛，肝脾未及。1 周前行电子肠镜检查示无异常，大便常规未发现有病原体。西医诊断：慢性腹泻；中医诊断：久泄。治以健脾化湿止泻为主，兼以疏肝理气。予以激愈方化裁。处方：陈皮 10 g，防风 10 g，白术 15 g，白芍 15 g，木香 5 g，香薷 10 g，厚朴 10 g，扁豆花 10 g，黄连 3 g，木棉花 10 g，鸡内金 15 g，苡仁 15 g，茯苓 15 g。用法：水煎服，每日 1 剂。复诊：服用 5 剂后症状明显好转，继服 7 剂而愈。

【歌括】激愈止泻沈师方，陈术芍朴扁薏防。
连苓薷佩木藿香，内金木棉效力强。

（陈静蕊、赵安斌、黄春荣、李恩庆整理）

激愈痛泄方（腹泻）

【组成】防风10 g，白术15 g，陈皮10 g，白芍15 g，佩兰10 g，茯苓10 g，煅牡蛎15 g（先煎），木香9 g（后下），黄连5 g，炒鸡蛋壳2只。

【功效】补脾柔肝，祛湿止泻。

【主治】久泻，腹部隐痛，舌红苔白厚，脉弦细（本方常用于慢性结肠炎、肠道易激综合征等属肝旺脾虚湿盛者）

【组方原理】腹泻是指排便次数明显超过平日习惯的频率，粪质稀薄，每次排粪量超过200 g，或含未消化食物或脓血。慢性腹泻指病程在两个月以上的腹泻或间歇期在2～4周内的复发性腹泻。慢性腹泻的病因较为复杂，比较常见的有慢性结肠炎，以及结肠过敏、情绪性、消化不良引起的腹泻等。症状表现有腹痛胀气，排气排便后疼痛或消失，稀便与硬便交替出现。该证属于中医泄泻范畴。中医认为本病与脾虚的关系最为密切，脾虚失运，水谷不化精微，混浊内生，谷反为滞，水反为湿，混杂而下，并走大肠，而为泄泻。故云“泄泻之本，无不由于脾胃”。若平时脾胃素弱，复因情志失调，以致肝气郁结，横逆乘脾，运化失司，也可形成泄泻。《素问·举痛论》指出，“怒则气逆，甚则呕血及飧泄”，说明情志失宜亦可致泄。沈师认为：该证多由土虚木乘，肝脾不和，脾运失常所致。《医方考》说：“泻责之脾，痛责之肝；肝责之实，脾责之虚，脾虚肝实，故令痛泻。”其特点是腹痛必泻。治宜补脾柔肝，祛湿止泻。该方以“痛泻要方”为主，加上一些固涩药物。方中白术苦甘而温，补脾燥湿以治土虚，为君药。白芍酸寒，柔肝缓急止痛，与白术相配，于土中泻木，为臣药。陈皮辛苦而温，理气燥湿，醒脾和胃，黄连、木香以清热燥湿，理气止泻，煅牡蛎、炒鸡蛋壳收敛固涩，佩兰、茯苓健脾利湿止泻为佐药。配伍防风，具升散之性，与术、芍相伍，辛能散肝郁，香能舒脾气，且有燥湿以助止泻之功，又为脾经引经之药，故兼具佐使之用。

共奏补脾胜湿而止泻，柔肝理气而止痛，使脾健肝柔，泄泻自止。沈师指出：泄泻患者的调养也很重要，平时应注意饮食卫生，不吃变质食物，不暴饮暴食，不贪食油腻生冷；生活应规律，避免疲劳，受凉，尤其腹部保暖；保持心情舒畅，乐观豁达；可适当进行腹部保健按摩。

【加减运用】腹胀加厚朴 10 g，伴有黏液便加白头翁、木棉花、鸡蛋花各 15 g。

【病案举例】李某，男，44 岁，腹泻 2 月，每日 3～5 次，水样为主，伴有少量黏液便，腹痛隐隐，舌红、苔微白厚，脉弦细。中医诊断：泄泻（肝郁脾虚湿盛）。以“补脾柔肝，祛湿止泻”为大法，方药：防风 10 g，白术 15 g，陈皮 10 g，白芍 15 g，佩兰 10 g，茯苓 10 g，煅牡蛎 15 g（先煎），木香 9 g（后下），黄连 5 g，炒鸡蛋壳 2 只，白头翁 15 g。水煎服，日 1 剂，复煎，分 2 次早晚服。服药 3 剂后上症减，大便每日 2 次，仍腹痛隐隐，腹胀轻微，舌红苔薄白，脉弦细，守上方加厚朴 10 g，续服 7 剂而愈。

姚某，女，52 岁，反复腹痛腹泻 4 月余，每日 7～8 次，呈水样便，伴有肠鸣，口干，乏力，无肛门灼热感，曾住院治疗 3 次，用药期间可好转，停药后复发，发病前因胆囊结石行胆囊切除术，舌红，苔白厚，脉弦细。中医诊断：泄泻（肝郁脾虚湿盛）。以“补脾柔肝，祛湿止泻”为大法，方药：防风 10 g，白术 15 g，陈皮 10 g，白芍 15 g，佩兰 10 g，茯苓 10 g，煅牡蛎 15 g（先煎），木香 9 g（后下），黄连 5 g，炒鸡蛋壳 2 只。水煎服，日 1 剂，复煎，分 2 次早晚服。服药 5 剂后上症大减，大便每日 2 次，舌红苔薄白，脉弦细，守上方续服 7 剂而愈。

【歌括】久泻方中用痛泻，牡蛎蛋壳香连携。
茯苓佩兰祛湿好，补脾柔肝泄泻却。

（彭景钦、黄东彬、谭金华整理）

清胆止噫汤（嗳气）

【组成】枳实 10 g，茯苓 10 g，法夏 10 g，竹茹 10 g，浙贝 10 g，厚朴

10 g，黄芩 10 g，牛蒡子 10 g，陈皮 5 g，桔梗 5 g，甘草 5 g，生姜 3 片。

【功效】理气化痰，清胆和胃。

【主治】噫气属胆胃不和、痰热内扰者。

【组方原理】嗳气是中医名词，俗称打饱嗝、饱嗝，是胃中气体上出咽喉所发出的声响，其声长而缓，古代称为噫气。是各种消化道疾病常见的症状之一，尤其是反流性食管炎、慢性胃炎、消化性溃疡和功能性消化不良，多伴有嗳气症状。本症《黄帝内经》称为噫，《金匮要略·五脏风寒积聚病脉证并治》说："上焦受中焦气未和，不能消谷，故能噫耳。"中医认为嗳气是指胃中浊气上逆，经食道由口排出的病症。其出有声，其声深长不似呃逆声息短促状。本病多因感受外邪，或饮食不节，或痰火内扰，或痰湿内蕴，或七情内伤等导致脾胃不和，清浊升降失常，气逆于上而成。沈师认为，寒热有偏，或七情内伤，损及升阳冲和之气，令胆郁气滞，则疏泄失职影响脾胃运化，脾为生痰之源，痰湿由生；痰浊内阻，致土壅木郁少阳失其生发之令，故令胆热，而成胆胃不和之证。沈师强调竹茹、枳实主要治疗由胆汁引起的嗳气。方中法夏性温，长于燥湿化痰、降逆和胃；黄芩为少阳脏热之药，竹茹为少阳腑热之药，两药合用化痰浊、清胆热，令胆气清肃，胃气顺降，胆胃得和，呕烦自止；枳实破气消痰，以通痞塞；陈皮、厚朴燥湿化痰、健脾行气除满；茯苓健脾渗湿，以杜生痰之源；浙贝清热化痰；桔梗、牛蒡子宣肺祛痰；生姜祛痰止呕，解法夏之毒；甘草益脾和中、调和诸药。

【病案举例】林某，男，42 岁。主诉近来常嗳气，并加重 1 周。1 年前由于饮食不规律后出现上腹不适饱胀，伴有嗳气。腹胀呈持续性，进食后加重，无明显反酸、恶心、呕吐、厌油腻感。胃镜检查示"浅表性胃炎"。昨晚喉间有痰不适，胸闷，嗳气，头晕，纳差。舌尖红苔白干，脉弦略滑。中医诊断为"嗳气"，证属胆胃不和、痰热内扰。治宜理气化痰、清胆和胃。方用清胆止噫汤加减，处方：枳实、茯苓、法夏、竹茹、浙贝、厚朴、黄芩、牛蒡子各 10 g，陈皮、桔梗、甘草各 5 g，生姜 3 片。水煎服每日 1 剂，共 7 剂。1 周后复诊，嗳气次数减少，舌红苔微黄，脉弦略滑。以上方去生姜、竹茹、枳实加知母、黄柏、岗梅各 10 g。再予 7 剂后咽喉舒适，嗳气症状消失。

【歌括】清胆止噫善止噫，枳朴苓夏茹陈皮。
芩贝蒡桔草生姜，调理胆胃降逆气。

（陈静蕊、赵安斌、黄春荣、李恩庆整理）

祛湿清肠汤（痢疾）

【组成】白头翁 15 g，秦皮 10 g，黄连 5 g，黄柏 10 g，赤芍 15 g，枳壳 10 g，槐花 10 g，地榆 10 g，茵陈 30 g，木棉花 15 g，鸡蛋花 15 g。

【功效】祛湿活血，清肠解毒。

【主治】大便次数增多，大便夹有黏液，偶有脓血，腹胀，腹痛，消瘦，乏力，病程缓慢，迁延难愈。舌质红，舌苔黄或黄腻，脉象弦细数或弦细等。

【组方原理】本病属于一种原因未明的直肠和结肠慢性炎性疾病，主要临床表现为腹泻、黏液便或黏液脓血便、腹痛和里急后重。病情轻重不等，多反复发作。本病可发生于任何年龄，男女发病率无明显差异。关于发病原因尚未完全明确，一般认为本病的发病涉及免疫功能异常，是一种自体免疫性疾病，或与变态反应及遗传因素有关。感染、神经精神因素等在本病发病中亦有影响。本病的发病部位位于大肠，病变早期可见黏膜弥漫性炎症改变，可见水肿、充血与出血等，随着病情反复发作，大量肉芽组织增生，常常出现结肠息肉，预后较差。本病在祖国医学中多属于“肠澼”、“下痢”、“休息痢”、“久痢”、“滞下”等病证的范畴，其主要病机是脾虚湿郁，常表现为虚中夹实，虚实兼见，寒热错杂，病久则可以出现瘀血阻络之征。常见证候有湿热郁滞、脾虚湿郁、肝气乘脾、脾胃虚寒、瘀血阻滞、脾肾阳虚和气陷滑脱等。因其病情顽固，极易反复，故治之棘手，颇难驾驭。

本病多由于脾胃素虚，饮食不节或误食不洁之品，或劳倦太过，以致脾胃受损，运化失司，脾虚则湿热内蓄，久而化热，湿热邪毒下注浸淫大肠，导致局部气血运行不畅而发；或由于情志抑郁，肝气犯胃，气滞湿郁下及大肠。再者，外感邪毒，特别是岭南地区多湿之气，湿热邪毒侵犯脾胃，并于大肠而致是证。根据其临床特征，病机总属于脾虚湿郁为本，其病位在脾胃兼涉及肝肾肠腑。初起本病多属于气滞湿热蕴结，实证居多，久而不愈，脾病及肾，造成本虚标实、寒热错杂之证。故认为本病主要的病机属于脾虚湿阻，兼有热毒，因此在调整和恢复脾胃运化功能的同时，强调祛湿解毒是治疗本病的关键所在。因此方用白头翁汤加减，强调清肠解毒，尤其茵陈一味效佳，因其解毒清肠而不伤胃，加上赤芍止血祛湿而不留瘀，佐以岭南地区道地药材木棉花和鸡蛋花，祛湿解毒之效倍增。同时沈师强调助滞方可导运，由于本病属于滞下的范畴，湿热内蕴久病入络，均可以导致气滞血瘀、腹痛腹胀等症状很难消失，沈师酌用理气导滞之品，如枳壳、厚朴等，对于消除以上诸证是很重要的一个环节。另外在病情缓解后，当节饮食、慎寒温、舒情志、适劳逸。常服健脾益气、温运化湿之药物，以巩固疗效，防止复发。

【加减运用】腹胀者加厚朴 10 g、槟榔 10 g、法夏 10 g；大便次数多者，加炒鸡蛋壳 1 个；胃脘胀满伴有嗳气者，加柿蒂 10 g。

【病案举例】赵某，男，51 岁，广州人，公务员。患者因为“大便次数增多，伴有黏液反复发作三年”而就诊。患者自 2005 年 5 月至今，每天早晨起床大便约三次，有黏液，无腹胀腹痛。肠镜显示：①结肠多发性息肉；②升结肠病变性质待定。病理示：①慢性黏膜炎，②结肠黏膜炎。患者还有多年痔疮病史。曾在多间医院诊断为结肠黏膜炎，经过西药及中成药治疗后，效果欠佳，遂求治。患者于 2007 年 5 月 30 日来广州市华侨医院中医科门诊，当时的症状主要是晨起大便 2 ~ 3 次，每次大便都可见到黏液，无脓血、腹胀、腹痛，有痔疮出血。舌质红舌苔黄，脉弦细。沈师遂予前示祛湿清肠汤给予调治，连服 7 剂，嘱饮食上忌辛辣滋腻之品。6 月 6 日再诊，服药后症减，偶有气顶，舌红苔白，脉弦细。守上方加厚朴 10 g、法夏 10 g。7 剂后再诊，诉服药后有 2 天大便正常，沈师去厚朴，加连翘 15 g，再进 14 剂；6 月 27 日再诊诉大便日 2 次，未见黏液，舌红苔黄，脉弦细，于是上方加厚朴 10 g、防风 10 g，去赤芍、法夏等，连服 14 剂；再诊，患者诉症状有反复，大便日 2 ~ 4 次，无黏液，腹胀，舌红苔薄，脉弦细，沈师在前方的基础上加炒鸡蛋壳 1 个，又进 14 剂；10 月 10 日再诊，诉大便次数明显减少，偶感胃脘不适，嗳气，舌红苔薄根黄腻，脉弦细；沈师守前方，加柿蒂 10 g，再进 14 剂后大便正常，无黏液，无腹胀。追踪至今未见复发。

【歌括】解毒清肠白头翁，槐花地榆茵陈同。
枳赤木棉鸡蛋花，祛湿护脾建奇功。

（周永红整理）

荣脾止痛方（痢疾）

【组成】防风 10 g，白术 15 g，白芍 15 g，陈皮 10 g，木香 9 g，黄连 5 g，厚朴10 g，枳壳 10 g。

【功效】理脾除湿，行气止痛。

【主治】腹痛阵阵，痛而拒按，便后腹痛暂缓，痢下赤白，黏稠如胶冻，里急后重，脘腹胀痛，或伴有头身困重，舌苔白腻，脉濡缓。

【组方原理】溃疡性结肠炎是一种病因不明的慢性非特异性肠道炎症性疾病。溃疡性结肠炎（简称溃结）是一种病因不明的结肠黏膜急性和慢性炎症，伴有浅表糜烂、溃疡和出血。病变95%位于乙状结肠和直肠，较严重病例的病变向上延伸至长段结肠或整个结肠，甚至达到末段回肠。溃结的临床表现主要是脓血便，伴下腹痛，尤以左下腹为主。病情轻重不一。轻型溃结仅有每天数次慢性腹泻，粪中带少量脓、血和黏液，而无全身症状。重型病例每天多次脓血便，伴有剧烈腹痛、中度以上发热、全身乏力、厌食、消瘦、进行性贫血、虚弱和恶病质。中型溃结的病情介于轻型和重型之间，除脓血便较轻型稍频数以外，还有轻度全身症状如轻度发热、乏力等。暴发型溃结是最重型，发病急剧，有高热、反复脓血便或便大量鲜血、剧烈腹痛、满腹胀痛、肠麻痹和虚脱，形成“中毒性巨结肠”，可并发毒血症、结肠穿孔和腹腔炎，病死率很高。此外，溃结可有许多肠外表现，如结节性红斑、脓皮病、口腔炎、眼虹膜睫状体炎、关节炎、肝损伤、肾炎、肾结石、心肌炎、间质性胰腺炎和淀粉样变等。有些表现甚至可发生在腹泻出现之前。这些病变多与免疫反应异常有关。溃疡性结肠炎的病因仍未明确，可归纳为精神、感染、免疫和遗传等因素。精神紧张可作为发病的诱因或病情加重的因素。近年，免疫功能异常在发病机理中的作用受到重视，而且免疫调节或抑制剂已成为本病有效治疗的一个重要部分。慢性溃疡性结肠炎是一种结、直肠黏膜的弥漫性炎症，血性腹泻是最常见的早期症状，主要累及结肠黏膜和黏膜下层，范围多以远段结肠为主，可逆性向近段发展，甚至波及全结肠，呈连续性、弥漫性分布。临床主要表现为腹泻、黏液脓血便伴腹痛、里急后重及不同程度的全身症状。该病缠绵难愈、易于复发，且有癌变倾向，被 WHO 列为难治病之一。据其症状，本病当属于中医学“泄泻”、“痢疾”、“肠澼”等范畴。

目前中医学认为溃疡性结肠炎的病因多责之先天禀赋不足，脾胃功能失健，在此基础上外感时邪，内伤饮食而发病，发病机理主要为邪阻大肠，传导失司，气血壅滞，脂络受伤，滞下脓血。其病机主要为脏腑气血阴阳的失调，常表现为脾虚失运，肠腑失司；或因肝犯脾土，肾虚不固，中土失养，运化失司；其中以脾虚为病机根本。病理性质有寒、热之分，病理因素包括湿、热。病位涉及肝、脾、肾及大肠。沈师方中防风疏风散邪，白术行气健脾，白芍缓急止痛、养血和营，陈皮燥湿健脾行气，木香、厚朴、枳壳行气止痛，黄连清热利湿，全方共奏理脾除湿、行气止痛之功。

【加减运用】若热较重者加连翘 10 g；若湿重者加茯苓 15 g；湿热并重，便下脓血甚者，加白头翁 15～30 g、秦皮 10 g；饮食积滞，嗳腐吞酸，腹部胀满者加莱菔子、山楂、神曲等消食化滞之品。

【病案举例】林某，女，52 岁，患者于 2008 年 11 月 26 日初诊，因腹痛、解黏液脓血便 3 月余入院。患者缘于 3 月前无明显诱因出现腹痛，以左下腹为主，多为隐痛，并解黏液脓血便，4～6 次/日，便后腹痛无缓解。曾入当地医院检查，大便常规示：“红细胞（3＋），白细胞（4＋），诊断为溃疡性结肠炎，给予氟哌酸、肠乐等治疗，症状稍有好转，但近期常腹痛，大便不规则，或稀溏，或干结，里急后重，患者自起病以来精神、睡眠可，无明显消瘦。查体：T：37.8℃，R：16 次/分，P：89 次/分，BP：100/60 mmHg，皮肤黏膜无黄染，浅表淋巴结无肿大，心肺（－），腹软，肝脾肋下未及，左下腹压痛（＋）、无反跳痛，余无特殊。实验室检查：①血常规：WBC：4.3×10^9/L，RBC：3.35×10^{12}/L Hb：112g/L；②大便常规：红细胞（3＋），白细胞（4＋）。西医诊断：溃疡性结肠炎；中医辨证：痢疾（湿阻肠道，气滞不通）。治法以祛风除湿，行气止痛为主，中药用自拟方荣脾止痛方加减，药物有：防风 10 g，白术 15 g，白芍 15 g，陈皮 10 g，木香 9 g，黄连 5 g，厚朴 10 g，枳壳 10 g，用药过程中根据症状变化加减，每日 1 剂，复渣再煎分 2 次，早晚服用，连续服药 10 余剂，上述症状消失，带药出院继续调理巩固疗效。

【歌括】荣脾止痛止腹痛，术芍陈皮与防风。
香连枳朴除后重，脾健肝疏正可用。

（王敏、李恩庆整理）

滋阴润肠方（便秘）

【组成】生地 15 g，玄参 10 g，白术 30 g，决明子 30 g，厚朴 10 g，防风 10 g，火麻仁 15 g，枳实 10 g。

【功效】行气滋阴，润肠通便。

【主治】大便干结，如羊屎状，或有形体消瘦，心烦少寐，潮热盗汗，舌红苔少，脉细；或不甚干结，欲便不得出，或便而不爽，肠鸣失气，腹中胀痛，嗳气纳呆，舌红苔白，脉细。

【组方原理】便秘是消化系统常见的症状，是指在不用泻剂的情况下，每周排便少于两次，排便时费力，粪质干硬而少；由于粪便在肠内停留过久，以致大便次数减少、大便干结、排出困难或不尽。一般两天以上无排便，或粪块潴留在直肠壶腹内，肛门口关闭而不能排清粪便，可发生于任何年龄，但随着年龄的增长发生率会增加，根据排便困难的发生部位和动力障碍，慢性功能性便秘分为三型：慢传输型、出口梗阻型、混合型。①慢传输型便秘：指结肠的传输功能障碍，肠内容物传输缓慢引起的便秘，症状表现为大便次数减少，少便意或便意消失，粪质坚硬，一般伴有腹胀，病因不清，症状顽固，而且随着时间的推移其症状逐渐加重，一部分患者最终须行结肠次全或部分切除术；②出口梗阻型便秘（也叫直肠性便秘）：指排便出口附近组织、器官的功能性改变，导致排便困难或羁留性便秘的一种综合征；以排便困难、排便不尽感、里急后重、大便干燥或不干燥亦难排出为主证。③混合型便秘：指既有结肠通过缓慢，又存在排出障碍，具备以上慢传输型和出口梗阻型便秘的特点。本病属中医“便秘”的范畴。中医认为“大肠者，传导之官，变化出焉”（《素问》），六腑以通为用，以降为和，若大便滞于大肠，致腑气滞而不通，传导失司。《证治汇补·秘结》云：“如少阴不得大便以辛润之，太阴不得大便以苦泄之，阳结者清之，阴结者温之，气滞者疏导之，津少者滋润之。”阴虚则肠道失濡润，粪便在肠道中涩滞难行，故便干结，状如羊屎。故方中生地、玄参滋阴增液润燥，白术健脾益气和中，沈师的经验是对于此类便秘者用大量白术。白术为健脾祛湿之要药，为脾胃虚弱或脾虚泄泻之要药。白术所以能止泻又能通便，其主要是通过白术的健脾作用，使肠胃的运化及升降传导功能得到恢复和调节，人体是一个有机整体，中医治病贵在使人体自我调节，达到“调节阴阳，以平为期”，故运脾通降，每收良效。厚朴、枳实行气导滞通便，决明子、火麻仁润肠通便，尤其防风一味，防风理脾升阳、寓欲降先升之功，且使白术等补药补而不滞，生地、玄参等润药，滋而不滞，使药性通走，且有理脾除湿之功。升降出入，无器不有，无升则不降，无降则不升，无出则不入，无入则不出，便秘正是升降出入失节所致，调其升降，疏展气机，则促成启上通下之功，运用之妙，存乎一心，细微之处，理当体悟。若大便下近魄门，数至圊而不下，古有蜜煎导法可用，亦可用皂荚煎汤，待温灌入肛门，因其有滑肠作用，可取效于一时，可免除患者痛苦，不妨一试。全方行气滋阴，润肠通便，补中寓通，通中寓补。

【加减运用】若气虚较甚者加人参 10 g；若阴亏燥结、热盛津伤者，可用增液承气汤增水行舟。

【病案举例】周某，女，26 岁。患者 2008 年 11 月 26 日初诊，患者诉大便如羊屎两年余，每 5 ~ 6 天一次，有黏液，腹部胀满，纳呆，嗳气，舌红苔白，脉细。西医诊断：便秘；中医辨证：便秘（阴虚便秘）。治法为滋阴润肠，行气通便，中药用自拟方滋阴润肠方加减，药物有生地 15 g，玄参 10 g，白术 60 g，决明子 30 g，厚朴 10 g，防风 10 g，火麻仁 15 g。用药过程中根据症状变化加减，每日 1 剂，复渣再煎分 2 次，早晚服用。嘱患者门诊复查，1 月后症状消失。

【歌括】 滋阴润肠通虚秘，生地防风枳朴齐。
草决白术与麻仁，消补兼施两相宜。

（王敏、李恩庆整理）

益气健胃方（胃脘痛）

【组成】党参 15 g，白术 10 g，茯苓 15 g，陈皮 5 g，法夏 10 g，炙甘草 5 g，木香 6 g（后下），砂仁 10 g（后下），黄连 5 g，鸡内金 10 g，谷芽 30 g，生牡蛎 30 g（先煎），素馨花 10 g。

【功效】益气健脾，行气和胃。

【主治】慢性胃炎之脾胃气虚，痰阻气滞证。主要表现为：呕吐痞满、胃脘胀痛、纳差，或嗳腐吞酸，或消瘦倦怠，或气虚肿满，或便溏，或大便黏腻不爽，或便干。舌淡红苔薄白或薄黄干，脉多濡细。

【组方原理】慢性胃炎是胃黏膜慢性炎症，指不同病因引起的各种慢性胃黏膜炎性病变，是一种常见病，其发病率在各种胃病中居首位。自纤维内镜广泛应用以来，对本病认识有明显提高。慢性胃炎常有一定程度的萎缩（黏膜丧失功能）和化生，常累及贲门，伴有G细胞丧失和胃泌素分泌减少，也可累及胃体，伴有泌酸腺的丧失，导致胃酸、胃蛋白酶和内源性因子的减少。慢性胃炎的发生主要与幽门螺旋杆菌感染、不良的饮食及生活环境、自身免疫反应有关。慢性胃炎的过程是胃黏膜损伤与修复的慢性过程，主要组织病理学特征是炎症、萎缩和肠化生。由幽门螺旋杆菌引起的慢性胃炎多数患者症状不明显，其临床表现为上腹痛或不适、上腹胀、早饱、嗳气、恶心等消化不良症状。自身免疫性胃炎患者可伴有贫血。慢性胃炎是十分常见的消化道疾病，以胃黏膜的非特异性炎症为主要病理变化，根据胃黏膜的组织学改变，可分浅表性、萎缩性、肥厚性三种类型。临床上共有的症状为：上腹部闷胀疼痛、嗳气频繁、泛酸、食欲减退、消瘦、腹泻等症。慢性胃炎属于中医“胃脘痛”的范畴。

因时因地因人，脾胃同治。慢性胃炎病位在胃，与脾、肝密切相关。脾胃同处中焦，一脏一腑，互为表里，脾主升，胃主降，而且人体之气机升降相因，有升才有降，有降才有升。所以调节气机使脾升胃降是关键。肝气不舒，横逆犯胃者，还需肝胃同治。另外沈师十分重视自然、地域因素对疾病性质的影响。岭南之地秋冬多雨多湿邪，春夏炎热多热邪。久居此地，湿邪易困脾、耗伤脾阳；热邪易灼胃耗损阴液。方中四君子汤（党参、白术、茯苓、甘草）是基础方，益气健脾，使气血生化有源。加入陈皮、法夏，组成六君子汤，燥湿化痰，去脾之湿，化脾气日久不运所生之痰。加入木香、砂仁，化湿行气且温中，使气生而不滞，且温复湿邪日久所伤之脾阳。加入黄连，组成香连丸，增强清热燥湿、行气化滞之效，且黄连苦降，香连相配，符合辛开苦降之法。鸡内金、谷芽助胃消食。生牡蛎收敛制酸，缓解胃酸分泌过多引起的不适。素馨花性味苦平，芳香透达，能疏肝解郁、行气止痛，善治肝郁胁痛，民间常用之泡茶服，以治肝病胁痛、月经不调。

【加减运用】胃痛甚者，加玄胡索10 g、白芍15 g、郁金10 g；胃胀者，白芍不宜用或用之不宜量大；气虚甚者，加黄芪10～40 g不等，依具体情况而定；食纳尚可者，去鸡内金、谷芽；泛酸甚者，加乌贼骨 10 g；口干者，加石斛 10 g、连翘 10 g；嗳气者，加莱菔子 10 g、厚朴 10 g；湿气重者，先侧重化湿行气，加白蔻仁 10 g、厚朴 10 g、佛手 10 g。

【病案举例】 林某，女，51 岁。2005 年 11 月 9 日初诊，胃脘痛四年，近日加重。患者患慢性浅表性胃炎史四年，自诉服西药无明显缓解。目前胃脘痛甚，偶可减轻，腹胀不显，胃纳一般，寐可，二便调，舌红苔薄干，脉弦细。辨证：胃脘痛，脾胃气滞。治法：益气健脾，理气和胃。处方：法夏 10 g，陈皮 5 g，茯苓 10 g，党参 15 g，白术 10 g，木香 9 g（后下），黄连 3 g，谷芽 30 g，鸡内金 10 g，炙甘草 5 g，石斛 10 g，素馨花 10 g，生牡蛎 30 g（先煎），7 剂。2005 年 11 月 16 日，患者自述服上药后缓解不明显，舌脉同前。处方：守上方去党参、白术，加佛手 10 g、郁金 10 g、玄胡索 10 g。2005 年 11 月 30 日三诊，患者自诉服上药后，明显改善，舌红苔薄腻。处方：白蔻仁 10 g，枳壳 10 g，郁金 10 g，鸡内金 10 g，谷芽 30 g，厚朴 10 g，石斛 10 g，连翘 10 g，生牡蛎 30 g（先煎），茯苓 10 g，素馨花 10 g，佛手 10 g，14 剂。2005 年 12 月 14 日四诊，症状明显缓解，舌淡苔薄白。处方：党参 15 g，白术 10 g，茯苓 15 g，鸡内金 10 g，谷芽 30 g，生牡蛎 30 g（先煎），玄胡索 10 g，素馨花 10 g，佛手 10 g，郁金 10 g，7 剂。7 剂后，诸症俱缓，加减治疗 3 个月后，症状消失。

某女，53 岁，2005 年 12 月就诊。症见：胃脘部痞满不适反复发作四年，近一个月加重，自诉上腹胃脘饱胀感，时时隐痛，伴有嗳气，泛酸，纳差，周身乏力，大便不畅，舌淡，脉细。辨证：脾虚气滞。治法：益气健脾，理气和胃。处方：黄芪 15 g，党参 15 g，白术 10 g，法夏 10 g，陈皮 10 g，枳壳 30 g，大腹皮 10 g，砂仁 10 g，木香 6 g（后下），乌贼骨 10 g。7 剂后，诸症俱缓，加减治疗 3 个月后，诸症消失。

【歌括】 益气健胃连谷芽，香砂六君素馨花。
先煎牡蛎鸡内金，脾健痞消胀痛佳。

（于斌、景丽俊整理）

理脾消胀饮（胃脘痛）

【组成】柴胡 15 g，白芍 15 g，枳实 10 g，茯苓 10 g，法夏 10 g，陈皮 10 g，鸡内金 10 g，谷芽 30 g，生姜 3 片，甘草 5 g。

【功效】疏肝健脾和胃。

【主治】上腹部饱胀，无规律性隐痛、嗳气、恶心、食欲不振、体重减轻、乏力、睡眠差、舌红苔薄白，脉弦细。

【组方原理】中医学认为本病病位在胃脘，病机复杂，多由饮食不节、纵恣口腹、喜好辛酸、恣食辛辣刺激及生冷之物，朝伤暮损，日积月累，损伤胃络而成，复因忧思郁怒，肝气郁结，气机受阻而致胃脘疼痛加重，病情常缠绵难愈。故慢性胃炎患者临床表现为肝郁脾虚型者较多见，属中医“肝胃气痛”的范畴。正如《素问·至真要大论》中说：“木郁之发……民病胃脘当心而痛，上支两胁，膈咽不通，饮食不下。”说明胃痛与木气偏盛，肝胃失和有关。脾与胃互为表里，共同完成饮食物的受纳、腐熟、消化、吸收，而脾胃升降功能是否正常与肝的疏泄密切相关。针对肝胃失和的特点，沈师制定了疏肝健脾和胃汤，以四逆散合六君子汤加减，治疗慢性胃炎临床疗效显著。方中柴胡、枳实、白芍疏肝和胃；陈皮、法夏、茯苓益气健脾；鸡内金、谷芽消食和胃；甘草益气健脾调和诸药之效。全方共奏疏肝健脾、和胃止痛即“土得木而达”之功。

【加减运用】阴虚大便结者，加竹茹 10 g、玄参 10 g；腹胀明显者，加厚朴10 g、莱菔子 10 g；胃脘痛者，加玄胡索 10 g；胁痛者，加郁金 10 g。

【病案举例】付某，男，24 岁，2006 年 8 月 9 日就诊。患者因胃脘胀痛不适，经服各类中西药物治疗，疗效不明显，前来我院诊治。经胃镜检查，确诊为慢性浅表性胃炎。症见：形体消瘦，面色无华，胃脘部痞满疼痛，以情绪不佳而加重，伴呃逆，食欲不振，疲倦乏力，口干口苦，入睡困难，夜间多梦，大便偶尔干燥不畅，小便无异常，舌质红苔薄黄，脉弦细。西医诊断为慢性浅表性胃炎。中医诊断：胃脘痛（肝脾不和，胃络受损），治法以疏肝健脾和胃为主，中药用自拟理脾消胀饮加减，柴胡 15 g，白芍 15 g，枳实 10 g，茯苓 10 g，法夏 10 g，陈皮 10 g，鸡内金 10 g，谷芽 30 g，生姜 3 片，甘草 5 g，用药过程中根据症状变化，或加入厚朴 10 g、竹茹 10 g、玄参10 g、莱菔子 10 g 中之一或二味，每日 1 剂，复渣再煎分 2 次，早晚服用。嘱患者定期来门诊复查并坚持2 月，按上述中药治疗，服药后症状逐渐减轻至消失。

【歌括】理脾消胀金谷芽，四逆二陈两方加。
疏肝健脾和胃气，腹胀腹痛效堪夸。

（王敏、李恩庆整理）

健脾愈痞方（胃脘痛）

【组成】白蔻仁 10 g，苡仁 15 g，茯苓 10 g，法夏 10 g，陈皮 10 g，砂仁 10 g，党参 15 g，白术 10 g，鸡内金 10 g，谷芽 30 g。

【功效】行气祛湿，健脾和胃。

【主治】胸脘痞闷，脘部饱胀、疼痛、纳呆、嗳气、吞酸、恶心、呕吐，大便干结或溏泄，舌淡苔白或边有齿印，脉沉细等。

【组方原理】消化性溃疡是常见病，主要指发生在胃和十二指肠的慢性溃疡，亦可发生于食管下段、胃空肠吻合口周围及含有异位胃黏膜的梅克尔憩室。这些溃疡的形成与胃酸和胃蛋白酶的消化作用有关，故称消化性溃疡。近年研究发现溃疡的形成与幽门螺旋杆菌的存在有关。本病绝大多数位于胃和十二指肠，故又称胃十二指肠溃疡。研究表明，胃溃疡病和十二指肠溃疡病在病因和发病机制方面有明显的区别，但因两者的流行病学、临床表现和药物治疗反应有相似之处，所以习惯上还是把它们归并在一起。本病的总发病率占人口的5%～10%，十二指肠溃疡较胃溃疡多见，以青壮年多发，男多于女。由于胃和十二指肠溃疡最多见，因此通常所说的消化性溃疡或溃疡病，即指胃溃疡或十二指肠溃疡。具有慢性病程、周期性发作和节律性中上腹疼痛最具诊断价值。

消化性溃疡属中医“胃脘痛”的范畴，其主要病因病机是禀赋不足，素体虚弱，外邪内侵，饮食失节，情志过极，劳倦过度，损伤脾胃，“内伤脾胃，百病由生”。脾与胃，一脏一腑，互为表里，胃主受纳腐熟水谷。脾主运化水谷精微，五谷入胃，全赖脾的运化。脾胃受损，受纳腐熟运化功能失司，胃不腐熟，食停积聚成实；脾虚不运，湿浊内生，痰湿郁结，化寒化热；脾胃虚弱，气血生化乏源，使虚者更虚。沈师认为该病是以脾胃虚弱为本，以湿热积滞为标的本虚标实之证，故方中白蔻仁芳香化湿，行气宽中，畅中焦之脾气；苡仁、茯苓渗湿利水健脾；陈皮、白术、砂仁、法夏燥湿健脾行气；鸡内金、谷芽健脾和胃。全方共奏祛湿健脾和胃之功，通补兼施，补中寓通，通中寓补。

【加减运用】若表证明显者，加藿香 10 g、香薷 10 g；若热证明显者，加滑石 30 g、黄连 10 g、竹叶 10 g。

【病案举例】石某，男，61 岁，广东江门人。2008 年 12 月 3 日初诊，患者主诉胸脘痞闷两月余。脘部饱胀，疼痛，纳呆，自觉乏力、餐后呕吐、嗳气、大便常，舌红苔薄白，脉细。外院胃镜示：胃溃疡。西医诊断：胃溃疡；中医辨证：胃痛（脾虚湿困）。治法以行气祛湿，健脾和胃为主，中药用自拟方健脾愈痞方加减，药物有白蔻仁 10 g，苡仁 15 g，茯苓 10 g，法夏 10 g，陈皮 10 g，砂仁 10 g，党参 15 g，白术 10 g，鸡内金 10 g，谷芽 30 g。用药过程中根据症状变化加减，每日 1 剂，复渣再煎分 2 次，早晚服用。嘱患者门诊中药治疗，1 月后诸症消失而痊愈。

【歌括】健脾愈痞用六君，砂蔻薏仁谷内金。
行气化湿畅中焦，消补兼施务求本。

（王敏、李恩庆整理）

和胃止痛汤（胃脘痛）

【组成】法夏 10 g，茯苓 10 g，陈皮 10 g，砂仁 10 g，玄胡索 10 g，素馨花 10 g，海螵蛸 10 g（先煎），生牡蛎 30 g（先煎），鸡内金 10 g，生谷芽 30 g。

【功效】理气消食，和胃止痛。

【主治】食滞中焦之胃脘痛。胃脘胀痛，泛酸明显，舌红苔厚，脉弦滑。

【组方原理】胃脘痛，是以胃脘近心窝处常发生疼痛为主的疾患。历代文献中所称的“心痛”、“心下痛”，多指胃脘痛而言。如《素问·六元正纪大论》说："民病胃脘当心而痛。"《医学正传》说："古方九种心痛……详其所由，皆在胃脘，而实不在于心。"胃主受纳，腐熟水谷，主通降，以降为和。如果胃失和降，饮食滞留于胃，就会出现胃脘胀痛、不欲饮食等症；如果胃气上逆，则发生恶心、呕吐、嗳气、呃逆等症。另外，胃气不降还可影响脾的升清作用，最终导致脾的功能失常。本方所治病证，其病因病理为饮食不节、暴饮暴食或过食生冷肥甘之品，以致脾胃受伤，运化失司，食滞中焦，气机不利而产生胃脘胀痛，胃失和降，故见泛酸嘈杂。治宜理气消食、和胃止痛。沈师认为：食积易于阻气、生湿、化热，故以法夏、陈皮、砂仁辛温，理气化湿、和胃止呕；茯苓甘淡，健脾利湿、和中止泻；鸡内金、谷芽助胃消食，生牡蛎、海螵蛸收敛制酸，正如《现代实用中药》中所提出的，生牡蛎、海螵蛸均为制酸药，对胃酸过多、胃溃疡有效，玄胡索、素馨花理气止痛。诸药配伍，使食积得化，胃气得和，则诸症自除。沈师亦常以保和丸加减治疗食积所致胃脘胀痛，疗效亦佳。临床应用中，泛酸明显者多用和胃止痛汤加减，食积明显者多用保和丸加减。对于胃脘痛患者的调护方面，沈师指出应做到饮食有节，防止暴饮暴食，宜进食易消化的食物，忌生冷、粗硬、酸辣刺激性食物。尽量避免烦恼、忧虑，保持乐观情绪。

【加减运用】若食积较重者，可加枳实、槟榔、厚朴；食积化热明显者，可加黄连；大便秘结者，可加大黄；兼脾虚者，可加党参、白术。

【病案举例】邓某，男，28岁，胃脘胀痛1周，发病前曾和朋友聚餐，进食大量煎炒食物以及饮酒，自服中成药"保和丸"，胃脘胀痛略有减轻，但嗳气泛酸明显，烧心感，口干口苦，舌红，苔黄厚，脉弦滑有力。中医诊断：胃脘痛（食滞中焦），以"理气消食，和胃止痛"为大法，予和胃止痛汤加减，方药：法夏10，茯苓10 g，陈皮10 g，砂仁10 g，生牡蛎30 g（先煎），海螵蛸10 g（先煎），玄胡索10 g，素馨花10 g，鸡内金10 g，生谷芽30 g，黄连5 g。水煎服，日1剂，复煎，分2次早晚服。服药5剂后诸症消失。

苏某，女，37岁，反复胃脘胀痛伴泛酸半年余，平素间断服用泮托拉唑、吗丁啉等，服药期间症状可减轻，停药后易复发，3天前因进食糯米饭后上症再发，胃脘胀痛不适，嗳气泛酸，烧心感明显，胃纳欠佳，舌淡红边有齿痕，苔白厚，脉细滑。中医诊断：胃脘痛（食滞中焦），以"理气消食，和胃止痛"为大法，予和胃止痛汤加减，方药：法夏10，茯苓10 g，陈皮10 g，砂仁10 g，生牡蛎30 g（先煎），海螵蛸10 g（先煎），玄胡索10 g，素馨花10 g，鸡内金10 g，生谷芽30 g，党参15 g、白术10 g。水煎服，每日1剂，复煎，分2次早晚服。服药7剂后胃脘胀痛减轻，胃纳好转，加减治疗2月，上症消失，随访半年，未见复发。

【歌括】 食积胃痛用二陈，内金谷芽与砂仁。
茯苓素馨玄胡索，牡蛎海蛸止痛神。

（彭景钦、黄东彬、谭金华整理）

降胃止呃方（呃逆）

【组成】 旋覆花10 g，代赭石15 g，茯苓15 g，枳壳10 g，柿蒂10 g，法夏10 g，陈皮10 g，甘草5 g。

【功效】 降逆止呃，理气健脾。

【主治】 呃逆连声，伴有胸闷，纳差，食欲减少，舌红苔白，脉细数。

【组方原理】 膈肌痉挛俗称呃逆病或胃神经症，属膈肌功能障碍性疾病，系呃逆，吸气时声门突然闭合产生一种呃声，这种膈肌异常的收缩运动是由于迷走神经和膈神经受到刺激所引起。临床上呃逆是一种症状，引起呃逆的原因很多，如平常进食过快，进刺激性食物和吸入冷空气等产生膈肌痉挛，轻者间断打嗝，重者可连续呃逆或呕逆，腹胀、腹痛，个别小便失禁。它是由于某种刺激引起膈神经过度兴奋，膈肌痉挛所致，可以在多种疾病中出现，属中医“呃逆”的范畴，是气逆上冲，喉间呃呃连声，声短而频，令人不能自主为特征的病症。本病有持续发作或偶然发作，有单纯性的呃逆，亦有在其他疾病中出现的呃逆。

《黄帝内经·灵枢·口问》曰：“……气并相逆，复出于胃，故为哕……”最早提出呃逆病机为气从胃中上逆所致。沈师认为呃逆总由胃气上逆所致。胃主受纳，其气以降为顺，正虚、邪实均可影响胃气下降。其发病原因，主要是饮食不节而损伤脾胃，如过食生冷或服用寒凉药物，寒气蕴蓄中焦，胃阳郁遏；过食辛辣煎炒、醇酒厚味，或服用温燥药物，燥热内生，胃腑不通，均可引起呃逆。而情志不遂，肝气犯胃；劳倦过度，耗伤中气，或年高体弱，久病不愈，致使脾胃阳虚；或热病伤津，或汗、吐、下太过，损伤胃阴，亦均能导致胃气不降，逆而上行，发生呃逆。金代成无己《伤寒明理论·哕》提到因热致呃的病机。方中柿蒂、旋覆花降逆止呃，枳壳行气化痰消胀，陈皮、法夏、茯苓理气健脾化痰，代赭石重镇降逆，甘草调和诸药。全方共奏降逆止呃、理气健脾之功效。

【加减运用】若有胃火者加石膏 30 g，竹叶 10 g，麦冬 10 g 清阳明胃火；胃寒者加丁香 5 g，良姜 10 g 温胃散寒。

【病案举例】陈某，男，58 岁，广东江门人。2008 年 11 月 19 日初诊，既往有脑梗塞病史，有不完全性失语等后遗症，生活尚能自理。出现呃逆 4 年余，伴见纳差、不寐、腹胀，舌红苔白，脉细数。入院查体：BP125/90 mmHg，不完全性失语，颈软，心肺听诊无异常，腹软略膨隆，无压痛，无胃肠型蠕动波，肠鸣音稍减弱，每分钟 4 次。右侧肢体肌力 2 级，左侧肢体肌力 4 级。头颅 CT 示：左侧基底节区梗死灶（复发），腹部 B 超肝胆脾胰无异常。西医诊断：膈肌痉挛；中医辨证：呃逆（气机郁滞）。治法以降逆止呃、理气健脾为主，中药用自拟方降胃止呃方加减，药物有：旋覆花 10 g，代赭石 15 g，茯苓 15 g，枳壳 10 g，柿蒂 10 g，法夏 10 g，陈皮 10 g，甘草 5 g。用药过程中根据症状变化加减，每日 1 剂，复渣再煎分 2 次，早晚服用。嘱患者门诊中医治疗，1 月后症状明显减轻。

【歌括】降胃止呃旋覆花，赭石枳蒂二陈加。
呃逆连声食纳差，脾升胃降痰自化。

（王敏、李恩庆整理）

理脾祛湿方（腹痛）

【组成】防风 10 g，白术 10 g，陈皮 10 g，白芍 10 g，木香 6 g（后下），黄连 3 g，厚朴 10 g，扁豆花 10 g，香薷 10 g，铁包金 10 g，蒲桃根 10 g。

【功效】祛湿行气，调和肝脾。

【主治】湿滞肠腑，肝脾不调之腹痛。

【组方原理】腹痛是指胃脘以下、耻骨毛际以上部位发生疼痛为主症的病证。疼痛剧烈、病势急者为急性腹痛；痛势缠绵、阵发者为慢性腹痛。若涉及肠腑，可伴有腹泻、下痢脓血便或便秘；若涉及膀胱，可伴有尿痛。西医内科学的肠易激综合征、消化不良、胃肠痉挛、不完全性肠梗阻、肠粘连、肠系膜和腹膜病变、泌尿系结石、急慢性胰腺炎、肠道寄生虫、痢疾、积聚以及外科、妇科疾病以腹痛为主要表现，且无手术指征者，均可按腹痛治疗。

此方主治肝脾不和、湿滞肠腑之腹痛。治宜疏理肝气、健脾燥湿。本方即痛泻要方及香连丸合方之加味方。其中痛泻要方（白术、防风、白芍、陈皮），芍药泻肝火，养肝阴，柔肝缓急以止痛；白术燥湿温脾，陈皮行肝气，燥脾湿；防风舒脾胜湿；木香、黄连行气燥湿以止腹痛，清热燥湿、行气化滞；厚朴、扁豆花加强行气化湿之功；而香薷芳化湿浊，专治霍乱、腹痛、吐下。铁包金又称老鼠耳、乌口仔，性味甘淡平，理肺止咳，除湿定痛。蒲桃根，性味辛凉，功能清热化湿，兼以收敛止泻。诸药合用祛湿行气兼调和肝脾。

【加减运用】腹泻甚，兼里急后重者，加佩兰 10 g、枳壳 10 g、槐花 15 g、生牡蛎 30 g（先煎）；大便有黏液者，加白头翁 10 g、秦皮 10 g、木棉花 10 g、鸡蛋花 5 g，去生牡蛎；腹胀者，加莱菔子 10 g、法夏 10 g；咽干者，加石斛 15 g；兼咽喉灼热者，加玄参 10 g、麦冬 10 g；纳差者，加鸡内金 10 g、谷芽 10 g、槟榔 5 g；苔厚食积者，加神曲 10 g、山楂 10 g；痛甚者，加玄胡索 10 g；手足心热者，加地骨皮 10 g、丹皮 10 g；嗳气者，加法夏 10 g、竹茹 10 g。

【病案举例】代某，女，28 岁。2006 年 4 月 13 日初诊，右上腹疼痛半年，B 超、肠镜、胃镜、CT 均未见明显异常，呼气试验阴性，大便先成形后变稀，口苦，纳呆，舌红、苔黄，脉细。中医辨证：腹痛，治以祛湿止痛健脾。处方：柴胡 15 g，白芍 15 g，枳实 10 g，厚朴 10 g，香薷 10 g，炒扁豆 10 g，黄连 5 g，桔梗 5 g，浙贝 10 g，甘草 5 g，法夏 10 g，陈皮 5 g，铁包金 10 g，蒲桃根 10 g，5 剂。2006 年 4 月 19 日二诊：上症明显缓解，但仍上腹痛，大便成形，吐白色泡沫，舌红苔微黄厚，舌边齿痕，脉细。中医辨证：腹痛，治以祛湿止痛健脾。处方：木香 5 g（后下），黄连 5 g，厚朴 10 g，防风10 g，白术 15 g，陈皮 10 g，枳壳 10 g，桔梗 5 g，浙贝 10 g，鸡内金 10 g，生谷芽 30 g，茯苓 10 g，法夏 10 g，铁包金 10 g，5 剂。服上药后，症状消失。

黄某，女，42 岁。2005 年 10 月 27 日初诊，患者经外院肠纤维肠镜示：乙状结肠炎，直肠炎病史。腹胀，腹痛，大便不畅前来门诊，舌淡红苔厚，脉细。处方：防风 10 g，白术 15 g，白芍 10 g，陈皮 10 g，茯苓 10 g，莱菔子 10 g，神曲 10 g，山楂 10 g，淮山 15 g，鸡内金 10 g，法夏 10 g，生谷芽 30 g，铁包金 10 g，7 剂。2005 年 11 月 3 日，近日微腹痛，大便不畅，肠鸣音亢进，自觉腹部下坠，里急后重，偶嗳气，舌淡苔薄，脉细。处方：防风 10 g，白芍 15 g，白术 15 g，法夏 10 g，陈皮 10 g，茯苓 15 g，山楂 10 g，淮山 15 g，佩兰 5 g，厚朴 10 g，生谷芽 30 g，鸡内金 10 g，铁包金 10 g，7 剂。2005 年 11 月 10 日，上症明显缓解，之后病情有些反复，再以首诊治疗处方加减治疗半年，病情基本稳定。

【歌括】理脾祛湿方效佳，术芍防薷扁豆花。
陈朴香连包桃根，调肝理脾把湿化。

（于斌、景丽俊整理）

排虫肥儿方（虫积腹痛）

【组成】细辛 1.5 g，槟榔 10 g，花椒 1 g，乌梅 3 g，黄连 3 g，大黄 5 g，使君子 10 g，雷丸 5 g，枳实 10 g。

【功效】排虫。

【主治】虫积腹痛。

【组方原理】虫积，因肠道寄生虫引起的，以饮食异常，脐腹疼痛，面黄肌瘦，面有虫斑或白睛有蝌蚪样虫斑为主要表现的常见病证。常见于小儿疳积、虚劳、厥证等病证。虫积多因饮食不洁，吃入带有虫卵或虫体的食物而引起。临床常见蛔虫证、蛲虫证和绦虫证。①蛔虫证。主要表现为面色黄黯，或兼有白斑，形体消瘦，脐腹疼痛，时发时止，早晨或空腹痛甚，得食痛减，嗜食异物，夜间磨牙，睡卧不安，烦躁啼哭，大便秘结或稀薄，或便下蛔虫。重者口流清涎，四肢厥冷，面色苍白。日久可见肚腹胀大，腹部硬实、青筋暴露。②蛲虫病。主要表现为夜间肛门奇痒难忍，肛周可见小虫活动，女性会阴亦痒，睡眠不安，尿频或遗尿，肛门湿疹。日久可见食欲减退，面黄肌瘦。③绦虫证。主要表现为面色萎黄，脘腹胀痛或隐痛，大便不调，便中有扁节状虫体，肛门作痒，食欲不振或亢进，形体消瘦，四肢乏力。日久会出现烦躁不安、头晕惊厥症状。

使君子、槟榔、雷丸驱虫，花椒杀虫兼止痛；乌梅安蛔；细辛辛香走窜，止痛；黄连清热泻火；枳实破气消积；大黄导虫体下。本方体现了杀虫排虫的主要特点，即酸、辣、苦，酸能软虫，辣能杀虫，苦能排虫。

【病案举例】陈某，男，9岁。2006年1月11日，头痛腹痛，眼结膜可见虫斑，舌红苔白，脉细。中医辨证：虫积（腹痛），治以排虫止痛。处方：细辛1.5 g，槟榔10 g，花椒1 g，乌梅3 g，黄连3 g，大黄5 g，使君子10 g，雷丸5 g，枳实10 g，2剂。嘱家属晚餐前用花生油煎鸡蛋送饭。睡前一小时服中药，并注意虫体排虫情况。之后家长诉排出蛔虫3条，食欲佳，无不适。

【歌括】排虫肥儿使君榔，辛椒乌梅连大黄。
枳实雷丸同佐使，虫积腹痛服之康。

（于斌、景丽俊整理）

《 第四部分 》

肺系验方验案

疏散解热汤（感冒）

【组成】桑叶 10 g，杭菊花 10 g，连翘 15 g，白茅根 30 g，蝉衣 5 g，青蒿 10 g（后下），防风 10 g，甘草 5 g。

【功效】疏散风热，清虚热。

【主治】外感发热之低热。

【组方原理】外感发热是指感受六淫之邪或温热疫毒之气，导致营卫失和，脏腑阴阳失调，出现病理性体温升高，伴有恶寒、面赤、烦躁、脉数等为主要临床表现的一类外感病证。外感发热的病机是外邪入侵，人体正气与之相搏，正邪交争于体内，则引起脏腑气机紊乱，阴阳失调，阳气亢奋，或热、毒充斥于人体，发生阳气偏盛的病理性改变，即所谓“阳胜则热”的病机。外感发热的病理性质为阳气亢奋，即属热属实。其不同的病变和临床表现，则是由感邪的性质和病邪作用的脏腑部位所决定。如病邪影响发病，火热之邪为病，热变较速，发热为主；湿热为病，其性黏滞，病变多留恋中下焦；风寒为病，则有郁而化热的过程；疫毒为病，起病更急，传变更快，热势更甚。外感发热，古代名之为“发热”、“寒热”、“壮热”等。外感发热的表现形式较多，但体温升高、身热、面红、舌红、脉数等是其基本临床特征。外感发热起病急骤，热型有发热恶寒、但热不寒、蒸蒸发热、身壮热、身热不扬、寒热往来、潮热等。发热时间，短者几日即退，长者持续 10 余日或更长时间热势不解。常伴口干烦渴、尿少便秘、舌上少津等热伤津液之症。除发热外，必伴随有病变相关脏腑功能失调的症状，如咳嗽、胸痛、胁肋胀满、便秘、泄泻、小便频急等。本条介绍沈师治疗体质虚弱的人感受外邪后，以发热为主要表现，多见低热，可伴有咳嗽、咳痰、鼻塞、头晕等症状。

虚弱体质之人外感风热后，一般不会高热，单纯疏散风热，易余邪清除不尽，宜疏散风热与清虚热并举。方中桑叶、杭菊花、连翘、蝉衣、防风疏散风热；白茅根清热凉血利尿、清血分之热，且使热从小便去；青蒿清虚热效果著；甘草调和诸药。

【加减运用】 低热甚者，加地骨皮 15 g；头晕者，加蔓荆子 10 g；有外感者，加柴胡 10 g、黄芩 10 g、钩藤 10 g；舌红甚者，加灯芯草 5 个；伴咳痰者，加桔梗 5 g、浙贝 10 g。

【病案举例】 周某，男，37 岁。2006 年 2 月 16 日初诊：患者低热两个多月，午后 37℃～37.2℃，到大约晚上 8 点后热退，自觉头晕头重，舌红苔少，脉沉细数。2005 年 11 月曾发热至 38℃。患者有慢性鼻炎病史，无恶风寒，偶有胸前不适感，经西医药治疗，无明显好转。中医辨证：发热，属虚热，治以疏风清虚。处方：柴胡 10 g，黄芩 10 g，青蒿 10 g（后下），钩藤 15 g（后下），蝉衣 5 g，芦根 30 g，地骨皮 15 g，桑白皮 15 g，甘草 5 g，桔梗 5 g，乌梅 5 g，4 剂。2006 年 2 月 22 日二诊：患者胸前不适感减，仍低热，36.3 ℃～37.3℃，舌红、苔白，脉细稍数。处方：桑叶 10 g，杭菊花 10 g，连翘 15 g，白茅根 30 g，竹叶 10 g，灯芯草 5 个，蝉衣 5 g，青蒿 10 g（后下），甘草 5 g，防风 10 g，蔓荆子 10 g，4 剂。2006 年 3 月 1 日三诊：患者热退，头晕减，咳嗽，有少量白痰，常哈欠，舌红苔薄，脉细弦稍数。处方：守上方去蔓荆子、灯芯草，加桔梗 5 g、浙贝 10 g、黄芩 10 g，4 剂后，诸症消除，无其他不适感。

【歌括】 疏散解热桑菊翘，蝉茅防草与青蒿。
轻清宣散除低热，日久不退奏奇效。

（于斌、景丽俊整理）

培土生金饮（咳嗽）

【组成】 茯苓 12 g，麦冬 12 g，陈皮 10 g，法夏 10 g，钩藤（后下）10 g，

麻黄 1.5 g，川贝母末 3 g，炙甘草 6 g。

【功效】 健脾燥湿，止咳化痰。

【主治】 咳嗽、气促、咯白色泡沫样痰，量多，伴胸胁作痛，乏力，纳呆，便溏，舌淡、苔白腻，脉弦滑。属痰湿蕴肺，兼有肝火犯肺（木火刑金）。

【组方原理】 肺主气，司呼吸，外合皮毛，受伤则咳。风寒侵袭于皮毛，从其所合而内入于肺，导致寒邪积于胸中使肺气上逆之咳嗽不已，脾虚挟湿而化成有形之痰随咳而出。本方为二陈汤的加味方，所主治证属痰湿蕴肺，兼有肝火犯肺（木火刑金），治疗时只在原用的二陈汤中加用钩藤，起到画龙点睛的作用。《本草汇言》载"钩藤，祛风化痰……其性捷利"。现代药理研究证实，钩藤不仅有镇静、降压的作用，而且有较强的化痰解痉作用。咳嗽虽属肺系病变，但病因较为复杂。《素问·咳论篇》载："五脏六腑皆令人咳，非独肺也。"此证虽痰湿蕴肺，但兼有肝失调达，气郁化火，气火循经上逆犯肺，故用钩藤清热平肝而不燥，化痰止咳而不留伏邪，使痰湿得化，肺气得清，咳逆自平。钩藤性甘、凉，具有清热平肝、熄风定惊之功效。《本草纲目》载有"钩藤，手、足厥阴药也，足厥阴主风，手厥阴主火，惊见痫眩运，皆肝风相火之病，钩藤通心包于肝木"。沈师认为钩藤虽入肝、心两经，为熄风平肝之要药，然在咳喘病中，时常可见肝火犯肺，木火刑金之证。治疗时应兼顾平肝泻肺，此时若巧用钩藤，不仅能平肝，而且能清肝火化痰，可谓一箭双雕。沈师在长期临床中运用钩藤止咳化痰，辨证准确，用药得当，每获良效。

【加减运用】 轻度外感咽痒，加荆芥 10 g；咳甚，加款冬花 10 g；痰黄黏稠，加金银花 20 g、鱼腥草 10 g；汗多，麻黄易为麻黄根，加浮小麦 15 g。

【病案举例】 苏某，男，70 岁，1993 年 12 月 17 日初诊。反复咳嗽、咯痰、气促 10 年，再发 1 月。患者每年冬春季节发病，时重时轻。1 月前因受凉后又出现咳嗽、气促、喉中痰鸣、咯白色泡沫痰，经中西药治疗，症状无明显改善。诊见：咳嗽、气促、咯白色泡沫样痰，量多，伴胸胁作痛，乏力，纳呆，便溏，舌淡、苔白腻，脉弦滑。查体：BP170/95 mmHg，胸部 X 线摄片示：双肺纹理增粗，肺气肿。血常规检查正常。中医诊断为咳嗽，证属痰湿蕴肺型。治宜健脾燥湿、止咳化痰。处方：茯苓、麦冬各 12 g，陈皮、法夏、钩藤（后下）各 10 g，麻黄 1.5 g，川贝母末 3 g，炙甘草 6 g。每天 1 剂，水煎服。连服 5 剂后，咳嗽减轻，痰量减少。守原方加北沙参 15 g、五味子 6 g，续服 15 剂，咳嗽、气促、咯痰等症状消失。随访 1 年未见复发。

【歌括】培土生金饮治咳，二陈为主功效多。
麦钩麻黄川贝末，源流两清除痰疴。

（陈静蕊、赵安斌、黄春荣、李恩庆整理）

润燥止咳汤（咳嗽）

【组成】生地黄15 g，知母10 g，北沙参30 g，麦冬10 g，桔梗5 g，甘草5 g，蝉蜕10 g，浙贝10 g，百部10 g，白前10 g，鸡内金15 g，生谷芽30 g。

【功效】润肺止咳，健脾化痰。

【主治】咳嗽声嘶，咽痛，纳少，痰多，口干。

【组方原理】沈师在长期的临床实践中，结合岭南的地理环境，认为秋咳多是由燥邪所致。他认为岭南有明显的地域性特点，在他主编的《岭南中医》里引用《岭南卫生方》之说："岭南既号炎方，而又濒海，地卑而土薄。炎方土薄，故阳燠之气常泄；濒海地卑，故阴湿之气常盛。"因此，认为岭南多病温湿。燥为秋之主气，因为天气不断地敛收，空中的水分减少，对万物的濡润不及，因而出现秋凉劲急干燥的气候。燥邪感人，多从口鼻而入，先犯肺卫。燥邪为病又有凉燥和温燥之分，如果初秋有夏之余热，燥与温热结合而犯人体，则多为温燥；如果临冬寒之气，燥与寒邪合而犯人，则多病凉燥。内燥之生多由热盛伤津，或过用温燥之药攻伐，或因失血过多，或是由于久病、重病脏腑功能失调，精血内夺等原因所致。《素问·阴阳应象大论》谓"燥胜则干"。《素问·玄机原病式》谓"诸涩枯涸，干劲皴揭，皆属于燥"。故燥邪易伤人的津液，出现阴津亏损的病变，表现出口鼻干燥、咽干口渴、皮肤干涩皲裂、毛发不荣、小便短少、大便干结等症状。《素问·阴阳应象大论》云"天气通于肺"。肺为华盖，与天气相通，故外邪感人，上先受之。肺为娇脏，喜润而恶燥，肺又开窍于鼻，外合皮毛。故燥邪感人，多从口鼻而入，易伤肺津，影响肺的宣降功能，从而出现干咳少痰或痰液胶黏难咳，或痰中带血，以及喘息胸痛等症。沈师主要是根据患者的症状和舌象来辨别内、外燥的。在临床上秋咳患者一般无明显的寒热症状，因此沈师注重观察患者的其他症状表现。如果患者有鼻塞流涕、咳嗽咽痒、头痛且有干燥等症可辨为外燥。外燥患者又可根据舌象来辨凉燥和温燥，若舌质淡红、苔薄白、舌边尖红可辨为外感温燥；若舌质淡白、苔薄白则可辨为凉燥。如果患者干咳少痰、痰黏难咯、纳呆、少气懒言、气促而喘、腰膝酸痛且有干燥症状可辨为内燥。因此，认为外燥多为燥邪干肺，导致肺失宣降、津液不布所致；内燥多由脏腑功能失调，津液生成不足，或久病耗津太多，或误治伤津太过，导致肺失濡润而咳。故治温燥多用轻宣凉润，治凉燥宜轻宣甘润，治内燥宜调理脏腑、养阴生津润燥。

【病案举例】王某，男，30 岁。患者声嘶数年，咽喉不适，咳嗽痰多，口干咽痒，唇舌干燥，纳谷不香，大便稀，小便少，舌红苔黄，脉细。诊断为燥咳，辨证为肺肾阴虚，脾失健运。治宜滋阴润肺止咳、开音健脾祛痰。拟方：生地黄 15 g，知母 10 g，北沙参 30 g，麦冬 10 g，桔梗 5 g，甘草 5 g，蝉蜕 10 g，浙贝 10 g，百部 10 g，白前 10 g，鸡内金 15 g，生谷芽 30 g。日 1 剂，分 2 次服，共 7 剂。二诊时，咳嗽大减，声嘶改善，口舌唇咽干燥症状减轻，纳可，舌淡红、苔薄黄。因为阴虚难补、脾虚难调，故治疗宜继续补阴健脾润肺。土为金之母，水为金之子，所以补土可以生金，滋肾可以润肺。上方去浙贝、百部、白前，加黄芪 15 g、茯苓 15 g、淮山 15 g、白术 10 g，继用 7 剂，用法如上。三诊时，声如常人，不咳，口中和，二便正常，舌淡红，苔薄白。随访至今未发。

【歌括】润燥止咳是良方，沙麦知桔草地黄。
蝉蜕百部贝白前，内金谷芽服之康。

（陈静蕊、赵安斌、黄春荣、李恩庆整理）

理脾止咳汤（咳嗽）

【组成】生地黄 15 g，北沙参 30 g，麦冬 10 g，当归 5 g，陈皮 10 g，法夏 10 g，茯苓 15 g，苏子 10 g，党参 15 g，木香 5 g，砂仁 10 g，生谷芽 30 g，桑螵蛸 10 g，刺蒺藜 10 g。

【功效】补益肺肾之阴、健脾益气。

【主治】咳嗽属肺肾气阴不足，脾气亏虚者。

【组方原理】沈师在临床实践中形成了自己的学术风格，在论治秋咳时很注重岭南的地理环境对疾病的影响。在辨证分析和处方用药的时候，又处处留意脾胃。认为脾胃为后天之本，它在发病的过程中具有非常重要的作用。脾胃为气血生化之源，脾胃虚弱，水谷不能化生精微，肾精不得充养，后天不养先天，先天则涸。肾中之阴精乃全身之阴，肾阴可滋肺阴。脾胃不足，气血生化乏源，肾精不充，肺失濡养则肺阴亏虚，以致出现干咳、痰少难咯、咯血、五心烦热等症。脾虚不能运化水湿，则易酿生痰浊，痰浊上贮于肺，肺气壅塞上逆为咳，故有"脾为生痰之源，肺为贮痰之器"之说。由此可见，脾虚对本病的邪实和正虚两个方面均有影响。脾虚水谷不化精微，精血津液生成不足，可致全身的水液不足，肺肾阴虚发为内燥，肾气不足，则气促喘咳。因此，可以认为脾虚则百病由生。脾之与肺、肺之与肾，母子相依，母虚则不能养子，脾失散精则肺气乃绝，肺阴亏虚则肾水干涸。故沈师在论治秋咳时特别注意肺脾肾三脏，通过培土生金法、金水相生法治疗秋咳，常用金水六君煎合香砂六君子汤加减治疗，疗效较著。

【病案举例】周某，男，70岁。咳嗽、气促1周，咳痰色黄，口干皮燥，毛发枯槁，纳食差，夜尿多，舌红苔薄，脉弦细。既往有慢性支气管炎病史10余年。辨证为肺肾气阴不足，脾气亏虚。治以补益肺肾之阴、健脾益气为主，用理脾止咳汤加减。药用：生地黄15 g，北沙参30 g，麦冬10 g，当归5 g，陈皮10 g，法夏10 g，茯苓15 g，苏子10 g，党参15 g，木香5 g，砂仁10 g，生谷芽30 g，桑螵蛸10 g，刺蒺藜10 g。共7剂。二诊时患者咳减，纳食增，夜尿次数减少，仍有气促，舌质红、苔薄白，脉弦细。上方去木香、当归继进7剂。三诊时患者自述症状大为减轻，咳停纳佳，稍有气促，舌质淡红、苔薄白，脉弦。药用：生地黄15 g，北沙参30 g，麦冬10 g，陈皮10 g，厚朴10 g，砂仁10 g，茯苓15 g，党参15 g，白术10 g，淮山15 g，刺蒺藜10 g，生谷芽30 g。7剂善后。随访至今未复发。

【歌括】理脾止咳沈师方，沙麦归陈夏地黄。
海蛸蒺藜生谷芽，参苓苏砂与木香。

（陈静蕊、赵安斌、黄春荣、李恩庆整理）

散风止咳饮（咳嗽）

【组成】荆芥 6 g，紫菀 6 g，白前 6 g，陈皮 3 g，甘草 3 g，瓜蒌皮 10 g，茯苓 6 g，法夏 6 g，钩藤 6 g。

【功效】化痰止咳，除浊祛邪。

【主治】咳嗽属痰阻肺络者。

【组方原理】咳嗽是一种常见症状，若治疗不及时或辨证失误，常造成病程缠绵，迁延日久。咳嗽病因，概括起来，不外是外感与内伤两大类。就其性质而言，既有实证，又有虚证，或者实虚错杂。在治疗过程中，一定要抓住“止咳不留邪，治咳要固本”这一原则，才能达到邪去不伤正、滋润不滞邪的治疗目的。外感咳嗽，因为调治失宜，病邪留恋肺系，痰浊阻塞肺络，即所谓闭门留寇，致使肺失宣降，清肃无权，肺气上逆，咳嗽频频，因为痰浊壅阻，痰液不易咯出，故喉间痰声漉漉而咯痰困难，甚至出现气憋不舒之面红耳赤等症状。应该指出，本例患儿病程长久，但表邪未清，是矛盾所在，不容忽视。故治疗上既要止咳，又不能因止咳而致外邪滞留。方用止嗽散加减，以止嗽化痰，兼解表邪。

【病案举例】韩某，男，3 岁半。因咳嗽 40 多天，于 1982 年 1 月 15 日初诊。其母代诉，患儿于 40 多天前因外感而咳嗽流涕，经治疗后外感已清，但咳嗽不已，频频发作，尤以夜间及清晨，或天气变化时，咳嗽更甚，喉间痰声漉漉，痰难咯出，甚则面红耳赤等，虽经中西医药多次治疗，使用收敛止咳药物，均未取效，遂来门诊。患儿发育、营养尚好，精神活泼，胃纳尚可，但大便秘结，常 3～4 天不解，小便正常。舌红苔薄白腻，脉弦滑，指纹淡红。中医辨证：咳嗽，属痰阻肺络。治则：化痰止咳、除浊祛邪。方用散风止咳饮加减。药用荆芥 6 g，紫菀 6 g，白前 6 g，陈皮 3 g，甘草 3 g，瓜蒌皮 10 g，茯苓 6 g，法夏 6 g，钩藤 6 g。服上方 3 剂，于 1 月 22 日复诊时，其母谓咳嗽已大减，守上方去荆芥、百部、白前，加款冬花 6 g，予 3 剂而愈。

【歌括】沈氏散风止咳饮，荆芥紫菀云茯苓。
二陈白前草钩藤，宣肺理气痰自清。

（陈静蕊、赵安斌、黄春荣、李恩庆整理）

益阴宁嗽汤（咳嗽）

【组成】北杏仁 10 g，北沙参 15 g，桔梗 6 g，钩藤 10 g，麦冬 10 g，栀子 10 g，枇杷叶 10 g，牛蒡子 10 g，乌梅 5 g。

【功效】益气养阴，疏风清热。

【主治】咳嗽属气阴两虚，风热犯肺者。

【组方原理】素体肺阴不足，外邪侵袭肺系而咳，由于治不及时，咳嗽迁延日久，耗散肺气，消烁肺阴，因此，出现久咳不愈，胸闷气急，干咳少痰，且痰粘着喉间，咽干咽红等肺系气阴两虚症状。治疗上必须用甘寒滋润之品，如北沙参、麦冬、乌梅等，既能润肺生津，又可敛耗散之肺气；杏仁、牛蒡子、枇杷叶等，外解风热之邪，内降肺气而除痰；栀子清热解烦闷，桔梗上浮，升提肺气，钩藤解痉除痰。上药配伍，外能疏散风热之邪，内能滋阴润肺，顺气化痰，使邪去不伤正，润肺不留邪。这样，就可以达到治咳固本的目的。

【病案举例】谭某，女，大学生。因咳嗽 3 个月不已，于 1981 年 11 月 24 日前来门诊治疗。患者自诉：3 个多月前，因游泳时不慎，水呛喉咙后，一直咳嗽不已，咽喉痒时，咳嗽更甚，干咳少痰，痰白稠黏，黏着喉头，致胸闷气急，咳声频频，口苦咽干。查咽喉壁满布淋巴滤泡，咽峡红而痛不显，舌淡红苔白干，脉弦细而滑。中医辨证：咳嗽属气阴两虚，风热犯肺。治则：益气养阴、疏风清热。用益阴宁嗽汤，药用北杏仁 10 g，北沙参 15 g，桔梗 6 g，钩藤 10 g，麦冬 10 g，栀子 10 g，枇杷叶 10 g，牛蒡子 10 g，乌梅 5 g。服上药 3 剂，咳嗽及其他症状明显减轻，故效不更方，再予 6 剂而愈。

【歌括】益阴宁嗽北沙参，桔梗钩藤麦杏仁。
蒡栀杷叶与乌梅，扶正祛邪不留根。

（陈静蕊、赵安斌、黄春荣、李恩庆整理）

桑钩止嗽方（咳嗽）

【组成】桑叶15 g，钩藤15 g（后下），北杏仁10 g，黄芩10 g，牛蒡子10 g，桔梗5 g，浙贝10 g，薄荷5 g（后下）。

【功效】疏风清热，宣肺止咳。

【主治】咳嗽、咽痛，痰少而黏或黄，或伴发热，舌红苔薄黄，脉浮或浮数。

【组方原理】咳嗽乃肺系受病，肺气上逆所致。其病因分外感、内伤两端，外感为六淫外邪侵袭肺系，内伤为饮食、情志、劳倦因素所致，其中以外感多见。《河间六书·咳嗽论》曰："寒、暑、燥、湿、风、火六气，皆令人咳。"肺主气司呼吸，开窍于鼻，外合皮毛，外感六淫邪气，或从口鼻而入，或从皮毛而受，肺卫受侵，于是肺气壅塞不宣，清肃之令失常，则痰液滋生，阻塞气道，影响肺气出入，引起咳嗽。风为六淫之首，邪气多随风邪侵袭人体，故外感咳嗽常以风为先导，夹有寒、热、燥、湿等邪，结合气候变化及人之体质阴阳之偏。沈师指出，广东岭南地区之咳嗽患者，以风热犯肺型多见。本证为风邪袭肺，郁而化热，邪热壅阻肺络，肺失宣降，水调不利，蕴热生痰，痰生则气机累阻所致。桑叶宣透肺络之热，北杏仁苦降上逆之气，二者配合，一宣一降，共奏清热而降逆之功。桔梗助桑叶宣肺，黄芩助桑叶清热，钩藤不仅能助清热化痰，也能潜阳，助北杏仁降气，薄荷、牛蒡子疏散风热，以去原邪，浙贝化痰散结，以疏通受痰所阻之肺络，从而起宣肺调气机之功。诸药配合，有疏风清热、宣肺止咳之功。

【加减运用】伴流涕、鼻塞、身痛者，加防风10 g、荆芥10 g；发热口干者，加青蒿10 g（后下）、连翘15 g、芦根15 g；咽痛明显、咽红、扁桃体肿大者，加板蓝根15 g、岗梅10 g；纳呆者，加生谷芽30 g、鸡内金10 g；舌苔厚腻者，加法夏10 g、陈皮10 g。

【病案举例】林某，女，64岁，咳嗽伴咽痛2天，痰少微黄，难咯，流涕，身痛，身微热，查体：体温37.9℃，咽充血，双扁桃体不大，双肺呼吸音粗糙，未闻及明显干湿啰音，舌红苔薄微黄，脉浮略数。西医诊断：急性支气管炎；中医诊断：咳嗽（风热犯肺）。以"疏风清热，宣肺止咳"为大法，方拟桑杏止嗽汤加减，方药：桑叶 15 g，北杏仁 10 g，桔梗 5 g，浙贝 10 g，钩藤 15 g（后下），薄荷 5 g（后下），黄芩 10 g，牛蒡子 10 g，防风 10 g，荆芥 10 g，芦根 15 g。水煎服，每日 1 剂，复煎，分 2 次早晚服。服药 3 剂后上症大减，胃纳欠佳，去防风、荆芥，加生谷芽 30 g、鸡内金 10 g 续服 3 剂而愈。

邓某，女，2 岁 7 月，咳嗽、咽痛、微热 1 周，咳嗽为阵咳，少痰，不能自行咯痰，流涕，纳呆，舌红、苔白腻，指纹紫滞至风关。中医诊断：咳嗽（风热犯肺）。中医以“疏风清热，宣肺止咳”为大法，方拟桑杏止嗽汤加减，方药：桑叶 5 g，北杏仁 5 g，桔梗 5 g，浙贝 5 g，钩藤 5 g（后下），薄荷 3 g（后下），黄芩 5 g，生谷芽 10 g，鸡内金 5 g，法夏 5 g，陈皮 5 g。水煎服，日 1 剂，复煎，分 2 次早晚服。服药 3 剂后上症明显减轻，微咳、少痰、夜啼，舌红苔中白，指纹不显，去法夏、陈皮，加灯芯草 3 个、淡竹叶 5 g、蝉蜕 3 g，续服 3 剂而愈。

【歌括】 沈家桑杏止嗽灵，桔贝钩藤伴黄芩。
薄荷牛蒡保肺金，风热咳嗽必先行。

（彭景钦、黄东彬、谭金华整理）

疏风止咳方（咳嗽）

【组成】 荆芥 10 g，桔梗 5 g，浙贝 10 g，百部 10 g，白前 10 g，黄芩 10 g，法夏 10 g，陈皮 5 g，桑白皮 15 g，地骨皮 15 g，牛蒡子 10 g，钩藤 15 g。

【功效】 疏风止咳化痰。

【主治】 咽痒，咳嗽，气急，咳痰稀薄色白，常伴有鼻塞，流清涕，头疼，肢体酸楚，恶寒发热，舌苔薄白或薄黄，脉浮弦或弦细。

【组方原理】 咳嗽为临床常见之病，本方所治咳嗽为风邪伤肺所致，肺为华盖以覆诸脏，又为娇脏，不耐寒热，受不得一分邪气，外感之咳，肺为本而他脏为标，治疗中应抓住关键，方可治病求本。肺之功能在宣发与肃降，肺气受邪当宣发肺气，使卫气充身泽毛以卫其外，温肉薰肤以散其邪。宣能促降，降能助宣，宣降相济，肺气得畅。《黄帝内经》载“皮毛者，肺之合也，皮毛先受邪气，邪气以从其合也。其寒饮食入胃，从肺脉上至于肺则肺寒，肺寒则外内合邪因而客之，则为肺咳”；“五脏六腑皆令人咳，非独肺也”。咳嗽由外感引起者约占十之八九，因风为百病之长，所以外感咳嗽以风为先，挟寒、热、湿、燥等外邪入侵，伤于肺系而为咳嗽。外感咳嗽，治以疏散外邪，宣通肺气为主，邪去则正安。沈师以止嗽散为基础方进行化裁应用。方中百部、白前润肺降气化痰止咳；桔梗辛宣，开宣肺气，祛痰宽胸，一宣一降，复肺之宣降，以增宣发肃降，止咳化痰之力；荆芥疏风解表，陈皮、法夏、桑白皮理气除湿化痰，黄芩清肺，浙贝润肺化痰，地骨皮滋阴润燥，牛蒡子、钩藤疏风解表。综观全方，具有温而不燥、润而不腻、散邪不助热、解表不伤正的特点，寓于宣肺、利气、化痰三法，可治疗外邪未尽，肺气不利之咳嗽或咳嗽日久不愈之证。

【加减运用】外感风寒初起，头痛鼻塞，恶寒发热甚者，加防风 10 g、柴胡 10 g、紫苏 10 g，鼻塞声重加薄荷 5 g、苍耳子 5 g。

【病案举例】陈某，男，广东江门人。患者自诉咳嗽 1 月余，咳嗽，痰白，痰少不易咳出，咽痒咽哑，头痛，咽部充血，大便常，纳可，舌质红、苔薄腻，脉细，查体：双肺呼吸音清，未闻及明显干湿啰音。胸片示两肺纹理稍增粗，肺功能无明显异常。西医诊断：急性上呼吸道感染。中医诊断：咳嗽（外感风寒型）。治法疏风止咳，兼散寒化痰，中药用自拟疏风止咳方加减，药物有：荆芥 10 g，桔梗 5 g，浙贝 10 g，百部 10 g，白前 10 g，黄芩 10 g，法夏 10 g，陈皮 5 g，桑白皮 15 g，地骨皮 15 g，牛蒡子 10 g，钩藤 15 g，用药过程中可随症加减变化，每日 1 剂，复渣再煎分 2 次，早晚服用。患者服用 7 剂后咳止痊愈。

【歌括】疏风止咳荆贝梗，百部白前双钩藤。
芩夏陈蒡桑地骨，风邪咳嗽此方灵。

（王敏、李恩庆整理）

补肾消痰饮（喘证）

【组成】熟地 15 g，瓜蒌皮 15 g，当归 10 g，北杏仁 10 g，茯苓 10 g，法

夏 10 g，橘红 10 g，五味子 10 g，葶苈子 10 g，苡仁 24 g，白蔻仁 6 g，生谷芽 30 g。

【功效】补肾纳气，化湿除痰。

【主治】喘证属肺肾虚寒、水泛为痰。

【组方原理】喘证，古称上气、喘息，一般通称气喘。指以呼吸急促为特征的一种病症，简称喘，亦称喘逆、喘促。以呼吸急促为临床主症，其发病与肺肾关系密切，盖“肺为气之主，肾为气之根。肺主出气，肾主纳气，阴阳相交，呼吸乃和，若出纳升降失常，斯喘作焉”（《类证治裁·喘证论治》）。喘证颇多危急病情，须辨证精确，治疗及时。大概分为实喘与虚喘两大类。实喘的基本病理属于“清浊相干，气乱于肺”（《灵枢·五乱》）。如外感六淫，水饮痰浊壅阻于肺，使肺气失于宣降，此为实喘。禀赋虚弱或元气亏损，使“肺主气”的功能明显削弱，以致肾不纳气，则为虚喘。实喘以祛痰除浊为大法，虚喘当补元摄纳为主。不少患者，久病喘证，元气已损，兼有病邪（痰浊、水饮、气壅）者，属于虚实夹杂之证，治宜兼用扶正与祛邪二法，通常在发病时，先以祛邪为主，邪去大半，则以扶正为主。喘证发作，每兼咳嗽，亦须喘、咳同治。如喘而声高气粗，喉中痰鸣，声如拽锯者，称之为哮喘，简称为哮。喘证治法，除药物治疗外，亦可配合针、灸、外治和药物穴位电离子透入法。至于虚喘、实喘，又可因为病因、证候、体质等不同情况而分为多种证型。

金水六君煎是明代名医张景岳所创，载于《景岳全书》新方八阵之和阵。由当归、法夏、茯苓各 6 g，熟地 9 ~ 15 g，陈皮 5 g，炙甘草 3 g 组成。水煎时加生姜三、五、七片，食远温服。主治“肺肾虚寒，水泛为痰，或年迈阴虚，血气不足，外受风寒，咳嗽呕恶多痰喘急等症”。临床应用方面，散见于该书中咳嗽、喘促、非风、厥逆、伤风、虚损、声瘖、痰饮诸篇，是一条较为常用的处方。

【加减运用】沈师运用于治疗喘证，临床中多根据病情不同而加减，如久病或年迈体虚，痰浊阻塞肺络，症见胸闷喘促，咳嗽气急，喉间痰声漉漉，舌淡，苔白滑或腻，脉弦细或滑细者，酌加五味子、麻黄、葶苈子、苡仁、瓜蒌皮等；肾阳衰微，寒水泛滥，症见心悸气促，语声低微，甚则喘息抬肩不能平卧，且有形寒肢冷，眼胞及双下肢浮肿，按之凹陷，舌淡或黯，苔白或黄厚腻，脉沉细或浮大无力，应加入附子、肉桂等；中气不足，脾肺两虚，证见咳嗽气急，喘促频频，动则更甚，痰涎色白，甚则气逆多汗，语声低微难以接续，或胃纳不佳，腹胀便溏，脏器下垂等，宜选加党参、黄芪、白术等；老年体弱，气阴两虚，症见胸闷气急，喉间有痰，咳喘频频，甚则喘息抬肩不得卧，以及头晕目眩，耳鸣腰酸，心悸少寐，口干少饮，舌黯红、少苔或薄苔，脉弦细，或细滑，应选加生脉散之类；虚人作喘，重患外感，症见胸闷气急，动则气喘，口干口苦，渴不多饮，喉间有痰，黏稠难咯，每于冷天，易感风寒，头痛畏寒，喷嚏流涕，咳喘更甚，舌红挟瘀、苔白（黄）腻而干，脉沉细（外感时脉弦紧），则应先标后本，治标用银芩泻白散加减，治本用金水六君煎加减。风寒壅肺，阻塞肺络，症见气急喘促，声壅气粗，语言短促，喉间常痒，咳嗽痰白带清涎，舌红、苔白，脉弦或紧细滑，酌加白芥子、苏子、麻黄等。

【病案举例】郑某，男，58 岁，干部。1982 年 2 月 8 日初诊：患者形体消瘦，咳嗽胸闷，气急喘促，反复发作多年。近 2 年来症状明显加重，发作时喘息抬肩不得卧，咽喉瘙痒，喉间漉漉有声，胸闷气促，自觉有气从下而上，直窜喉间，且咳嗽频频，呕吐清涎，甚则喘时面红耳赤，眼泪鼻涕不止，胃纳呆。X 线胸透：①右肺浸润型肺结核；②肺气肿。舌红，苔腻，脉弦细。中医辨证：喘证（肾虚作喘，兼有痰湿）。程门雪指出："虚喘之本在于肺肾，虚中仍有实在。"肾气虚衰，生化无权，水液停聚成痰，上逆于肺，阻塞肺络，故虚中有实，其"实"也因虚所致。治以补虚纳气，兼化湿除痰。方用温肾消痰饮加减。处方：熟地、瓜蒌皮各 15 g，当归、北杏仁、茯苓、法夏、橘红、五味子、葶苈子各 10 g，苡仁 24 g，白蔻仁 6 g，生谷芽 30 g。方中以橘红易陈皮，配葶苈子，一温一寒，既能温而燥湿，又能苦寒泻肺，合用则泻肺除痰。12 日复诊：服 3 剂症减。照方 6 剂，诸症大减，因要返汕，拟上方加减，由患者带处方回汕常服，后询其亲属，谓回汕后病情稳定，无大发作。

邓某，男，66 岁，教授。于 1984 年 8 月 3 日初诊：患者每于秋天哮喘发作，胸闷气急，喉间痰鸣，睡眠不宁，甚则喘促不得卧。素有高血压、冠心病史。故平时头晕目眩，口干少饮，偶有胸闷心悸，心前区疼痛。双下肢浮肿，舌黯红、苔薄，前部光剥少苔，脉弦细滑，老人素体阴虚阳亢，津液暗耗，阴血亏损。由于母病及子，血亏必致气不足，气不足则气急喘促诸证变生，证属喘证（气阴两虚）。治以生脉散益气养阴与金水六君煎合用。处方：熟地、法夏、麦冬、款冬花、五味子各 10 g，当归、陈皮、炙甘草各6 g，茯苓 12 g，北沙参（或太子参、党参）15 ~ 30 g。服上药半个月后，病情稳定，喘证已减，尔后偶用上方调服几剂，至今年余，哮喘未发作，血压也下降稳定。

【歌括】温肾消痰效可贵，地蒌陈夏苓当归。
杏葶苡蔻谷芽味，消痰平喘肾与肺。

（陈静蕊、赵安斌、黄春荣、李恩庆整理）

清肺定喘饮（喘证）

【组成】金银花 30 g，蒲公英 30 g，鱼腥草 30 g，大青叶 30 g，败酱草 30 g，芦根 30 g，法夏 10 g，陈皮 10 g，黄芩 10 g，葶苈子 10 g，栀子 10 g，桑白皮 15 g，地骨皮 15 g，橘络 6 g，甘草 6 g，川贝 3 g。

【功效】清热化痰，宣肺平喘。

【主治】喘证属肾虚有痰，虚实交错者。

【组方原理】喘证有虚实之分，然而因其反复发作，缠绵难愈，更兼本病多为老年患者，素体本虚，即使有壮实者，亦遵久病必虚之理，故临床上常以虚实错杂者多见。所谓实，则是肺金为痰浊阻塞、壅滞不宣；所谓虚，则是老年体弱、肾气虚损、肾水不足或久病体虚等，故治疗上应以滋补肾水及宣泄肺金为主。金水六君煎实为二陈汤加当归、熟地而成。二陈方为驱痰之剂，当归辛润，熟地寒润。张景岳素有“张熟地”之称，运用熟地可谓驾轻就熟。熟地质重味甘性静气薄，有“大补血衰，滋培肾水，填骨髓益真阴、专补肾中元气”之功。对“诸阴亏损者”适用。当归味甘辛气温，气轻味重，可升可降，“佐以补则补，故能养营血，补气生精，安五脏，强形体，益神志，凡有形虚损之病无所不宜”。病情严重，气衰阳微，阴寒太盛，阴水泛滥，若投归地，恐有寒湿凝聚，水气益甚，有助纣为虐之嫌，故临床上若见形寒肢冷，痰多色白，眼胞及下肢浮肿，腹胀纳呆，舌淡苔白滑或腻，或寒邪阻滞肺络者，不是脾肾阳虚即为风寒壅肺，不宜用归地，需分别用桂、附温肾壮阳，驱散阴霾寒水，始能达到治喘之目的。喘证不独与肺肾关系密切，与脾的关系亦不可忽视。脾主运化，运化若失司，上可凌肺，下可及肾。水湿停聚中焦，或为水气上逆，或为痰浊阻塞气机，影响肺之清肃；温运无权，精微难于及时输布，也可影响肾气之充盛。故治疗喘证，应不忘健脾，尤其出现脾阳不运之症状时，或健脾益气或健脾化湿更为当务之急。

【病案举例】朱某，男，68岁，退休干部。患者因胸闷气急，动则气喘10余年，近半个月来加剧，于1982年12月21日入院。入院时症见形体消瘦，面色稍红，语声低顿短促，胸闷气急，呼吸气促，动则气喘，口干口臭不多饮，夜间尤甚，喉间有痰，黏稠难咯，晨起则咯出白色黏稠痰液数口。间有腰酸腿软，每遇寒冷天气易受风寒而上症益甚。曾先后多次治疗未见效果。X线透视：①肺源性心脏病；②肺气肿；③慢性支气管炎。舌黯红、苔黄腻而干，脉弦细结代。年老体衰，迁延难愈，风寒乘虚而入，证属喘证（虚实交错，本虚标实）。治以宣肺平喘，理气化痰，补虚纳气。外感实邪，喘证发作，以表实为主时，用清肺定喘饮加减，重用清热化痰，宣肺平喘。处方：金银花、蒲公英、鱼腥草、大青叶、败酱草、芦根各30 g，法夏、陈皮、黄芩、葶苈子、栀子各10 g，桑白皮、土地骨皮各15 g，橘络、甘草各6 g，川贝3 g。共服8剂后，喘证稍减，痰易咯出，能起床步行至厕所，亦不须停顿休息。此时痰浊阻塞肺络的症状缓解，而上气不接下气等肾不纳气的症状突出。即转用金水六君煎加减以治本。处方：当归、熟地、茯苓、法夏、橘红、北杏仁、五味子、款冬花、紫苑各10 g，甘草5 g。服至1983年2月9日病情好转出院，共40剂。中间曾因天气变化而喘甚，施以银芩泻白散加减，症即可缓解。

【歌括】沈氏清肺定喘饮，大青败酱陈蒲银。
贝草橘络地骨皮，星夏枝葶桑芦芩。

（陈静蕊、赵安斌、黄春荣、李恩庆整理）

金水生脉饮（喘证）

【组成】熟地10 g，法夏10 g，麦冬10 g，款冬花10 g，五味子10 g，当归6 g，陈皮6 g，炙甘草6 g，茯苓10 g，党参10 g。

【功效】益气养阴，化痰平喘。

【主治】喘证属气阴两虚，痰浊阻肺者。

【组方原理】 老年人由于气血渐衰，气机不畅，运化失司，故容易造成体内水液停积留滞，为饮为痰。张景岳说："中年以后，血气渐衰者，邪必易犯。"其主要表现是，老年体弱者，容易感受风寒之邪，造成肺卫受损，痰浊阻塞肺络，表现咳嗽、多痰、气急等症；另一方面，由于气血衰败，气机不畅，排痰除湿乏力，痰邪羁留不去。这样，就造成病邪不解，虚者更虚，虚实夹杂缠绵难愈的局面。此时，最要紧的是除湿化痰，及调整肾、脾、肺三脏的气机。金水六君煎既能补脾肾之虚，又能除湿化痰以利肺气，正中要害。《景岳全书·杂证谟》所载 69 个病证，其中：非风、厥逆、伤风、咳嗽、喘促、呕吐、嗳气、反胃、嘈杂、肿胀、头痛、声瘖、痰饮等多个病证，均有用本方进行治疗者。究其原因，上述病证虽多，但病机中总离不开痰湿二字，如："阴气不足，多痰兼燥而咳者"，"若外感风寒，咳嗽、多痰、喘急而阴虚血气不足，痰有不活，气有不充，则托送无力，邪不易解" 等。目前，比较常见的老年病有慢性支气管炎、慢性肺源性心脏病、高血压、冠心病、心绞痛、便秘、前列腺肥大、更年期综合征等，从中医方面分析，也多属气机失调引起者多。因此，沈师认为金水六君煎治疗老年病，尤其是肺、脾、肾气机失调，造成痰湿停滞于内，又兼感受外邪者，亦即本虚标实者有一定临床意义。本方以二陈汤加当归、熟地而成。二陈汤方为驱痰之剂，可以宣肺化痰；当归辛润，熟地寒润，一开一合，大补气血，对正气虚损而外邪侵犯机体者最宜。治疗上抓住了肾阴亏损，虚火上炎，肺阴受灼，易受外感，气机不畅，导致痰湿为患的病机，用药上必须用甘凉柔润之品滋养金水，使肺肾相生，从而达到益气生津、润肺化痰的目的。方中用生脉散，可益气生津；用当归、熟地，可以滋阴润燥，专入肾经，用二陈诸药，则重在宣肺化痰除湿。脾的运化功能严重受损，双下肢水肿是上述多脏器气化功能障碍所致。所以，调理各脏的气机，尤其是脾胃的气机，是十分重要的，因为中医认为：有胃（气）则生，无胃（气）则死，方中的党参、茯苓、陈皮、炙甘草、砂仁、鸡内金等药均具有这个作用。脾胃运化功能得到逐渐恢复，患者的腹胀纳呆就可以改善，同时，水湿可以通过水道排出体外，水肿也可消退。

【病案举例】 黄某，男，66 岁，患者因反复心前区绞痛 8 年，持续性心前区绞痛 8 小时于 1990 年 8 月 20 日入院。查体：T：37.8℃，P：72 次/分，R：20 次/分，BP：130/90 mmHg，患者发育正常，慢性痛苦病容，头颅正常，五官无畸形，颈软，颈静脉无怒张，气管居中，甲状腺不肿大，胸廓对称，双侧呼吸动度一致，叩诊呈清音，左下肺闻及湿啰音，心界向左下扩大，心率72次/分，律齐，心音弱，杂音不明显，腹平软，无压痛，肝脾未触及。检查：EKG示：①窦性心律；②房内传导阻滞；③亚急性下壁心肌梗塞；④冠状动脉供血不足。X片示：两肺下野纹理增粗、紊乱，左侧肋膈角模糊，右肋膈角变钝；心影横径增大，呈普大型烧瓶状，左缘心腰较平直。意见：心肌疾患、心衰、肺瘀血、胸腔积液。西医诊断：冠心病、心绞痛、急性心肌梗塞、陈旧性高侧壁心肌梗塞。

入院后西医用强心、利尿、扩血管、抗感染等方法，药用地戈辛、长效消心痛、安体舒通、先锋Ⅵ、肌苷、安定等治疗4个月，症状改善不明显，尤其是咳嗽痰多，气急气促不能仰卧，腹胀纳呆，欲呕，痛苦异常，要求中医会诊，遂于1990年12月21日请中医会诊。

中医四诊所见：患者面容憔悴，形体消瘦，精神疲乏，路伏而坐，不得仰卧，睡眠不宁，咳嗽痰多，气急气促，恶心欲呕，腹胀纳呆，四肢乏力，言语低微，胸闷，心前区疼痛，双下肢足踝部至小腿水肿，按之凹陷。舌淡苔白，脉弦细。

中医辨证：咳嗽（痰浊瘀阻，气阴两虚），中医治则：益气健脾、化浊除痰、兼顾养阴。遣方用药：方用金水六君煎合生脉散加减。药用：熟地15 g，当归10 g，茯苓15 g，法夏10 g，橘红10 g，炙甘草6 g，党参30 g，麦冬10 g，五味子6 g，川贝末3 g（冲），鸡内金10 g，砂仁6 g（后下）。患者服上药4剂后，症状减轻，病情稳定，痰易咯出，双下肢水肿稍有消减，见效不更方，嘱服上方21剂，病情明显好转，胃纳佳，咳嗽亦减，可以平卧，而且能下地行走，此后续用上方调治直至出院。

【歌括】 沈氏金水生脉饮，归地冬花麦夏陈。
苓草五味与党参，肾虚痰喘此方珍。

（陈静蕊、赵安斌、黄春荣、李恩庆整理）

金水强心饮（喘证）

【组成】 熟地15 g，当归6 g，葶苈子10 g，丹参15 g，猪苓10 g，阿胶10 g（烊），白茅根30 g，茯苓15 g，橘红10 g，法夏10 g，甘草6 g。

【功效】活血化瘀，除湿化痰，养阴利水。

【主治】喘证属痰瘀阻滞，水气不利者。

【组方原理】患者因慢性支气管炎、肺气肿、肺心病、冠心病多年，常常出现咳嗽痰多气促等症，近数月来，心功能损害严重，出现心悸、尿少及双下肢水肿等症，虽然经西医对症治疗，肺部感染得到控制，其他症状也有所缓解，但由于双下肢水肿严重，利尿药物也不能起到利尿消肿的作用。在这种情况下请中医会诊，目的在于消除水肿，减轻患者的思想压力。根据中医辨证，本病属于水肿中的阴水，并且是虚实错杂证型。年老久病，身体虚弱，这是虚的方面，所以气促、心悸等症可见；而气机瘀阻，气血不流通，造成体内病理性产物，如痰、湿等不能及时排出，故出现痰涎多、小便不利、水肿严重等，实属本虚标实之证。从脏腑功能来分析，与肺、脾、肾三脏关系密切，因为肺主气且通调水道，脾主运化水谷，肾主水。若上述脏气受损，就可以出现肺气壅塞、水道不通、排尿功能受阻等而症见咳嗽痰多、气急、心悸、尿少、水肿等。治疗上应宣泄肺金，用二陈汤，其中陈皮（橘红）、茯苓还能健脾渗湿，一举两得；当归、熟地可以滋肾益气补血。此外，葶苈子于泻肺涤痰，丹参、阿胶养血活血，茯苓、白茅根利水而不伤阴。故全方配合，能起到利尿消肿的功效。

【病案举例】姚某，男，68 岁，患者因反复咳嗽、咳痰、气促 5 年多，心悸、少尿 3 个多月，于 1990 年 9 月 5 日入院。查体：T：37°C，P：102 次/分，R：28 次/分，BP：120/80 mmHg。患者神清合作，半卧位，头颅五官无畸形，口唇轻度发绀，颈软气管居中，甲状腺不肿大，颈静脉怒，桶状胸，双肺呼吸音增粗，无干湿啰音，心界向左方扩大，心率 102 次/分，心律绝对不齐，未闻及杂音，腹部平软，肝脾触诊不满意，双肾区无叩痛，双下肢水肿。检查：EKG 示：①心房纤维颤动，②左心室肥大并劳损，③II°房室传导阻滞。心三位片示：①冠心病，②肺气肿，③肺心病，④全心衰。西医诊断：①慢性支气管炎，②肺气肿，③肺心病，④冠心病，⑤房颤，⑥心功 III 级。

入院后西医给予强心、利尿、抗感染及扩血管等治疗，药物用消心痛、西地兰、先锋 VI 等，病情渐趋稳定，房颤、肺部感染基本得到控制。但其他症状，如咳嗽、痰多、气促、双下肢水肿等没有得到改善，尤其双下肢水肿至膝关节以上，持续数月，虽经使用利尿剂治疗病情毫无改善，水肿逐日加重，患者烦躁不安，遂于 1991 年 1 月 14 日请中医会诊。

中医四诊所见：患者面色晦黯，精神疲倦，咳嗽痰鸣，心悸气促，不能平卧，卧则喘促更甚，口干不欲多饮，胃纳一般，大便正常，小便量少，双下肢水肿至膝关节以上，按之凹陷没指，舌黯红苔黄干中间剥苔，脉象弦、细、数。中医辨证：水肿（阴水—虚实错杂）。中医治则：活血化瘀、除湿化痰、养阴利水。处方遣药用金水强心饮。药用：熟地 15 g，当归 6 g，葶苈子 10 g，丹参 15 g，猪苓 10 g，阿胶 10 g（烊），白茅根 30 g，茯苓 15 g，橘红 10 g，法夏 10 g，甘草 6 g。煎水加姜皮、大枣适量同煎，内服，1 日内复渣再服。服上药 7 剂，患者自觉小便通利，双下肢水肿明显减退。再邀复诊多次，均用上方，连服 28 剂，患者咳嗽痰鸣、心悸气促大减，双下肢水肿完全消失，为巩固疗效，嘱服上方至出院。

【歌括】 金水强心善强心，归地葶苈猪丹参。
阿胶二陈与茅根，痰瘀并治利水珍。

（陈静蕊、赵安斌、黄春荣、李恩庆整理）

温补化痰方（喘证）

【组成】 熟地 20 g，当归 5 g，茯苓 15 g，法夏 10 g，陈皮 10 g，炙甘草 5 g，党参 15 g，麦冬 10 g，桔梗 5 g，浙贝 10 g，钩藤 15 g，夜交藤 30 g，远志 5 g。

【功效】 温肾补益，化痰安神。

【主治】 喘促日久，气息短促，动则喘甚，气不得续，咳嗽，咳痰色白，每因气候变化而诱发，睡眠不佳，纳可，舌淡苔薄或苔腻，脉细。

【组方原理】 喘证为临床一大证，亦是难治之证。病位以肺脾肾为重点，病性则以痰为重要因素。中医有呼出心与肺，吸入肾与肝之说。肺气不足，卫外力弱，极易感受外邪而发病，进而子病及母，脾运力弱，液停为痰；亦可因饮食不节，进食生冷油腻，中阳受损，脾运不健而水湿内聚。湿从寒化为饮，湿从热化为痰。进而土不制水，蒸化失职，水泛为痰。且年老病久，肾气不足，摄纳无权，则喘促难续，合并痰饮内盛，则成上实下虚之重症。命门火衰，火不生土，水气不能蒸化，上泛为痰饮。故沈师从《景岳全书》中的金水六君煎中得到启发，方中熟地、当归温补肾阳兼补血，炙甘草、党参补气健脾，法夏、陈皮燥湿化痰行气，茯苓利水渗湿，麦冬滋阴，防温补、燥湿化痰之品伤阴，浙贝润肺化痰，桔梗化痰宣利肺气，夜交藤、远志宁心安神，钩藤引药上行。全方共奏温肾补气、化痰平喘之功。

【加减运用】若肾阳虚明显者加肉桂 10 g；若兼见阴虚者加生地 10 g；若痰涎壅盛、气喘难平者，加葶苈子 10 g、皂荚 10 g。

【病案举例】邱某，男，57 岁，患者因“反复咳喘 8 年余，加重 10 天”于 2008 年 8 月入院。患者反复咳喘，每年均发作，发病超过 3 个月，曾多次在门诊及住院部治疗，明确诊断“慢性喘息型支气管炎、阻塞性肺气肿”。本次症见：咳嗽，咳中量白黏痰，心悸，喘息，气短，日常活动后明显，乏力，睡眠差，口淡纳差，大便溏。查体：呼吸 21 次/分，口唇轻度紫绀，球结膜无充血、水肿，双肺气肿征，双下肺可闻及散在干啰音及少量湿啰音，心率 98 次/分，律齐，未闻及杂音。腹平软，无压痛，肝脾肋下未触及，无移动性浊音，双下肢无水肿。舌淡黯、苔薄黄微腻，脉沉迟。西医诊断：慢性喘息型支气管炎、阻塞性肺气肿；中医辨证：喘证（肾虚痰浊）。治法：温肾补气、化痰平喘。中药用自拟方“温补化痰方”加减，药物有熟地 20 g，当归 5 g，茯苓 15 g，法夏 10 g，陈皮 10 g，炙甘草 5 g，党参 15 g，麦冬 10 g，桔梗 5 g，浙贝 10 g，钩藤 15 g，夜交藤 30 g，远志 5 g，用药过程中以本方为基础，可随症加减变化，每日 1 剂，复渣再煎分 2 次，早晚服用。连续服药 10 余剂，咳喘明显减轻，偶有咳嗽、咳痰，活动后稍喘息、气短、乏力，无自汗，饮食改善，胃纳转佳，大便调，带药 10 剂出院继续调理。

【歌括】温补化痰方效灵，金水六君与二藤。
参麦桔梗贝远志，肺肾相生喘自平。

（王敏、李恩庆整理）

补肺定喘汤（哮证）

【组成】生麻黄 5 g，射干 10 g，熟地 25 g，茯苓 15 g，陈皮 5 g，炙甘草 3 g，苏子 10 g，莱菔子 10 g，法夏 10 g，党参 30 g，麦冬 15 g，五味子 5 g，白芥子 10 g。

【功效】宣肺定喘，益气扶正。

【主治】哮喘反复发作，发作前多有鼻痒、眼痒、喷嚏、流涕和咳嗽等先兆症状，发病迅速，时发时止，发作时喉间哮鸣气促，张口抬肩，喘息不能平卧，发作后一如常人。

【组方原理】支气管哮喘是指肥大细胞、巨噬细胞、淋巴细胞、嗜酸性粒细胞、嗜碱性粒细胞和内皮细胞等各种细胞释放出多种介质，从而引起气道一系列病理效应的慢性变态反应性炎症。现代医学将其定义为：由嗜酸细胞、肥大细胞和T淋巴细胞等多种炎症细胞参与的气道慢性炎症。这种炎症使易感者对各种激发因子具有气道高反应性，并可引起气道缩窄表现，如反复发作的喘息、呼吸困难、胸闷或咳嗽等症状。常在夜间和（或）清晨发作加剧，表现为广泛多变的可逆性气流受限，多数患者可自行缓解或经治疗缓解。

支气管哮喘属于中医哮证范畴，是一种发作性的痰鸣气喘疾患，发作时喉中哮鸣有声，以呼吸气促困难，甚则喘息不能平卧为特征。哮喘之症古来有之。《素问·通评虚实论》云："乳子中风热，喘息痰鸣。"《素问·阴阳别论》云："阴争于内阳扰于外，魄汗未藏，四逆而起，起则熏肺，使之喘鸣。"《灵枢》云："起居如故而息有音者，此肺之络脉逆也。"由上述记载可见《黄帝内经》时期，不但对哮喘的临床特征有所掌握，而且还认识到本病主要是肺的病变。汉代张仲景在《金匮要略·痰饮咳嗽病篇》中的描述，基本上把握了哮喘发作时的典型症状，并将其病理性质归属于痰饮病的范畴。《诸病源候论》中虽无方药记载，但对本病却有"应加消痰破饮之药"的原则性提示。唐代王焘编撰的《外台秘要·卷九·久咳坐卧不得方》，不但进一步描绘了哮喘的典型症状，而且提出了本病发作性的特点。而在清代李用粹《证治汇补·哮病》一书中提出"哮即痰鸣之久而常发者，因内有壅塞之气，外有非时之感，膈有胶固之痰，三者闭拒气道，搏击有声，常为哮病"的论述，就基本上涵盖了哮喘的痰饮为患、宿根内伏、遇感而发的几个特点。

沈师自拟补肺定喘汤的基础是认为"风盛"是哮喘发病的主要因素，哮喘发作与风邪特点相符，多骤发骤止，反复发作。《素问·风论》云："风者，善行而数变。"《黄帝内经》曰："伤于风者，上先受之。"中医认为"风盛"包括了某些过敏因素，如吸入花粉、烟尘和异味气体等，均可影响肺的宣发肃降，致津液凝聚，痰浊内蕴，上扰气道，使痰气闭阻，相互搏结导致哮喘。方以麻黄为君，治风为主，开肺气之闭塞，无论寒热皆可用之；苏子、法夏、白芥子和莱菔子等治痰为辅。朱丹溪认为："善治痰者，不治痰而治气。"风邪犯肺，肺失宣降，气道痉挛，津不上承而发哮喘；治疗当疏风宣肺、止咳平喘为主。

同时“伏痰”亦是哮喘的关键病理因素，也是风邪侵袭机体后产生的病理结果。风邪袭肺，气道挛急，肺失宣发，津聚为痰，伏痰壅塞，痰鸣气急，发为哮喘。伏痰作为继发性致病因素，又阻碍肺之宣降和气之升降，伏痰的产生责之于水液代谢失常，肺脾肾三脏失调，因此沈师提出在祛风宣肺的基础上佐以扶正祛痰法，多用党参、熟地、茯苓之属益气扶正，如此配伍去除伏痰产生的根源，使风邪散、痰滞祛、气道平、脉络通、枢机利，恢复肺的宣发肃降功能，如此气机通畅则哮喘自平，治疗贯穿于哮喘发作期与缓解期，属于标本同治之法。

【加减运用】 口干，视物昏朦加谷精子 15 g、密蒙花 15 g；面部浮肿加猪苓 10 g、白茅根 30 g；睡眠差加远志 5 g、夜交藤 30 g；喘息严重者麻黄加至 10 g、细辛 3 g；腹胀加大腹皮 15 g、槟榔 10 g。

【病案举例】 张某，男，27 岁，自幼患有哮喘，反复发作，尤其在季节变化之时最为明显，发时喉间哮鸣气促，张口抬肩，呼吸不能平卧，现在症：面色苍白，气短乏力，多汗，易感冒，面部浮肿，双侧下肢浮肿，视物昏朦，舌红苔黄腻弦细数。查体：肝肾功能异常，尿酸增高。沈师认为本病属于本虚标实之证，因此治疗上采用宣肺定喘、益气扶正之法，采用补肺定喘汤加减，方予生麻黄 5 g，射干 10 g，熟地 25 g，茯苓 15 g，陈皮 5 g，炙甘草 3 g，苏子 10 g，莱菔子 10 g，法夏 10 g，党参 30 g，麦冬 15 g，五味子 5 g，猪苓 10 g，白芥子 10 g。连服 7 剂，患者服用后面部浮肿和双下肢浮肿减轻，哮喘未发，续用 14 剂，诸症悉平。

【歌括】 补肺定喘用麻黄，祛痰三子养亲汤。
射干参熟麦苓陈，再加五味有担当。

（周永红整理）

清火利咽汤（喉痹）

【组成】 厚朴 10 g，法夏 10 g，橘红 10 g，桔梗 10 g，知母 10 g，薄荷 10 g（后下），木棉花 10 g，青果 6 g，丹皮 10 g，生石膏 30 g（先煎），天冬

10 g，茯苓 10 g。

【功效】滋阴降火，行气化痰散结。

【主治】喉痹属阴虚有火，痰气交结者。

【组方原理】阴虚津少，虚火上炎，兼以气郁不舒，疏泄不畅，以致肝郁脾滞，运化失司，津液不得输布，积聚成痰，气滞痰凝而生本病，在治疗上，沈师认为，治痰必顺气，气顺则痰自祛，正如朱丹溪言："善治痰者，不治痰而治气，气顺则一身之津液亦随气而顺矣。"方中知母、天冬、生石膏滋阴降火、平抑虚火；厚朴、法夏、橘红行气化痰；青果、薄荷、桔梗、丹皮润喉利咽；茯苓健脾利湿，使痰湿消散无阻。全方配伍严谨，疗效显著。

【病案举例】廖某，男，60 岁，教师。咽喉部反复不适 10 年，加剧 1 月。10 年前患者始感咽部干燥不适，时有异物感如鱼刺，或如炙肉，干咳。口服螺旋霉素等药物症状缓解，但每受凉或劳累又发，近月来上述症状加剧。伴口腔溃烂。头痛，口干，尿赤，查体：咽部充血明显，咽后壁可见多个淋巴滤泡，增生黏膜表面呈颗粒突起，舌尖红苔薄微黄腻，脉弦细。诊断：慢性咽炎—肥厚型。中医诊断：喉痹（虚火上炎）。治则：滋阴降火，行气化痰散结，方药：厚朴、法夏、橘红、桔梗、知母、薄荷（后下）、木棉花、丹皮、天冬、茯苓各 10 g，青果 6 g，生石膏 30 g（先煎），水煎服，每日 1 剂，7 剂，复诊 3 次，诸症皆除。

【歌括】清火利咽效力宏，朴夏陈知薄桔梗。
丹膏果棉苓天冬，阴虚有火喉痹痛。

（陈静蕊、赵安斌、黄春荣、李恩庆整理）

《 第五部分 》

肾系验方验案

温阳利水方（肾炎水肿）

【组成】牛膝 10 g，车前子 15 ~ 30 g，熟附子 10 g，生地黄 15 g，白术 10 g，茯苓皮 15 g，淮山 15 g，泽泻 10 g，丹皮 10 g，山茱萸 10 g，桂枝 6 ~ 10 g，黄芪 15 ~ 30 g，蝉衣 6 g，柿蒂 15 g，金银花 40 g，连翘 40 g。

【功效】温阳补肾，解毒利水。

【主治】咽喉肿痛，扁桃体肿大充血，鼻腔干燥，咳嗽痰黄或鼻塞流涕；头面或（及）四肢浮肿，腰膝酸软，疲倦乏力，或腰以下冷，小便短少或小便量正常。舌质淡红苔薄白（薄黄干），或淡白有齿印，舌质亦可呈淡黯。脉细无力或弦细略数。

【组方原理】慢性肾炎是一病因不同、病情复杂、病理变化多样的肾脏疾病。该病病程长、发展慢，最终肾小球毛细血管闭塞，出现肾功能衰竭。多数患者起病后即有倦怠、头痛、浮肿、血压升高、贫血等症候。少数患者起病急、浮肿、尿中出现大量蛋白尿，也有患者直到出现呕吐、出血等尿毒症表现方才就诊。中医属“水肿”、“头风”、“虚劳”、“腰痛”、“关格”等范畴。

慢性肾炎迁延日久，必及于肾。肾为水火之宅，内藏真阴真阳，为人体阴阳之本。《黄帝内经》云：“形不足者，温之以气；精不足者，补之以味。”张景岳注云：“形不足者，阳之衰也，非气不足以达表而温之；精不足者，阴之衰也，非味不足以实中而补之。”肾气不足为本，水肿为标。本方为济生肾气丸之加味方，肾气丸虽为阴阳并补，但实质还取意于阳生阴长。方中生地黄、山茱萸、淮山补肾之阴，熟附子、桂枝温补阳气，泽泻、丹皮、茯苓皮泄肾浊，兼降相火，黄芪补气升清，对于慢性肾炎患者，沈师常重用黄芪，血浆蛋白皆有明显上升，蛋白尿也多数减少或消失，蝉蜕祛风宣肺，又能修复肾小球破损，有较好的消除蛋白尿作用，柿蒂入肾，温肾止遗尿，常以之治肾虚寒之遗尿证，屡收佳效；金银花、连翘清热解毒，以治其标。全方阴阳互求，水火同协，补中有动，温中有清，调节肾脏的自身功能，稳妥收效，堪称妙法。医者若能会意于此，临证自有准绳。

【加减运用】大便秘结者或尿素氮超过正常范围者，加大黄 6 g、厚朴 9 g；小便不利者，加白茅根 30 g；阴虚阳亢者加钩藤 15 g；血瘀明显者，加丹参15 g、红花 10 g。

【病案举例】梁某，男，24 岁，广东吴川人，农民。患者因浮肿尿少一年多，伴腰痛，于 1986 年 8 月 16 日住本院中医科。

患者自诉于 1985 年 7 月在湖南做工时，反复“感冒”，继则头面及双下肢浮肿，尿少，头晕、倦怠、乏力、纳呆等，在当地就医时查尿常规：蛋白 + + + +，服西药（不详）效果不显，一周后即回广州，在广州某医院住院 9 天，诊断为“慢性肾小球肾炎（肾病型）”，先后服用强的松、环磷酰胺以及其他中、西药进行治疗，临床症状消失，尿常规蛋白从 + + + + 逐渐减至 +，红细胞少许，管型少许，血压正常，以临床痊愈出院，出院后仍坚持中西药治疗，但病情时有反复，常出现浮肿、尿少、头晕、倦怠、纳呆等症状，并于停用激素时症状明显加重，患者前来中医门诊时，主要症状有：面色晦黯，精神不振，头面部及双下肢浮肿，按之凹陷，咽峡充血，并谓尿少，头晕，咽痛，腰痛，倦怠，睡眠不宁，纳呆，便烂每日解大便一次，舌质红苔黄干，脉沉细，呼吸、脉搏、血压无异常，收入院时主要实验室检查如下，尿常规：蛋白 + + + +，红细胞：4 ~ 5，白细胞：3 ~ 4，颗粒管型：0 ~ 1，透明管型：0 ~ 1，血清总蛋白：3.9 g%，总胆固醇：770 mg%，甘油三酯：415 mg%，尿素氮：16.7 mg%，肌酐：1.5mg%，入院时西医诊断：慢性肾炎（肾病型）；中医辨证：水肿（上实下虚型，即脾肾阳虚，风热犯肺）、治法以上宣肺热，下温脾肾，兼以利水。上宣肺热用银翘解毒丸，早、晚各服一丸；中药用自拟“温阳利水方”加减，药物有：牛膝 10 g，车前子 20 g，熟附子 10 g，生地黄 15 g，白术 10 g，茯苓皮 15 g，淮山 15 g，泽泻 10 g，丹皮 10 g，山茱萸 10 g，桂枝 10 g，黄芪 30 g，蝉衣 6 g，柿蒂 9 g，金银花40 g，连翘40 g，用药过程曾根据症状变化，或加入苍术10 g，黄柏10 g、蝉衣6 g、知母10 g、黄芩10 g中之一、二味，每日1剂，复渣再煎分2次，早晚服用。

患者服上述中药期间，强的松用量从每日30 mg分三次服用，逐渐以半个月减5 mg递减，至每日5 mg的维持量，1987年1月22日出院时，强的松已停服，仅带上述中药及银翘解毒丸回家服用。嘱患者定期前来复查并坚持门诊半年，均按上述中药治疗，一直追踪至今，仍未出现反复，各项检查均呈阴性，总蛋白上升至6 g%，其中白蛋白4 g%，总胆固醇下降至183 mg%，甘油三酯94 mg%。病情稳定。

关某，男，22岁，广东增城人，农民。患者咽痛9个多月，颜面浮肿及双下肢浮肿3个多月，于1987年9月18日入我院内科住院，诊为慢性肾炎，慢性咽炎、慢性表浅性胃炎、住内科期间使用大剂量激素（强的松60mg/日，一次服），治疗无效，于1987年11月4日经中医会诊后同意转入中医科继续治疗，转科时，主要症状有：咽痛，颜面及双下肢浮肿，神疲体倦，全身消瘦，口苦口臭，常觉上腹部（心下）有异物顶住，胀满难受，胃纳不好，常有嗳气恶心，尿量少，大便干，舌红苔黄干，有时见苔白厚干，脉弦滑略数，实验室有关检查如下：肝功正常，HBsAg阳性；B超提示：①脾脏肿大，未见占位性变。②胆囊壁致密光团，拟乳头状病与小结石鉴别。③双肾正常；肾扫描符合急性肾炎曲线；尿常规：蛋白++++，红细胞：1~2，白细胞：2~3，管型：（-）；24 h蛋白尿定量：1.42 g%，总蛋白：4.3 g%，其中白蛋白为2.4 g%，中医辨证：水肿（肝胆郁热，化火伤阴，阴虚挟湿），治以疏肝理气利胆，清热养阴化湿，药物用自拟解毒化湿汤（即肾炎五方）加入疏肝利胆的中药配合，有：知母10 g，黄柏10 g，金银花藤30 g，生地黄15 g，淮山15 g，茯苓10 g，白茅根30 g，大黄6 g，厚朴10 g，连翘15 g，石斛10 g，柴胡15 g，白芍15 g，鸡内金10 g，枳壳10 g，板蓝根15 g，浙贝10 g，柿蒂6 g，神曲12 g，另令患者早晚服保和丸各一丸，板蓝根冲剂各一包，开水送服，双料喉风散喷喉，西药强的松大剂量治疗虽未获效，但也没有突然停用，而是采取逐渐减量的方法，至1987年12月29日好转出院时，强的松用量为30 mg/日，出院时浮肿消退，尿常规：蛋白+，余皆转阴，24h尿蛋白定量为213 mg%，出院后患者仍坚持门诊中医治疗，中药仍守上方加减，每日1剂，强的松从1988年6月后改为每日2.5 mg，并服维生素C 100 mg/次，每日3次，1989年1月10日前来复查，结果如下：胆固醇：145 mg%，甘油三酯：83 mg%；尿素氮：11.5 mg%；肌酐：1.05 mg%，总蛋白为6.6 g%，其中白蛋白 4.5 g%，尿常规正常。

【歌括】温阳利水效堪夸，八味原方牛车加。
蛇草银翘解热毒，柿蒂芪蝉用不差。

（陈静蕊、赵安斌、黄春荣、李恩庆整理）

理脾胜湿方（肾炎水肿）

【组成】党参 30 g，白术 15 g，黄芪 15 g，扁豆花 10 g，厚朴 10 g，茯苓 15 g，大腹皮 15 g，砂仁 6 g（后下），苡仁 30 g，白茅根 30 g，蝉衣 6 g，熟附片 10 g，地鳖虫 6 g，生地黄 15 g，赤芍 15 g，藕节 15 g，血余炭 10 g，小蓟 10 g。

【功效】健脾祛湿，凉血止血。

【主治】肾炎属脾虚湿盛，并有水肿及血尿者。

【组方原理】肾炎水肿属脾虚、湿盛、水溢肌肤，肾主水，脾制水，肺为水之上源，故水肿之病，当以肺、脾、肾三脏为主施治。肾炎水肿，其本在于脾肾，尤其在脾，因脾主运化水谷精微及水湿，肾炎水肿与脾之运化失常有极为密切的关系，用健脾祛湿之品，益气扶脾，以助其运化之功最为适宜，方中党参、白术、黄芪益气健脾以复生化之源，茯苓、扁豆花健脾利湿，厚朴、大腹皮、砂仁行气以利水，苡仁补利兼优，白茅根、藕节、生地黄、小蓟凉血止血，地鳖虫通络活血，血余炭止血。全方合用共奏健脾祛湿、凉血止血之功。

【病案举例】张某，男，54 岁，湖北人，工人。患者因患高血压病 6 年，伴双下肢浮肿 10 个多月，蛋白尿 2 个月，于 1987 年 10 月 5 日至 1987 年 11 月 28 日在本院内科住院，诊断为：①慢性肾炎（高血压型）；②前列腺肥大。住院期间，曾服用心痛定、复方降压素片、利尿药和肌苷等治疗，消蛋白效果不显著，改用复方丹参片、强的松及苯丙酸诺龙、维生素等治疗，输白蛋白二次，病情稳定出院，出院后病情反复发作，于 1988 年 3 月 23 日前来中医门诊，症见眼睑及双下肢轻度浮肿，头晕、纳呆、大便烂，偶有腰痛，夜间口干，血压 158/104 mmHg，尿常规：蛋白 + + +、红细胞 + + + +、白细胞 +、舌淡胖大边有齿印，苔白、脉弦，中医辨证：水肿（脾虚挟湿型），治以温阳健脾、化气利水，用自拟理脾胜湿方加减，药物有：党参 30 g，白术 15 g，黄芪 15 g，扁豆花 10 g，厚朴 10 g，茯苓 15 g，大腹皮 15 g，砂仁 6 g（后下），苡仁 30 g，白茅根 30 g，蝉衣 6 g，熟附片 10 g，地鳖虫 6 g，生地黄 15 g，赤芍 15 g，藕节 15 g，血余炭 10 g，小蓟 10 g，上述药物中，地鳖虫使用 3 次后即不用，生地黄、赤芍、血余炭、小蓟等视尿血情况，逐渐减少药味，患者在服用上方药物后，浮肿及其他症状消失，可以坚持上班，故一直坚持服用上方至今，经多次查尿常规，蛋白稳定在阴性～±～+，红细胞 2～5，白细胞 0～2。

【歌括】 理脾胜湿参术芪，苓扁朴砂苡腹皮。
土虫茅附芍蝉衣，地藕血余与小蓟。

（陈静蕊、赵安斌、黄春荣、李恩庆整理）

宣肺逐湿方（肾炎水肿）

【组成】 金银花藤 30 g，连翘 15 g，牛蒡子 10 g，桔梗 6 g，土牛膝 15 g，蝉衣 6 g，大黄 6 g，芦根 30 g，栀子 10 g，浙贝 10 g，蒲公英 30 g，野菊花 15 g，紫花地丁 15 g，天葵子 15 g，夏枯草 15 g，生地 30 g，玄参 12 g，荆芥 10 g，苦参 10 g，赤芍 15 g，薄荷 3 g（后下）。

【功效】 清热解毒，宣肺利水。

【主治】 肾炎属肺脾气虚湿盛，并有水肿及血尿者。

【组方原理】“开鬼门，洁净府，去菀陈莝”是治水肿之常规大法，解表散湿，温阳利水，调脾肾，逐水邪中医皆明，但由于水湿之邪留恋日久，病久不愈，其证难辨，其方难选。临症中要重视水肿及低蛋白血症等。对于血浆蛋白低者，先纠正血浆蛋白，再用利尿药方可奏效。与西医有异曲同工之妙，水肿之病主要根据邪正盛衰、标本缓急而定，虚则补之，实则攻之。理论易晓，用药难遣，如攻补交替应用，用之得法，其妙无穷，其效可期。方中蒲公英、野菊花、连翘、紫花地丁、天葵子、金银花藤清热解毒，牛蒡子、桔梗、蝉衣、荆芥、薄荷宣肺利水，开水之上源，栀子、生地黄、玄参、赤芍清热凉血，浙贝清热散结，土牛膝、大黄解毒，芦根清热生津，夏枯草清热散结，全方共奏清热解毒、宣肺利水之功。

【病案举例】陈某，男，22岁，广东南海人，民警。患者因眼睑轻度浮肿7个月伴面部痤疮及腰痛于1988年10月12日前来中医门诊。患者自诉1988年3月10日，发现眼睑及双下肢轻度浮肿，即到佛山市某医院检查，尿常规：蛋白+++，红、白细胞、颗粒管型均为4~6，该院以急性肾炎处理，肌注青霉素及先锋霉素等，同时服用中药（不详），初时小便较利，后中药加入当归、党参等补气血药物，即觉烦躁，病情未见好转，治疗40天后到广州，在省人民医院（1988年5月14日）检查：尿素氮：15 mg%；肌酐：0.6 mg%；总胆固醇：203 mg%，甘油三酯：80 mg%；总蛋白：4.78 g%，其中白蛋白3.33 g%；24h尿蛋白定量3.6 g/1200 ml；2－－MG放射免疫测定：血：3.6μg（标准1.61~2.46 μg），尿：44.1 μg（标准1.22~48.52 μg）；尿常规：蛋白+++，红细胞++，白细胞1~2，此后患者在广州铁路医院住院治疗75天，每天用强的松50mg，病情仍未好转。

前来本院中医门诊就诊时，主要症状有：眼睑及双下肢轻度浮肿，头痛，咽红，咽喉及鼻腔干燥不适，腰痛，小便短赤，舌红苔黄厚，脉弦滑。中医辨证：水肿（热毒壅肺型）。治以清热解毒、宣肺利水之法，用自拟的肾炎二方配入五味消毒饮加减，药物有：金银花藤30 g，连翘15 g，牛蒡子10 g，桔梗6 g，土牛膝15 g，蝉衣6 g，大黄6 g，芦根30 g，栀子10 g，浙贝10 g，蒲公英30 g，野菊花15 g，紫花地丁15 g，天葵子15 g，夏枯草15 g，生地黄30 g，玄参12 g，荆芥10 g，苦参10 g，赤芍15 g，薄荷3 g（后下），有时加入冬瓜仁30 g、苡仁30 g、白茅根30 g。

经过将近1年的中药治疗，病情明显好转，激素用量已减少至20mg/日；尿常规：蛋白+，红细胞1~2，余（－），24h尿蛋白定量为0.5 g/2400 ml，其余症状已消失。

【歌括】宣肺逐湿蒡桔翘，五味消毒膝蝉芍。
玄芥苦参与薄荷，黄芦栀贝地枯草。

（陈静蕊、赵安斌、黄春荣、李恩庆整理）

温肾导浊饮（肾炎水肿）

【组成】熟附片 10 g，牛膝 12 g，车前子 10 g，生地黄 10 g，白术 10 g，茯苓 10 g，泽泻 10 g，丹皮 10 g，猪苓 10 g，淮山 24 g，白茅根 30 g，蝉衣 6 g。

【功效】温阳利水，凉血止血。

【主治】肾炎水肿，手足不温，血尿。

【组方原理】慢性肾炎属中医水肿范畴。一般认为与脾、肾、肺关系密切。临床表现错综复杂，疾病性质不能单纯以虚实论，必须从正虚邪实、上实下虚或上热下寒进行辨证治疗。下虚一般指脾肾阳虚或阴阳两虚；上实则表现为肺气不宣、邪不透达为主。本例患者正是这类性质的疾病，治疗上采用温补脾肾与解毒清热、透达外邪的方法。方中熟附片温肾阳而不燥，桂枝温经通阳，药理实验认为桂枝利水功效比茯苓还大，生地黄、淮山、牛膝以养阴中之水，茯苓、泽泻、丹皮、猪苓、车前子、白茅根以利阴中之滞，蝉衣宣泄肺气。该方具有补而不滞、利而不伐之功。银翘解毒丸则能清热解毒、宣肺达邪。

【病案举例】高某，男，21 岁，大学生。于 1983 年 4 月 30 日因颜面浮肿住本院中医科治疗。主要症状：颜面浮肿、腰酸腰痛加重 40^+ 天。现病史：患者于 1970 年在汕头市患肾炎，此后病情时轻时重，缠绵不愈，于 1983 年 3 月中旬，自觉颜面浮肿、腰酸腰痛、神疲体乏，小便清长，且见咽痒咽痛，经在广州某医院门诊治疗无效，因本人不同意肾穿，前来我科住院。查体：患者双眼睑及双下肢轻度压痕，咽喉充血，扁桃体肿大 +。舌象：舌淡尖红苔薄白，脉象：弦细。实验室检查：尿常规：蛋白 +、红细胞 + + ~ + + +、白细胞 2 ~6、颗粒管型 0 ~1、细胞管型 0 ~1；酚红排泄试验：2 小时总排泄量 45%。西医诊断为慢性肾炎。中医辨证：水肿（脾肾两虚，外邪乘虚而入）。治疗原则：温补脾肾、解毒清热，透达外邪。方药：用温肾导浊饮加减：熟附片 10 g、牛膝 12 g、车前子、生地黄、白术各 10 g，茯苓、泽泻、丹皮、猪苓各 10 g，淮山 24 g、白茅根 30 g、蝉衣 6 g；有时加桂枝 6 g，如觉咽干、鼻腔干则不加。同时，早晚各服银翘解毒丸一颗。治疗近 3 个月，临床症状消失，尿蛋白 ± ~ +，酚红排泄试验 2 小时总排泄量为 57%，好转出院。

7月25日出院后继续门诊治疗3个月，尿常规检查多次均阴性，随访2年多未复发。

【歌括】温肾导浊术牛膝，二苓泽蝉附丹皮。
茅根淮山车生地，肾炎水肿血尿宜。

（陈静蕊、赵安斌、黄春荣、李恩庆整理）

益肾止血汤（血尿）

【组成】知母10 g，黄柏10 g，泽泻10 g，丹皮10 g，山茱萸10 g，蝉衣10 g，牛膝10 g，防风10 g，苦参10 g，茯苓15 g，车前子15 g，党参15 g，生地黄15 g，白茅根30 g，淮山30 g。

【功效】益气养阴，清热止血。

【主治】慢性肾炎属气阴不足，内热伤血者。

【组方原理】中医以痛者为血淋，不痛者为尿血。《素问·气厥论》云："胞移热于膀胱，则癃溺血。"肾炎血尿与感染有密切关系，临床上不少肾炎血尿已消失，一经感染如扁桃体炎、咽喉炎、尿路感染等，血尿即加重，因此，必须用清热解毒之品。肾炎开始为阳虚，由于病程日久，阳损及阴，多表现为气阴两虚，方中以知柏地黄汤养阴清热，牛膝、车前子清热利水，蝉衣、防风透邪达表，苦参配合黄柏清热解毒，生地黄、白茅根凉血止血，党参益气扶正固本。本方益气养阴清热三者并用，此时，切忌一味温补或一味利水，否则补而留邪，或重伤阴液。

【病案举例】某女，31岁，2005年12月初诊。患者3个月前感冒发热后出现肉眼血尿，在某院住院治疗后肉眼血尿消失，但镜下血尿持续不断，遂来门诊求治。症见：腰酸腿软，乏力，皮肤痒，经常感冒，咽干咽痛，手心热；小便黄，无尿频、尿急、尿痛；舌红苔薄黄，脉细。当日尿检：蛋白++，颗粒+，潜血+++。西医诊断：慢性肾炎。中医辨证：血尿。证属气阴不足、阴虚内热、血热妄行。治以益气养阴、清热止血。方用益肾止血汤：知母、黄柏、泽泻、丹皮、山茱萸、蝉衣、牛膝、防风、苦参各10 g，茯苓、车前子、党参、生地黄各15 g，白茅根、淮山各30 g。每日1剂，水煎服。服药2周后，诸症减轻。原方继服2周后尿检潜血（+），余（-）。又原方去防风、苦参继服4周尿检正常。随访至今未复发。

【歌括】益肾止血牛膝防，蝉衣知柏地黄汤。
车前苦参茅党参，肾炎血尿效非常。

（陈静蕊、赵安斌、黄春荣、李恩庆整理）

温肾祛湿方（阳虚水肿）

【组成】熟附片10 g，白术12 g，桂枝10 g，苡仁30 g，瞿麦10 g，蝉蜕6 g，扁豆30 g，茯苓12 g，白茅根30 g，石苇15 g，琥珀3 g（冲）。

【功效】温肾助阳，化气行水。

【主治】阳虚水肿属肾阳虚，水气内停者。

【组方原理】《景岳全书·卷廿二·杂证谈·脾胀》有"凡欲辨水气之异者，在于辨其阴阳耳，若病在气分则阳证、阴证皆有之，若病在水分则多为阴证"。《医门法律·水肿门》谓"水病以脾肺肾为三纲……然其权重于肾"。指出水肿病与脾、肺、肾三脏关系密切，但其司开阖之权却在于肾。故同是水肿病，当别何脏所主，且应辨其阴阳之属性。患者病程缠绵数月，病情反复多变，病势颇为严重，且又属老年素体虚弱，故当以阴水辨治，用温阳化气行水之法。方中附子温补肾阳，桂枝温经通阳，阳气旺盛，阴水可从气化；白术、茯苓、扁豆、苡仁健脾燥湿利水，使脾土健而制水，运化则正常，多辅以泽泻、瞿麦、白茅根、石苇等通利水道之品，使之水道通顺；至于琥珀，沈师在临床中多次用于水肿、淋证，其利水通淋之力确著，且能活血止血；蝉蜕则用以宣肺气，使其上通下调，水有出路，临床上也有人报道过蝉蜕能消蛋白。本方共奏温阳利水、健脾温肾之功，故临床取得较为满意的疗效。

【病案举例】叶某，男，53岁，农民。因头面四肢浮肿，反复发作数月，西医诊为慢性肾炎。经治未愈。1975年2月25日来我院门诊：症见面色晦黯，眼睑及面部浮肿，阴囊肿大，双下肢浮肿，按之凹陷不起。神疲体倦，短气懒言且语声低微，行走艰难，呼吸困难，腹部肿大，肚脐稍突。舌质淡、苔白腻，脉沉细无力。尿常规：蛋白－，红细胞＋，管型＋。中医诊为水肿证（阴水），属脾肾阳虚尤以肾阳衰微所致。治宜温补脾肾为主。遂用温阳化气行水之法。方用温肾祛湿方：熟附片 10 g，白术 12 g，桂枝 10 g，苡仁 30 g，瞿麦 10 g，蝉蜕 6 g，扁豆 30 g，茯苓 12 g，白茅根 30 g，石苇 15 g，琥珀 3 g（冲），5 剂。4 月 4 日二诊：面部浮肿渐消，守方 3 剂。4 月 7 日三诊：下肢及阴囊阴茎浮肿开始消退。嘱再进 3 剂。4 月 10 日四诊：腹部及四肢水肿基本消退。舌质淡、苔白黄腻，脉弦细。尿常规：蛋白＋、红细胞＋，管型阴性。上方去苡仁、茯苓，加苏叶 6 g，3 剂。4 月 14 日五诊：阴囊阴茎浮肿全消，病情日见好转，已能行走 10 多华里。守方去石苇加赤小豆 30 g，嘱每日服 1 剂。5 月 6 日来诊：尿常规检查：蛋白、管型均阴性，红细胞＋。仍守上方加香薷 10 g、杭菊花 10 g、枸杞 10 g，随症加减，每日 1 剂。连服 18 剂，以巩固疗效。5 月 24 日来院检查：面色红润，步履较快。尿常规已正常。仍给上方 10 剂以善后。至 1978 年 9 月曾经三次复查尿常规均正常，已能参加劳动。

【歌括】 温肾祛湿治阴水，苡仁瞿琥蝉附桂。
苓术扁豆茅石苇，阳虚水肿服之退。

（陈静蕊、赵安斌、黄春荣、李恩庆整理）

祛湿止淋汤（淋证）

【组成】 王不留行 10 g，牛膝 10 g，黄柏 10 g，苍术 10 g，陈皮 10 g，木通 10 g，竹叶 10 g，连翘 10 g，车前子 10 g，寄生 10 g，杜仲 10 g，银花藤 30 g，苡仁 30 g，生地黄 15 g，甘草 6 g。

【功效】 清热利湿，行气化瘀。

【主治】 前列腺炎属湿热下注者。

【组方原理】 尿之排出，一靠肺之通调与肃降，二靠脾胃之受纳与运化，三靠肾阳温化与膀胱之排泄。肺为水之上源，乃清肃之脏，真阳化气为水，经肺通调水道，下输膀胱，故肺的肃降之令不行，不但影响肺的通调，也影响脾之散精，即所谓“阳不胜其阴，则五脏气争，九窍不通”。本方所治为湿热下注所致，故方中以四妙散清热利湿为基础，王不留行活血通淋，陈皮理气行水，使气行湿化；木通、竹叶、车前子清热利水，寄生、杜仲补肾之本，银花藤清热通络，生地黄、甘草养阴缓急，使利水不伤阴，兼顾正气。全方清热利湿、活血化瘀，为治泌尿系统疾病之良方。

【病案举例】某男，36岁，2005年11月初诊。尿频、尿急、尿道疼痛两周。2年前因尿频、尿痛检查前列腺液，诊断为急性前列腺炎，治疗后症状减轻。现症见：尿频、尿急、尿道疼痛，伴腰酸、小腹疼痛、口苦、尿黄、大便干，舌质黯苔黄腻，脉涩。检查EPS常规：卵磷脂小体+，白细胞30~50/HP。西医诊断：慢性前列腺炎。中医辨证：热淋，证属湿热下注。治以清热利湿、行气化瘀。方用四妙丸合导赤散加减：王不留行、牛膝、黄柏、苍术、陈皮、木通、竹叶、连翘、车前子、寄生、杜仲各10 g，金银花藤、苡仁各30 g，生地黄15 g，甘草6 g。每日1剂，水煎服。服药2周后，尿频、尿急、尿痛明显减轻，舌苔黄腻减退。仍有会阴坠胀、小腹不适感，守上方加玄胡索、赤芍各10 g，增加行气活血止痛之用。再服1月后症状消失，复查EPS常规正常。

【歌括】祛湿止淋四妙行，通竹陈翘车寄生。
杜仲地草银花藤，尿闭不通此方灵。

（陈静蕊、赵安斌、黄春荣、李恩庆整理）

清热除湿汤（热淋）

【组成】生地黄15 g，赤芍15 g，竹叶10 g，栀子10 g，夏枯草15 g，牛膝10 g，苍术10 g，黄柏10 g，苡仁15 g，连翘15 g，白茅根30 g。

【功效】清热祛湿，利水通淋。

【主治】膀胱湿热之热淋。

【组方原理】热淋是淋证的一种。属于中医学淋症的范围，其中包括现代医学的急慢性前列腺炎、前列腺增生肥大、急慢性肾盂肾炎、膀胱炎、尿道炎等疾患。多因恣食辛热、肥甘，或酗酒太过，酿成湿热；或感受暑邪未及时清解，而导致湿热注于下焦；或下阴不洁，秽浊之邪侵入下焦，酿成湿热；

或风热风寒之邪乘虚袭表，太阳经气先病，引动膀胱湿热之邪，邪气充斥于足太阳经和腑；或因心火亢盛，下移小肠。以上诸因皆可导致湿热蕴结下焦，膀胱气化不利，发生热淋。《诸病源候论》谓："热淋者三焦有热，气搏于肾，流入于胞而成淋也，其状小便赤涩。"淋证是指以小便频数短涩、淋漓刺痛、小腹拘急隐痛为主症的病证。热淋起病多急骤，小便赤热，溲时灼痛，或伴有发热、腰痛拒按等。西医学的泌尿道感染及炎症多按此治疗。

热淋多由膀胱湿热导致，治宜清热祛湿，尤其下焦之湿热；兼利水通淋，使小便得通，热从小便去。方中含有四妙散（牛膝、苍术、黄柏、苡仁）专清下焦之湿热；生地黄、赤芍、竹叶、栀子、夏枯草、连翘清气分、血分之热；白茅根利水通淋，使湿热从小便而去。

【加减运用】尿痛甚者，加玄胡索 10 g；尿淋漓不通甚者，加车前子 15 g、王不留行 10 g；大便烂者，加茯苓 10 g、佩兰 10 g；纳差者，加鸡内金 10 g、谷芽 30 g。

【病案举例】容某，女，59 岁。2005 年 12 月 3 日初诊：尿痛半年，曾经西医治疗，效果不佳。口唇干，舌淡红苔微黄稍干，脉细。中医辨证：热淋，治以清热利水通淋。处方：生地黄 15 g，赤芍 15 g，竹叶 10 g，栀子 10 g，夏枯草 15 g，牛膝 10 g，苍术 10 g，黄柏 10 g，苡仁 15 g，连翘 15 g，白茅根 30 g，玄胡索 10 g，7 剂。2005 年 12 月 28 日二诊：患者尿痛减，舌淡红苔白，脉细。守上方，加车前子 15 g、知母 10 g。2006 年 1 月 4 日三诊：仍尿痛，口干，舌淡红苔黄干，脉细。守上方，加小茴香 3 g、陈皮 5 g，7 剂后，再守上方加减治疗 1 月，尿痛等症消除，无其他不适而痊愈。

【歌括】清热除湿生地茅，芍栀竹叶夏枯草。
四妙方中加连翘，热淋血尿服之消。

（于斌、景丽俊整理）

提壶揭盖方（癃闭）

【组成】黄芪 50 g，生地黄 15 g，赤芍 15 g，桃仁 10 g，火麻仁 15 g，车前子 15 g，王不留行 10 g，蒲公英 15 g，升麻 5 g，柴胡 10 g，木通 10 g。

【功效】补气升阳，化气利水。

【主治】肾阳虚衰型癃闭和中气不足型癃闭。

【组方原理】癃闭是由于肾和膀胱气化失司导致的以排尿困难，全日总尿量明显减少，小便点滴而出，甚则闭塞不通为临床特征的一种病证。其中以小便不利，点滴而短少，病势较缓者称为“癃”；以小便闭塞，点滴全无，病热较急者称为“闭”。癃闭有虚实之分，实证多因湿热、气结、瘀血阻碍气化运行；虚证多因中气、肾阳亏虚而气化不行。《丹溪心法·小便不通》认为该病有“气虚、血虚、有痰、风闭、实热”等类型，并根据辨证论治的精神，运用探吐法治疗小便不通。《景岳全书·癃闭》将癃闭的病因归纳为四个方面：有因火邪结聚小肠、膀胱者，此以水泉干涸而气门热闭不通；有因热居肝肾者，则或以败精，或以槁血，阻塞水道而不通；有因真阳下竭，元海无根，气虚而闭者；有因肝强气逆，妨碍膀胱，气实而闭者。并详细阐述了气虚而闭的病理机转。癃闭相当于西医学中各种原因引起的尿潴留和无尿症。其中包括神经性尿闭、膀胱括约肌痉挛、尿路结石、尿路肿瘤、尿路损伤、尿道狭窄、老年人前列腺增生症、脊髓炎等病所出现的尿潴留及肾功能不全引起的少尿、无尿症。

癃闭的治疗应根据“六腑以通为用”的原则，着眼于通，即通利小便。但通之之法，有直接、间接之分，因证候的虚实而异。实证治宜清湿热，散瘀结，利气机而通利水道；虚证治宜补脾肾，助气化，使气化得行，小便自通。此外，尚可根据“上窍开则下窍自通”的理论，用开提肺气法，开上以通下，即所谓“提壶揭盖”之法治疗。“提壶揭盖”法最早出自于金元名医朱丹溪的医案，其著作《丹溪心法》论治小便不通时具体阐述了该法：“气虚，用参、芪、升麻等，先服后吐，或参芪药中探吐之；血虚，四物汤，先服后吐，或芎归汤中探吐亦可；痰多，二陈汤，先服后吐，以上皆用探吐。若痰气闭塞，二陈汤加木通、香附探吐之。”可知“提壶揭盖”一法，朱氏其初意是专为探吐而设，将之比作滴水之器，闭其上窍则下窍不通，开其上窍则下窍必利。而后世专将之局限于宣肺则偏离其本意了。沈师认为，“提壶揭盖”治法应当加以引申，具体在病位与手段两方面可适当扩展。首先，病位上之“盖”并非独指“华盖”之肺，其定位或可泛指“上焦”，概括来说就是一个气机的问题。揭盖之目的是开启气机。此气机具体到脏腑，当然肺脏首当其冲，但毕竟周身之气为一整体，故乃有启上焦之塞而下焦自开的道理。启上焦不止于宣肺，还可以探吐，可以搐鼻取嚏，开下焦不止于利小便，还可以通大便，临证可治疗癃闭、水肿、淋证、便秘等。其次，手段也绝非宣肺之唯一，启塞之法亦有不同。本方中黄芪性味甘、温，功效为补气生阳、固表止汗、利水退肿，为君药；党参性味甘、平，归脾、肺经，功效为补中益气；柴胡的功效为和解少阳，升阳举陷。这里黄芪、升麻、柴胡、党参均用于补气以提升上焦气机，用车前子、王不留行、木通等通利小便，火麻仁和桃仁润肠通便。

【病案举例】胡某，男，80 岁，左侧肢体瘫痪 8 个月，伴小便不通 1 个月，一个月前出现急性胃肠炎，便秘和腹泻交替，伴有小腹胀满，小便不通，尿血，不能自行排尿，先后三次导尿，尿管拔出则症状依旧，需依赖尿管导尿。大便干结难解，精神差。舌红苔干脉细。诊断：①中风—中经络，②癃闭。处方：黄芪 50 g，生地黄 15 g，赤芍 15 g，桃仁 10 g，火麻仁 15 g，车前子 15 g，王不留行 10 g，蒲公英 15 g，升麻 5 g，柴胡 10 g，木通 10 g，给予 6 剂，每日 1 剂，水煎服，1 周后复诊上证明显减轻，尿量增加，大便通畅，治疗在上方的基础上减少黄芪至 40 g，加党参 30 g、牛膝 10 g、川楝子 15 g、荔枝核 15 g，去掉蒲公英、火麻仁和桃仁，3 剂中药后拔尿管，能自行排尿。但患者自觉排尿疼痛，尿血，舌红苔白，脉细，在上方的基础上加白茅根 30 g、栀子 10 g，6 剂中药后患者精神好转，排尿通畅，无尿痛、尿血。至今未复发。

【歌括】提壶揭盖芪公英，地芍桃麻车留行。
升麻柴胡川木通，癃闭因虚效力弘。

（肖莉整理）

补肾止遗汤（遗尿）

【组成】桑螵蛸 10 g，刺蒺藜 10 g，益智仁 10 g，芡实 10 g，莲须 5 g，生牡蛎 30 g（先煎），龙骨 30 g，远志 5 g，白果 10 粒。

【功效】补肾益精，缩尿止遗。

【主治】肾虚遗尿。尿频，遗尿，舌淡，脉细弱为证治要点。

【组方原理】遗尿亦作“遗溺”，是指 3 岁以上的小儿在睡眠中不知不觉地将小便尿在床上，又称尿床。“膀胱寒虚，轻者为遗尿，重者为不禁……不知而尿出，谓之遗尿。”《灵枢·九针论》：“膀胱不约为遗溺，下焦溢为水。”

《医宗金鉴·杂要心法要诀·小便闭癃遗尿不禁总括》："膀胱热结为癃闭，寒虚遗尿与不禁。"中医认为：肾为先天之本，源于父母，包括肾精、肾气。肾藏精，主发育、生殖、生髓、通脑。肾与膀胱相表里，肾阳气足可温煦膀胱、行气利水，膀胱固摄有权，开合有度；肾气不足则膀胱虚寒，不能约束水液，以致小便频数或遗尿不止。故有"下焦竭则遗溺失禁"之说。沈师指出：儿童遗尿，多为先天肾气不足，下元虚冷所致。肾与膀胱之气俱虚，不能制约水道，因而发生遗尿。舌淡，脉细弱，均为肾气不足之象。补肾止遗汤主治肾虚遗尿。方中刺蒺藜甘温，补肾固精；益智仁辛温，温补脾肾，固精气，缩小便；桑螵蛸甘咸平，补肾固精止遗，共为君药。芡实、莲须、龙骨、牡蛎、白果俱能固涩止遗为臣；远志安神定志，且通肾上达于心，从而心肾相交为使。诸药合用，温肾祛寒，使下焦得温而寒去，膀胱之气复常，约束有权，使溺频遗尿而愈。

【加减运用】腰膝酸痛，可加杜仲、续断以补肾壮腰；大便溏泄者，加菟丝子、五味子以补肾固涩。

【病案举例】伍某，女，5岁，早产儿，遗尿4年，轻则数夜遗尿一次，重则每夜遗尿一至二次，白天疲劳，天气阴雨时易发生，四肢不温，大便溏，舌淡苔白，脉细。中医诊断：遗尿（肾虚失摄），以"补肾益精，缩尿止遗"为大法，予补肾止遗汤加减，方药：桑螵蛸5 g，刺蒺藜5 g，益智仁5 g，芡实5 g，莲须3 g，生牡蛎10 g（先煎），龙骨10 g，远志5 g，白果5粒，五味子3 g，茯苓5 g。水煎服，每日1剂，复煎，分2次早晚服。服药7剂后遗尿消失，未再复诊，2月后因进食生冷食物后遗尿再发，守上方去五味子续服14剂而愈。

【歌括】补肾止遗螵蛸入，蒺藜牡蛎与龙骨。
固精缩尿益智仁，芡莲远志白果煮。

（彭景钦、黄东彬、谭金华整理）

《第六部分》

外科疾病验方验案

化痰散结方（瘰疬）

【组成】 生地黄 30 g，玄参 15 g，生牡蛎 30 g（先煎），川贝 6 g，桔梗 5 g，羌活 6 g，夏枯草 15 g，防风 10 g，甲珠 10 g，两面针 15 g。

【功效】 滋阴降火，化痰散结。

【主治】 瘰疬属阴虚内热痰结者。

【组方原理】 瘰疬，即淋巴结核，中医也称之为老鼠疮，是体现于肌表的毒块组织，由肝肺两方面的痰毒热毒凝聚所成。多在颈部一侧或双侧长出疙瘩，逐渐长大，不痛不痒，推之滑动，无明显压痛，如身体抵抗力低则逐渐增大，皮肤发红变紫，最终破溃流水样脓液并排出黄浊色干酪样脓液。反复溃烂，部分患者可有低热、盗汗、食欲不振、消瘦等全身中毒症状。

沈师认为，瘰疬的成因，不离于痰，“痰生百病形各色”，由于阴虚火盛，炼液成痰，痰阻经络则筋缩成核。生地黄、玄参滋阴凉血清热；川贝、生牡蛎、甲珠软坚散结；羌活、夏枯草、防风解毒消肿。本病在治疗上以化痰软坚为主，配合滋阴凉血，解毒消肿，使病祛而不留伏邪。

【病案举例】 王某，女，44 岁，干部，因左颈部淋巴反复肿大 2 年，加剧 1 月，于 1988 年 12 月 1 日就诊。患者于 2 年前左颈部出现两个黄豆大肿核。不痛，一年后肿核增大，发红疼痛，在本院外科诊断为颈淋巴结核，服用雷米封等药，好转，但屡肿、屡破、屡消，近 1 周来肿核更大，红肿疼痛，伴口干，烦躁，大便干。查体：T：38.5℃，心肺（－），左颈部肿块约 5cm ×

3cm，坚硬掀红，拒按。颈活动受限，舌红、苔薄白，脉弦细。中医诊断为瘰疬。证属阴虚内热，痰火凝结，治则：滋阴降火，化痰散结。方药：生地黄30 g，玄参15 g，生牡蛎30 g（先煎），川贝6 g，桔梗10 g，羌活6 g，夏枯草15 g，防风10 g，甲珠 10 g，两面针15 g，水煎服，每日1剂，7剂。复诊：症状明显好转，肿块缩小、渐软，守原方去羌活、生牡蛎、两面针，加麦冬、花粉、昆布、海藻，7剂。肿块明显缩小如蚕豆大，守上方服药1月。病痊愈。随访2年无复发。

【歌括】沈氏化痰散结方，消瘰三味桔羌防。
枯甲两面生地黄，瘰疬阴虚火偏旺。

（陈静蕊、赵安斌、黄春荣、李恩庆整理）

补中理疝汤（腹外疝）

【组成】升麻5 g，柴胡10 g，白术10 g，茯苓10 g，党参15 g，南芪50～100 g，炙甘草5 g，当归10 g，白芍20 g，山茱萸20 g。

【功效】补中益气，升阳举陷。

【主治】腹外疝属中气下陷证者。

【组方原理】腹外疝是腹部外科最常见的疾病之一，并以突出的解剖部位命名，其中以腹股沟疝发生率最高，占90%以上，股疝次之，占5%左右，较常见的腹外疝还有切口疝、脐疝和白线疝。按疝内容物的病理变化和临床表现，腹外疝按疝的内容物能否回纳可分为易复性疝、难复性疝；按疝的内容物有无血循环障碍可分为嵌顿性疝、绞窄性疝。腹外疝是疝的一种。腹外疝是由腹腔内的脏器或组织连同腹膜壁层，经腹壁薄弱点或孔隙，向体表突出所形成。腹外疝有易复性、难复性、嵌顿性、绞窄性等类型。这里介绍沈教授治疗易复性疝的经验。易复性疝患者少腹部有可复性包块，平卧后，包块还纳入腹腔，阴囊包块消失，压住内还口站立后包块不再脱出。可伴有乏力、纳差、寐差、低热等症状。

气虚下陷，清阳不升，而发疝气。治宜补益脾胃中气，升提中阳，举其下陷。方中党参、白术、茯苓补气健脾，助阳气生化之源；当归养血，气虚日久血必虚；炙甘草补气健脾兼调和诸药。南芪又名五指毛桃、土黄芪等，补气健脾而无温燥之性，为临床所常用。

【加减运用】舌红者，去当归，加白芍；不寐者，加夜交藤 10 g；不寐甚者，再加炒枣仁 10 g、远志 5 g、知母 10 g、首乌 10 g；咽喉红且不适者，加玄参 10 g、桔梗 5 g、浙贝 10 g；手足冷、面热者，加知母 10 g、地骨皮 10 g；心烦不寐者，加灯芯草 5 个。

【病案举例】钟某，男，45 岁。2006 年 1 月 11 日初诊：近日左侧少腹站立时可触及异物，活动性良好，平卧时可回纳，站立时有牵拉痛，睡眠甚差，舌红苔薄，脉细。中医辨证：腹外疝，治以补中益气开阳举陷之法。处方：升麻 5 g，柴胡 10 g，白术 10 g，茯苓 10 g，南芪75 g，炒枣仁 10 g，远志 5 g，夜交藤 30 g，知母 10 g，炙甘草 5 g，首乌 10 g，7 剂。2006 年 1 月 18 日二诊：患者症状稍有缓解，咽喉不适，舌红苔白，脉细弦。处方：升麻 5 g，柴胡 10 g，白芍 10 g，茯苓 10 g，党参 15 g，南芪 75 g，炒枣仁 10 g，远志 5 g，玄参 10 g，桔梗 5 g，浙贝 10 g，7 剂。2006 年 1 月 25 日三诊：患者手足冷，面热，睡觉易醒，常遗精，舌红苔白，脉弦。处方：升麻 5 g，柴胡 10 g，白术 10 g，茯苓 15 g，防风 10 g，党参 15 g，南芪 75 g，远志 5 g，夜交藤 30 g，知母 10 g，地骨皮 10 g，灯芯 5 个，10 剂。2005 年 2 月 9 日四诊：患者症状明显缓解，自觉疝气消失，仍面烘热，睡眠改善，舌淡红苔薄白，舌边有齿印，脉细弦。处方：守上方，加玄参 10 g，7 剂后，诸症均消除。

【歌括】补中理疝升柴芪，四君归芍山茱萸。
益气举陷升中气，腹外疝气服之宜。

（于斌、景丽俊整理）

散风通痹汤（风湿热痹）

【组成】羌活 10 g，川芎 10 g，白芍 15 g，赤芍 15 g，防风 10 g，知母 10 g，茯苓 15 g，天麻 10 g，丹参 15 g，杜仲 15 g，寄生 15 g，桑螵蛸 10 g，桂枝 5 g。

【功效】祛风湿，益肝肾，养血清热。

【主治】风湿热痹。见关节红肿热痛。

【组方原理】在《素问·痹论》中有“风寒湿三气杂至，合而为痹也”之说。痹证是由于风、寒、湿、热等邪气闭阻经络、气血凝涩不行之意，导致肢体筋骨、关节、肌肉等处发生疼痛为主证，或兼感重着、酸楚、麻木，或关节屈伸不利、僵硬、肿大、变形等症状的一种疾病。凡是由于风、寒、湿、热等外邪侵袭人体，闭阻经络，气血运行不畅所导致的，以肌肉、筋骨、关节发生酸痛、麻木、重着、屈伸不利或关节肿大等为主要临床表现的病症均属痹症范畴。痹症的发病一般比较缓慢，部分患者可能开始有发热汗出、口渴、咽喉肿痛、全身不适等症状，继之出现关节疼痛症状，其疼痛或呈游走性或长期固定在一处，或刺痛，或麻木，或肿胀。痹症往往呈渐进型或不规则的发作型，在反复发作期间，部分患者可见到隐疹，渐进型多发生于关节的隆突部位，大如麻豆，坚硬，不易消散，无触痛；不规则的发作型多发于四肢内侧及躯干部，为淡红色不规则环状圈，时隐时现，病久则可见骨节僵硬变形、疼痛、肌肉萎缩或筋脉拘急牵引等症状。现代医学的风湿性关节炎、类风湿性关节炎、反应性关节炎、肌纤维炎、强直性脊柱炎、痛风、增生性骨关节炎等病证，可按痹证辨证治疗。

痹者，闭也。痹证以寒证为多，热痹也不少见，也有风寒湿痹化热者，《类证治裁》所谓“寒湿风郁痹阴分，久则化热攻痛”。南方多湿热，湿热之邪滞留肢体筋脉日久，关节、肌肉、经脉闭阻，不通则痛，风邪乘势侵袭，则疼痛游走不定，或局部疼痛恶风。治宜祛风湿，清热养血。方中羌活、防风、茯苓祛风湿；川芎、白芍、赤芍、丹参养血；所谓“治风先治血，血行风自灭”。痹证多发于老年人，而老年人多肝肾亏虚，杜仲、寄生益肝肾；知母清热养阴津；天麻通经活络，兼除湿热。桑螵蛸收湿止痛，少加桂枝反佐以通阳化湿，诸药合用，疗效较为满意，临床用此法治验较多，对于闭阻较甚痛剧者，可酌加虫类药如全虫、土鳖虫等，透骨搜风；久痹伤气，正气不足者，加黄芪 20 g，重在补气，宗补阳还五之意，气为血之帅，气行则血行。

【加减运用】热痹甚者，加桑枝 15 g、丝瓜络 10 g、地龙 10 g；下肢湿热甚者，合四妙散；上肢热痹甚者，加金银花藤 20 g、连翘 10 g；肾阳力亦不足者，加益智仁10 g；舌红，口干者，加葛根 15 g；痛甚者，加全虫 5 g、细辛 3 g；兼肿者，加桂枝 10 g、白茅根 30 g；舌淡苔白者，加黄芪 20 g。

【病案举例】郑某，女，73 岁。2006 年 1 月 12 日初诊，头项痛多日，右手臂麻痹，右胸痛，双下肢关节疼痛难忍，不能步履，入夜难眠，膝踝关节局部明显红肿灼热，小腿浮肿，舌红苔黄，脉细数。因年老，加之起居不慎，感受邪气，郁阻脉络，气血运行受阻，久而化热，中医辨证属热痹，治以疏风清热麻痹之法。处方：羌活 10 g，川芎 10 g，白芍 15 g，赤芍 15 g，防风 10 g，知母 10 g，益智仁 10 g，茯苓 15 g，天麻 10 g，丹参 15 g，杜仲 15 g，寄生 15 g，桑螵蛸 10 g，葛根 15 g，7 剂。2006 年 1 月 19 日二诊：双膝关节疼痛明显减轻，肿胀减半，舌红苔白，脉细。处方：守上方，加全虫 5 g、细辛 3 g。2006 年 2 月 16 日三诊：双膝关节痛大减，仍有右项肩至臂痹，舌淡苔薄，脉细弦。处方：全虫5 g，细辛 3 g，羌活 10 g，防风 10 g，赤芍 15 g，白芍 15 g，川芎 10 g，杜仲 15 g，丝瓜络 10 g，地龙 10 g，老桑枝 15 g，黄芪 20 g，7 剂后，诸症基本消失。

【歌括】 散风通痹芎二芍，苓桂羌防桑螵蛸。
麻知丹参寄杜仲，热痹服之乐逍遥。

（于斌、景丽俊整理）

宣痹通络方（痹证）

【组成】 柴胡 15 g，桂枝 5 g，葛根 15 g，白芍 15 g，防风 10 g，秦艽 10 g，羌活 10 g，老桑枝 15 g，甘草 5 g，大枣 10 g，生姜 3 片。

【功效】 疏风通络，清热宣痹。

【主治】 肢体关节疼痛、肿胀，或游走不定，不拘上、下、左、右肢体关节，病或数时，或一二日，或三五天，急性期者亦红亦肿，触之热感，恶风或恶寒，舌质红，苔白，脉多浮紧，也可沉紧。

【组方原理】 类风湿性关节炎（RA）是一种病因尚未明了的慢性全身性炎症性疾病，以慢性、对称性、多滑膜关节炎和关节外病变为主要临床表现，是一种常见的自身免疫性疾病，主要影响人体可动性关节，特别是关节滑膜的慢性、持续炎症性增殖形成血管翳，对骨质和关节造成不可逆的破坏，类风湿性关节炎发作的形式多种多样，大部分病例关节痛和晨僵可缓慢发作数周至数月，一个或多个手的小关节、腕、肩、和（或）跖趾关节最先累及，不适、乏力、偶有低热并可伴有骨骼肌的不适。关节肿胀、压痛，呈多关节和对称性累及，属于中医的“痹证”的范畴。

《黄帝内经》指出，“所谓痹者，各以其时，重感风寒湿之气也”，“风、寒、湿三气杂至，合而为痹”。而《金匮要略》作出了更为详尽的描述：“风湿相搏”，“汗出当风或久伤取冷”，“汗出入水中”，“身劳汗出，衣里冷湿，久久得之”是导致痹证发生最常见的外因。患者坐卧当风，久居湿地，涉水冒寒、遭受雨淋等感受风寒湿气都可诱发痹证。除了风、寒、湿这三种常见原因外，感受风热之邪、温热之邪、风寒湿郁久化热又可引起热痹。故沈师方中柴胡疏畅气机，桂枝解肌发表、温通经脉，葛根、白芍清热生津润燥、止痛，防风、秦艽、羌活、老桑枝通络止痛、疏风祛湿，生姜加强温经之功。全方共奏疏风祛湿、清热宣痹之功。

【加减运用】 若寒证明显者加制附子 10 g、干姜 10 g、细辛 5 g，温阳通经以强化祛寒湿之功；若热证明显者加石膏 30 g、知母 10 g，加强清热之力。

【病案举例】 魏某，女，54 岁。患者2008 年12 月3 日初诊，主诉反复多关节肿痛 3 月余。以右腕关节起病，局部肿胀、疼痛，活动受限，后全身多关节对称性受累，晨僵 2 ~ 3 小时，自觉全身乏力、气短、背部发冷、手足冷。查体：肿胀关节为双手第 2、第 3、第 4 近端指间关节、双腕、双膝、双踝，舌体麻木，舌红苔白，脉弦细。实验室检查：类风湿因子 189IU（正常值 0 ~ 30IU）抗 CCP 抗体阳性。西医诊断：类风湿性关节炎；中医辨证：痹证。治疗以疏风通络、清热宣痹为主，中药用自拟方“宣痹通络方”加减，药物有柴胡 15 g，桂枝 5 g，葛根 15 g，白芍 15 g，防风 10 g，秦艽 10 g，羌活 10 g，老桑枝 15 g，甘草 5 g，大枣 10 g，生姜 3 片，用药过程中可随症加减变化，每日 1 剂，复渣再煎，分 2 次早晚服用。连续服药 10 余剂，关节疼痛明显减轻，乏力、气短、手足冷、背部冷症状消失，带药出院继续调理巩固疗效。

【歌括】 宣痹通络桂枝汤，艽羌桑枝柴葛防。
疏风通络除热痹，扶正祛邪两不忘。

（王敏、李恩庆整理）

荣经止痹方（肢端麻木）

【组成】黄芪 30 g，细辛 10 g，当归 10 g，川芎 10 g，桂枝 10 g，白芍 10 g，大枣 12 枚，甘草 10 g。

【功效】益气活血，通络止痹。

【主治】四肢麻木，冷痛，皮肤发凉感，舌质淡黯、苔薄白，脉细弱。

【组方原理】本方治疗由于多种原因所致的末梢神经炎。西医对该症的治疗以对症用药为主，常用药物如下：维生素 B_1、维生素 B_6，维生素 B_{12}、维生素 C，芦丁片，甲钴铵等。西医认为该病尚属疑难病，缺乏肯定疗效，相对来说，效果不好，而且副作用较多。中医将本病辨为“痹病”范畴。本证认由于气血不足，经脉失养，四肢末端出现四肢麻木，冷痛，皮肤发凉感。舌质淡黯、苔薄白，脉细弱可资气血不足之证。治疗上用桂枝汤调和营卫，当归补血汤补益气血；细辛、川芎通络止痹。

【病案举例】某女，56 岁，头晕，双下肢发凉感 1 月余。患者于 1 个月前逐渐出现头晕，起身为甚，双下肢发凉感，运动增加后头晕加重，肢体发凉感，纳差，神疲，面色萎黄，舌质淡黯、苔薄白，脉细。入院后肌电图：末梢神经炎改变。排除糖尿病。沈师辨为痹病，辨证为气血不足、经脉不畅。

治疗上黄芪 30 g，细辛 10 g，当归 10 g，川芎 10 g，桂枝 10 g，白芍 10 g，大枣 12 枚，甘草 10 g，每日 1 剂，每日 2 次，水煎服。连续 4 周后症状消失，查体无异常。沈师认为本例患者，由于气血不足，不能荣于经脉，经脉失养，出现肢体发凉感，由于气血不足，不能上荣于头面部，故出现头晕；中焦脾虚，运化无力，气血生化无源，则纳差、神疲；气血亏虚，不能上荣于面则面色萎黄。用此方可以益气活血、通络止痹。由于患者素体虚，故治疗 4 周后疗效明显。

【歌括】荣经止痹治痹病，黄芪当归与细辛。
桂芍川芎与大枣，益气活血通络灵。

（吕小亮、谭金华整理）

蠲痹通络汤（历节风）

【组成】苡仁 30 g，金银花藤 30 g，连翘 15 g，制川乌 10 g，防风 10 g，防己 10 g，豨莶草 10 g，细辛 3 g，杜仲 15 g，老桑枝 15 g，赤芍 15 g，苍术 10 g，黄柏 10 g，牛膝 10 g。

【功效】清热利湿，活血通络。

【主治】表现为肌肉关节红肿热痛，上肢尤其是手指关节肿大，疼痛，屈伸不利，下肢关节肿胀，酸软乏力，严重者关节畸形，活动受限。四肢沉重酸麻感，舌质红苔黄，脉滑数。

【组方原理】类风湿性关节炎属于中医“痹证”、“历节病”等范畴。痹证是由于风、寒、湿、热等外邪侵袭人体，闭阻经络，气血运行不畅所导致的，以肌肉、筋骨、关节发生酸痛、麻木、重着、屈伸不利，甚或关节肿大灼热等为主要临床表现的病证。《素问·痹论》认为：“风寒湿三气杂至，合而为痹。有因卫阳虚疏、风邪入络而成；有因湿热伤气或入血络而成；有暑伤正气湿热入络而成；有风湿肿痛而成；有气滞热郁而成……”《金匮要略·热痹》论：“热痹者，闭热于内也，脏腑经络，先有蓄热而复遇风寒湿气客之，热为寒郁，气不得通，久之寒亦化热，则瘴痹熇然而闷也。痹在于骨则重、在于脉则血凝而不流、在于筋则屈不伸、在于肉则不仁，痹入藏者死，其留连筋骨间者疼久、其留皮肤间者易已……”借鉴前人论述和近代文献，现在多将痹证中已发生关节肿大、僵直、麻木、屈伸不利、畸形和骨质改变等症状者，统称为“尪痹”，其中以类风湿性关节炎最为多见。沈师认为尪痹的形成主要为风寒湿热邪痹阻经脉，气血不行，又不能随时祛散，故久而成痹。病理性质偏实，活动期多表现为热毒蕴结。治疗上则采用祛风除湿清热、舒筋活络、消肿解毒之法，并针对不同证型施于变则。

沈师拟定的蠲痹通络汤主要针对“尪痹”中的湿热阻络证型而设，结合岭南地区多湿多雨的气候特点，湿热之邪蕴结于经络关节，气血运行不利，阻塞不通而发为关节红肿热痛、酸胀麻木。本方以金银花藤、苡仁和连翘通经活络、清热解毒为主药；防风、防己祛风胜湿、解痉止痛；黄柏、苍术祛风燥湿；制川乌、细辛祛风除湿、通络止痛；杜仲强筋骨、通经络为辅药；

赤芍、生地活血通经、消散瘀血为佐药；老桑枝祛风通络，通利关节善走上肢，引药上行；牛膝活血祛瘀通经，补肝肾强筋骨善走下肢，引药下行，二药又为使药。诸药合用，湿热得清，经络宣通，尪痹之证自除。

【加减运用】上肢关节肿痛为主加生麻黄 5 g、羌活 10 g；下肢关节肿痛为主加独活 10 g、寄生 15 g。

【病案举例】张某，男，67 岁，患有类风湿性关节炎已经有 8 年的历史，于 2004 年 10 月 13 日开始经人介绍接受沈师给予辨证治疗。患者临床表现为手指关节肿大，屈伸不利，双侧下肢皮肤变黯红，肌肉瘦削如干柴状，变硬 1 年余，双侧前臂外侧出现皮疹，长期服用金鸡纳及类固醇激素，平素便秘，舌红苔黄干，边有瘀斑，脉弦。西医诊断为：①类风湿性关节炎；②硬皮病。中医辨证："尪痹"，给予蠲痹通络汤煎服，处方如下：苡仁 30 g，金银花藤 30 g，连翘 15 g，制川乌 10 g，防风 10 g，防己 10 g，豨莶草 10 g，细辛3 g，杜仲 15 g，老桑枝 15 g，赤芍 15 g，苍术 10 g，黄柏 10 g，牛膝 10 g，象皮 15 g。2 周后症状减，继用至 2005 年 2 月 23 日，症状明显好转，手指关节活动自如，双下肢皮肤颜色变淡，查类风湿因子降至正常，嘱其再用药 20 余剂以巩固疗效。患者已移居加拿大，2011 年回国时专程来广州访沈师，病已痊愈。

另外沈师在本病的治疗过程中积极配合外治法，取得了较为满意的效果。由于本病的发病部位多位于四肢关节，应用外治法较为方便，常用方法如熏、洗、贴、拔罐、离子导入、红外线加热、微波等。沈师常用经验方如下：当归 10 g，白花蛇舌草 30 g，夏枯草 30 g，紫花地丁 15 g，青天葵 15 g，红花 10 g，桃仁 10 g，赤芍 15 g，金银花藤 30 g，连翘 15 g，苦参 15 g，地肤子 15 g。煎液外洗配合使用，能增强疗效，加速好转。全方既可驱在表之风，又能化在里之湿，诸药合用有活血止痛、散结消肿之功效。

【歌括】蠲痹通络苡仁藤，加翘乌己辛莶风。
杜芍苍柏川牛膝，老桑枝合尪痹经。

（周永红整理）

散结祛痘方（肺风粉刺）

【组成】生地黄 15 g，赤芍 15 g，金银花 15 g，连翘 15 g，浙贝 10 g，夏

枯草 15 g，牛蒡子 10 g，甘草 5 g，蝉衣 5 g。

【功效】凉血活血，祛风散结。

【主治】肺风粉刺。

【组方原理】肺风粉刺是发于颜面、胸、背部的一种毛囊皮脂腺的慢性炎症性皮肤病。因发疹如刺，挤压后可见头部呈黑色，体部呈黄白色透明状粉汁，故称之为肺风粉刺。相当于西医所指的痤疮，其基本临床特征为颜面、胸背皮肤散在性粉刺、丘疹、脓疱、结节及囊肿等皮损，伴有皮脂溢出。该病好发于青春期，是皮肤美容科最常见的病种之一，多发于青春期，又叫青春痘、酒刺、面皰、粉刺、暗疮。人群中约有 80% ~90% 的人患本病或曾经患过本病，发生的因素多种多样，但最直接的因素就是毛孔堵塞。古代医家对于肺风粉刺形成的认识基本一致，即由肺经风热、血热郁滞而生成，如《诸病源候论·面疱候》："面疱者，谓面上有风热气生疱……"《外科正宗·肺风粉刺酒皶鼻》："肺风、粉刺、酒皶鼻三名同种。……总皆血热郁滞不散……"《外科大成·肺风粉刺》："肺风由肺经血热郁滞不行而生酒刺也。"《医宗金鉴·外科心法要诀·肺风粉刺》："此证由肺经血热而成。……"辨证论治主要从肺热、血瘀入手。现代医家多认为，肺经蕴热，外感风邪，邪热犯于肌肤，上熏头面而发；或因过食肥甘，脾胃受纳运化失常，湿热内生，溢于肌肤；又或脾失健运，水湿内停，郁久凝结成痰，气血凝滞肌肤；女性经前发疹或皮疹加重，又与冲任不调、气血失和有关。沈师秉承古今医家的理论，临证多从风热血热入手，但是在遣药方面很注意技巧。沈师认为：①肺风粉刺以顽固性粉刺、丘疹等实质性皮损突兀颜面、胸背，其实质是积聚之风、热、淤、痰等一种或多种邪气，故治疗以"散"为大法，包括凉血散结、活血散结、疏散风热而散结等；②肺风粉刺以头面、颈项部或胸背部受累，其病位居上，宜疏散而不可太过苦寒攻伐，唯恐上位邪热未去，中焦脾胃正气却受损，因此，不主张用黄芩、栀子等大苦大寒之品。临证以生地黄、赤芍凉血活血而散结，凉而不留邪；金银花清热而不伤正，连翘、牛蒡子、蝉衣疏散头面部郁积之风热，浙贝、夏枯草行瘀散结，甘草合众药，方组药味虽简，力道却专，因此施用于临床，每能收良效。

【加减运用】较多红斑皮疹者，加白茅根 30 g、桑白皮 15 g、青蒿 15 g；大便干者，加枳壳 10 g、大黄 6 g；皮脂分泌较多者，加泽泻 10 g、龙胆草 6 g；痛经或经血色黑有块者，加芍药 10 g、当归 10 g；结节、囊肿较著者，加鱼腥草 15 g、山楂 15 g；瘢痕较著者，加红花 5 g、桃仁、乳香和没药各 10 g。

【病案举例】卢某，女，33岁，2010年6月4日初诊。患者颜面部丘疹10余年，偶有瘙痒。查体：颜面部散在分布粟粒大小粉刺、丘疹、丘疱疹、脓疱，基底潮红，舌红苔薄，脉细。西医诊断：痤疮；中医诊断：肺风粉刺（风热血热）。治疗原则：凉血活血、祛风散结。药用：生地黄15 g，赤芍15 g，金银花15 g，连翘15 g，浙贝10 g，夏枯草15 g，牛蒡子10 g，甘草5 g，蝉衣5 g，予7剂，同时嘱患者避免喝酒、咖啡、辛辣刺激与油炸的食品，饮食应清淡，多吃水果蔬菜，保持大便通畅。7剂后症状有缓解，守上方加玄参10 g、花粉10 g，继续服用7剂，症状明显缓解。继用7剂，病情基本控制。

【歌括】沈氏祛痘有妙方，地芍银翘清热良。
浙贝夏枯散淤结，牛子蝉衣甘草襄。

（谭金华整理）

疏肝玉荣汤（肺风粉刺）

【组成】丹皮10 g，栀子10 g，柴胡10 g，当归10 g，生地黄15 g，赤芍15 g，薄荷5 g（后下），益母草15 g，夏枯草15 g，茯苓10 g，白术10 g，七叶一枝花20 g。

【功效】疏肝健脾，养血清肝。

【主治】肝郁脾虚，血虚火旺。

【组方原理】肺风粉刺，形成原因有很多，但各型均与肝郁有或多或少的关系：肝气郁结，肝郁乘脾，气机紊乱，火热上泛而形成粉刺；反过来，粉刺的存在，又会造成患者的心理负担，即导致肝气郁结。正所谓“郁而致痤，痤亦致郁”。因此，疏肝解郁法在肺风粉刺的临床治疗上有着很重要的地位，或是以疏肝解郁为治疗大法，或是在其他治疗的基础上适当加用疏肝解郁的药味，也能提高临床疗效。本方即丹栀逍遥散加味方。方中柴胡、赤芍疏肝解郁，当归、生地黄养血，丹皮、栀子、夏枯草清肝火，茯苓、白术健脾，此病多与经期有关，故用益母草调经活血，薄荷辛散热邪，兼有“火郁发之”之意，七叶一枝花，又名重楼、重台、铁灯台、蚤休、草河车等，性味苦寒，能清热解毒、消肿止痛，为治疗疖肿痈疔的有效药物，治疗痤疮亦为必用之品，药房均有，但以鲜品为佳，此外尚可捣烂外敷治疗腮腺炎及毒蛇咬伤等。

【加减运用】脓点明显者，加金银花 15 g、连翘 15 g；热毒盛者，加紫花地丁 20 g、野菊花 10 g、紫背天葵 10 g；咽痛者，加蝉衣 5 g、玄参 10 g；热毒甚者，可加石膏 30 g、黄芩 10 g。

【病案举例】陈某，女，26 岁。2006 年 2 月 23 日初诊：面部痤疮近 8 年。经期加重，一般三到四天可自行缓解，发于面部、背部、下颌、双颊，色红，部分为小疱，少许成脓结痂，大便常，尿黄，纳常。伴有头晕、体热、大便干结等症，舌红苔白舌边齿痕，脉弦略数。此为肝脾不调、湿热郁结、热毒外溢所致。拟疏肝玉荣汤加减，处方：丹皮 10 g，栀子 10 g，柴胡 10 g，当归 10 g，生地黄 15 g，赤芍 15 g，薄荷 5 g（后下），益母草 15 g，夏枯草 15 g，茯苓 10 g，白术 10 g，苦参 10 g，蝉衣 5 g，七叶一枝花 20 g，7 剂。2006 年 3 月 2 日，近日感冒声音嘶哑，面部痤疮未减，自觉服上药后有热气，咽痛，口干，月经适来，舌红苔白干，脉弦数。处方：桑叶 10 g，杭菊花 10 g，北杏仁 10 g，桔梗 5 g，浙贝 10 g，牛蒡子 10 g，蝉衣 10 g，薄荷 5 g（后下），连翘 15 g，夏枯草 15 g，苦参 10 g，玄参 10 g，黄芩 10 g，七叶一枝花 20 g，7 剂。2006 年 9 月 3 日，旧疹减退，有少量新红疹生，舌红苔薄白，脉弦细。处方：生石膏 15 g（先煎），知母 10 g，竹叶 10 g，北沙参 15 g，麦冬 10 g，生地15 g，玄参 10 g，连翘 15 g，金银花 15 g，甘草 5 g，夏枯草 15 g，七叶一枝花 20 g，7 剂。2007 年 3 月 23 日，面部痤疮渐有脓点，色略退。上方再加减治疗 1 月，疮色明显变淡、数量明显减少，无脓，无其他不适，皮肤颜色基本恢复正常，而且头晕、体热、大便干结等症状亦随之消失。

【歌括】疏肝玉荣消粉刺，蚤夏益母荷丹栀。
苓术柴芍归生地，脾健肝疏求本治。

（于斌、景丽俊整理）

清营解毒方（白疕）

【组成】水牛角 30 g，生地黄 15 g，赤芍 15 g，丹皮 10 g，银花藤 30 g，连翘 15 g，蒲公英 15 g，紫花地丁 15 g，青天葵 10 g，野菊花 15 g，地肤子

15 g，防风 10 g，苦参 10 g。

【功效】清营凉血，解毒疏风。

【主治】白疕。

【组方原理】中医学之“白疕”即现代医学之银屑病，俗称牛皮癣，又有松皮癣、干癣、顽癣、白疕风、蛇风等病名，以“肤如疹疥，色白而痒，搔起白皮”得名。隋《诸病源候论》云：“干癣但有匡郭，皮枯索痒，搔之屑出是也。”清初《外科大成》“白疕”候：“皮肤燥痒，起如疹疥而色白，搔之屑起渐重肢体枯燥坼裂，血出痛楚，十指间皮厚而莫能搔痒。”《医宗金鉴》“松皮癣”候：“癣疮，其名有久，一曰干癣，搔痒即起白屑，索然凋枯……五曰松皮癣，状如苍松之皮，红白斑点相连，时时作痒。”临床以红斑、鳞屑为主要皮损，抓损之处可见小的出血点，以丘疹、红斑等反复出现多层银白色干燥鳞屑为特征的慢性复发性皮肤病。男女老幼皆可患病，但以青壮年为多，男性略多于女性，具有一定的遗传倾向，多于冬季发病或加重，夏季则有减轻。由于银屑病是一种慢性疾病，并且累及人群较广，其对患者造成的生活影响很大。瘙痒、鳞屑和可见的斑块是困扰患者的主要问题。因为缺乏长期根治的方法，当前的治疗方法虽然有效，但仍不能令人满意。开发特异、安全、有效的长期治疗方法仍是一个挑战。

《外科正宗》认为白疕“……乃风、热、湿、虫等为患。……此等总皆血燥风毒克于脾、肺二经所致”。《医宗金鉴·外科心法要诀》论其病机“……由风邪客于皮肤，血燥不能容养所致”。见，古代医家在谈到本病的病机，认识是一致的，即“血燥”。沈师在此基础上，结合临床上白疕皮损多以红斑甚至红皮、灼热为特点，主张以卫气营血辨证，回顾以往病例，多以邪入气分、营分为多，故临证施治以清气营分邪气为主，其中以五味消毒饮清气分热毒，以犀角地黄汤清营分热邪，配以地肤子、防风、苦参等疏风止痒、祛湿解毒。

【加减运用】瘙痒明显者，加牛蒡子 10 g、蝉衣 10 g；若热胜伤络而致血瘀者，加丹参 30 g、三七粉 2 g（冲服）；热胜伤阴，加玄参 10 g、麦冬 10 g。

【病案举例】王某，女，53 岁，2009 年 5 月 29 日初诊。患者患银屑病多年，在西医院治疗，反复不断，时轻时重，迁延难愈，遂来中医就诊。查体：双下肢伸侧红斑，皮损因反复搔抓而光亮，尚剩少量白色鳞屑，舌红苔薄黄腻，脉弦细。西医诊断：银屑病；中医诊断：白疕（气营两伤）。治疗原则：清营凉血、解毒疏风。药用：水牛角 30 g，生地黄 15 g，赤芍 15 g，丹参 30 g，银花藤 30 g，连翘 15 g，蒲公英 15 g，紫花地丁 15 g，青天葵 10 g，野菊花

15 g，地肤子 15 g，防风 10 g，苦参 10 g，蝉衣 10 g，三七粉 1 g（冲服），予 14 剂后瘙痒有缓解，继续服用，连续半年后复诊，症状消失。

【歌括】白疕本是顽癣王，清营解毒有良方。
五味消毒苦参翘，防肤犀角地黄汤。

（谭金华整理）

凉血愈癣汤（白疕）

【组成】生地黄 15 g，赤芍 15 g，连翘 15 g，丹参 15 g，蒲公英 15 g，紫花地丁 15 g，青天葵 15 g，丹皮 10 g，竹叶 10 g，玄参 10 g，麦冬 10 g，水牛角 30 g，银花藤 30 g，田七末 3 g。

【功效】清热解毒，凉血养阴。

【主治】银屑病属血热毒盛，阴液耗伤者。

【组方原理】《诸病源候论·干癣候》云："皆由风湿邪气客于腠理，复值寒湿与气血相搏，则气血否涩发此疾也。"沈师认为本病发生外因以风邪为主，兼与寒、湿、燥、毒之邪相兼致病；内因则重在血分，血燥、血热、血虚及血瘀。然燥、虚、瘀无不由热毒入血所致（热毒入血，或耗血致虚，或化燥生风，或炼血成瘀）。"热毒入血，壅滞血络"实为本病之病机重点。沈师指出：无论是风、燥二端，皆由血毒所起。诚如近代夏少农在《中医外科心法》中提出："凡外科及皮肤科中顽固难愈的疾病……其病因皆可称毒。"岭南地区，气候炎热，风湿热毒之邪易侵袭机体，进入血分，耗血伤津，化燥生风，"血分热燥，以致风毒克于皮肤"，肌肤失养而成白疕，久则血液煎熬成瘀，毒瘀互结，愈瘀愈热，愈热愈瘀。沈师强调解毒凉血应贯穿此病治疗的始终，发作日久者应配合活血之品。方中蒲公英、紫花地丁、青天葵、野菊花、银花藤苦寒有清热解毒之功；水牛角清热凉血解毒；生地黄专于凉血养阴，麦冬清热养阴生津，玄参长于滋阴降火解毒，共奏清营凉血、养阴解毒之效；丹皮、赤芍、丹参凉血、活血、散瘀；田七末增强行气活血之力；地肤子清热利湿、祛风止痒；竹叶清心火而解热生津；连翘入营可透热转气。

【加减运用】口干，加天花粉；头晕，加防风。

【病案举例】王某，女，51 岁。主诉手脚散发白疕半年。初起为炎性红色丘疹，约粟粒至绿豆大，后扩大融合成暗棕色斑块，边界清楚，基底浸润不明显，表层覆盖干燥的银白色鳞屑，易于剥离，瘙痒。伴见肩颈痛，外阴长小疱，带下色黄，小便短赤，舌黯红苔少而微黄，脉弦。西医诊断为“银屑病”，中医诊断为“白疕”。证属热毒伤阴型，治宜清热解毒、凉血养阴。方选五味消毒饮合清营汤和/或犀角地黄汤加减。药用：生地黄、赤芍、连翘、丹参、蒲公英、紫花地丁、青天葵各 15 g，丹皮、竹叶、玄参、麦冬各 10 g，水牛角、银花藤各 30 g，田七末 3 g。水煎服，每日 1 剂，共 7 剂。并嘱患者少食辛辣燥热之物、肥甘动风之品。1 周后复诊，自诉服药后肩颈疼痛有所改善，外阴小疱部分消退，皮损处瘙痒减轻，且表层皮屑明显减少。再以上方加野菊花、地肤子各 15 g，口干加天花粉，头晕加防风。此后追踪半年，其外阴小疱消退，皮损大部恢复且颜色变淡，无瘙痒且皮屑量少。

【歌括】凉血愈癣沈氏方，丹芍竹玄麦地黄。
五味消毒角田七，诸癣顽疾服之康。

（陈静蕊、赵安斌、黄春荣、李恩庆整理）

清热泻火汤（口疮）

【组成】生石膏 15 g，生地黄 15 g，玄参 10 g，麦冬 10 g，知母 10 g，黄柏 10 g，赤芍 15 g，栀子 10 g。

【功效】清热解毒，滋阴泻火。

【主治】心脾积热 或阴虚火旺的口疮。

【组方原理】口疮最早见于《黄帝内经》。《素问·气交变大论》说：“岁金不及，炎火乃行……民病口疮。”历代医家对口疮多有论述，亦称口疡、口破、赤口疮，本病在临床上有实证与虚证两类，口疮多因心脾积热，或阴虚火旺，灼伤口腔肌膜，以口腔唇内、颊、舌、齿龈等处肌膜见绿豆大小之溃疡，周围红晕、表面凹陷、灼热疼痛、反复发作为主要表现的疮疡类疾病。西医称为“口腔溃疡”，是一种以周期性反复发作为特点的口腔黏膜局限性溃疡损伤，可自愈，可发生在口腔黏膜的任何部位。以口腔的唇、颊、软腭或齿龈等处的黏膜多见，发生单个或者多个大小不等的圆形或椭圆形溃疡，表面覆盖灰白或黄色假膜，中央凹陷，边界清楚，周围黏膜红而微肿，溃疡局部灼痛明显，具有周期性、复发性、自限性的特征。口腔溃疡又称为复发性阿弗他性口炎、复发性口腔溃疡、复发性口疮。目前，口腔溃疡的病因及致病机制仍不明确。口腔溃疡的诱因可能是局部创伤、精神紧张、食物、药物、激素水平改变及维生素或微量元素缺乏。系统性疾病、遗传、免疫及微生物在口腔溃疡的发生、发展中可能起重要作用。由于病因不明，口腔溃疡的诊断完全是基于病史及临床表现，缺少可作为确诊依据的实验室指标。口腔溃疡预示着机体可能有潜在系统性疾病，如胃肠、血液和内分泌系统的疾病，但临床上大部分患者身体健康，无系统性疾病。

口疮病机多分虚实，以心、脾、肾三经失调为主。明代薛已《口齿类要·口疮》说："口疮，上焦实热，中焦虚寒，下焦阴火，各经传变所致。"上焦实热多因心脾积热相兼，下焦阴火乃肾亏阴虚火旺，中焦虚寒多脾肾阳亏互见。本方主要治疗心脾积热或阴虚火旺的口疮，本方主要是以生石膏为君药，清热泻火、除烦止渴、收敛生肌；生地黄清热凉血、养阴、生津。用于热病舌绛烦渴、阴虚内热、发斑发疹等；玄参清热凉血、泻火解毒、滋阴；黄柏、枳实及知母泻火清热，栀子清心火。

【病案举例】 谢某，女，31 岁，2009 年 12 月 9 日初诊，口腔糜烂反复发作 6 年，舌的双侧及双唇均有大小不一的溃疡点数个，局部疼痛，伴有大便干结，小便短少，舌红、薄黄苔，脉细数。患者是年轻女性，平素性格急躁，心脾积热，上炎口舌而发病，辨证为心脾积热。处方：生石膏 15 g，生地黄 15 g，玄参 10 g，麦冬 10 g，知母 10 g，枳实 10 g，黄柏 10 g，赤芍 15 g，栀子 10 g，共 5 剂，2009 年 12 月 16 日复诊，上症明显好转，舌尖及下唇有两个小的溃疡点，舌红苔薄黄，脉细数。处方：守上方，加竹叶 10 g、灯芯草 3 g。2009 年 12 月 23 日三诊口腔溃疡已基本痊愈，有少许眼睛干涩。舌脉同前。处方守上方，加石斛 10 g，去竹叶。共 3 剂后诸症基本消失，半年后回访未再复发。

【歌括】 清热泻火疗口疮，膏知玄麦生地黄。
柏栀赤芍降相火，虚实两清宜煎尝。

（肖莉整理）

清火愈糜汤（口疮）

【组成】 石膏15 g，生地黄15 g，火麻仁15 g，北沙参15 g，知母10 g，黄柏10 g，玄参10 g，麦冬10 g，枳实10 g，谷芽30 g。

【功效】 滋补肾阴，清泄胃热。

【主治】 口疮属于肾阴不足、胃火炽盛者。

【组方原理】《黄帝内经》云："诸痛痒疮，皆属于火。"《诸病源候论》："手少阴之经也，心气通于舌；足太阴脾之经也，脾气通于口，脏腑热盛，热乘心脾，气冲于口与舌，故令口舌生疮也。"沈师认为，岭南气候温热，酿成人体多阳热体质，故口疮以胃火、肝火居多；阳热内盛必然伤津耗液，致阴津亏虚，少阴不足，阴虚火旺，合胃热上攻，熏蒸腐蚀肌膜而致口疮反复发作，缠绵难愈。正如《景岳全书》所指出的"口疮，连年不愈者，此虚火也"。沈师长期临证中发现，对于初发而少有反复患者，治以清泻实火，单用苦寒清热之品尚可奏效；而对于反复发作，经久不愈的患者，再施苦寒，不顾阴虚之本直折其火，则更伤其阴，不但无功，反而有过，故治疗反复发作的口疮，清胃火同时尚需滋其阴液，以玉女煎去牛膝、熟地加细生地、玄参为基础方壮水以制火，临症进行加减，每获良效。方中石膏合用知母取其直入阳明，清胃火之有余且甘寒而能生津；生地黄取其滋而不腻，凉而不温，滋肾水之不足且能凉血活血；玄参、麦冬合生地清热养阴、凉血滋阴，增液而能行舟；黄柏清热解毒疗疮，知母苦寒而能坚阴；火麻仁润畅通便；枳实下气通腑；北沙参养阴生津；谷芽消食健胃。

【病案举例】 陈某，男，42岁。主诉口疮反复发作5年，近半年加重。5年来患者口疮反复发作，每月至少1至2次，近半年来加重，每1到2周就发作1次，发作时常伴大便不通。现症见舌尖边多个糜烂点及溃疡面，糜烂点色红，溃疡基底面色黄，渗出物少，充血明显，进食时疼痛加重，口干微臭，唇红，纳差，尿黄，大便秘结。舌红苔黄干，脉弦细。西医诊断为"复发性口腔溃疡"，中医诊断为"口疮"。证属少阴不足、阳明有余，治宜滋补肾阴、清泄胃热。方用清火愈糜汤加减。处方：石膏、生地黄、火麻仁、北沙参各15 g，知母、黄柏、玄参、麦冬、枳实各10 g，谷芽30 g。水煎服，每日1

剂。7剂后，溃疡缩小变浅，疼痛减轻，纳食增加，大便通畅，嘱其清淡饮食，避免辛辣炙之品，再以增液汤进行调理，未再复发。

【歌括】 清火愈糜出沈家，地膏知柏麻仁沙。
玄麦枳实生谷芽，养阴泻火效堪夸。

（陈静蕊、赵安斌、黄春荣、李恩庆整理）

泻肝斩蛇汤（蛇串疮）

【组成】 龙胆草10 g，柴胡10 g，黄芩10 g，白花蛇舌草30 g，栀子10 g，板蓝根15 g，茯苓10 g，当归10 g，玄胡索10 g，夏枯草15 g。

【功效】 清热祛湿，泻火解毒。

【主治】 蛇串疮属热毒串络者。

【组方原理】 蛇串疮，出《医宗金鉴》卷六十四，因皮损状如蛇行，故名蛇串疮；因每多缠腰而发，故又称缠腰火丹，也有称火带疮、蛇丹、蜘蛛疮等。清代的《外科大成·缠腰火丹》称此症“俗名蛇串疮，初生于腰，紫赤如疹，或起水疱，痛如火燎”，以成簇水疱，沿一侧周围神经作带状分布，伴刺痛为临床特征。多见于成年人，好发于春秋季节。一般先有前驱症状，经1~3天后，患部发生不规则的红斑，继而出现多数和成簇的粟粒至绿豆大小的丘疱疹，迅速变为水疱，聚集一处或数处，排列成带状，水疱往往成批发生，簇间隔以正常皮肤。疱液透明，5~7天后转为浑浊，或部分破溃、糜烂和渗液，最后干燥结痂，再经数日，痂皮脱落而愈。岩瘤患者或年老体弱者可在局部发疹后数日内，全身发生类似于水痘样皮疹，常伴高热，可并发肺、脑损害，病情严重，可致死亡。一般在发疹的局部，常伴有署核肿痛。皮疹多发生于身体一侧，不超过正中线，但有时在患部对侧，亦可出现少数皮疹。皮损好发于腰肋、胸部、头面、颈部，亦可见于四肢、阴部及眼、鼻、口等处。疼痛为本病的特征之一，疼痛的程度可因年龄、发病部位、损害轻重不同而有所差异。年龄愈大疼痛愈重。部分老年患者在皮疹完全消退后，仍遗留神经疼痛，持续数月之久。本病若发生在眼部，可有角膜水疱、溃疡，愈后可因疤痕而影响视力，严重者可引起失明、脑炎，甚至死亡。若发生在耳部，可有外耳道或鼓膜疱疹、患侧面瘫及轻重不等的耳鸣、耳聋等症状。此外，少数患者还可有运动麻痹、脑炎等。相当于西医的带状疱疹。

本病多为情志内伤，肝郁气滞，久而化火，肝经火毒，外溢肌肤而发；或感染毒邪，湿热火毒蕴结于肌肤而成。年老体虚者，常因血虚肝旺，湿热毒盛，气血凝滞，以致疼痛剧烈，病程迁延。治疗上常以龙胆草清泄肝经郁火，白花蛇舌草、黄芩、栀子、板蓝根加重清热泻火之功，当归配玄胡索以活血止痛，夏枯草消痈散结；茯苓健脾祛湿，兼扶正气，以防大队清热药物苦寒伤胃。

【加减运用】初起红斑疼痛或瘙痒而无水泡时，加蜈蚣一条以搜风通络，水牛角 30 g 以凉血；中期水泡明显者，属湿热蕴肤，加扁豆 10 g、厚朴 10 g、香薷 10 g；后期水泡红斑消失但疼痛不去者，属余毒未清，气滞血瘀，加红花 5 g、莪术 10 g。

【病案举例】王某，女，54 岁，2009 年 7 月 21 日初诊。右侧胸背部红斑水泡伴疼痛 16 天。患者 7 月 5 日于右侧胸胁、背部出现疼痛，痛如电击，7 月 18 日上述部位在红斑基础上出现水泡，在西医院诊断为“带状疱疹”，经口服并静脉注射治疗，水泡日渐变干，但疼痛未减，遂来就诊。查体：右侧背部、腋下、乳房下红斑，结痂。里急，矢气，舌红苔白厚，脉细。西医诊断：带状疱疹；中医诊断：蛇串疮（湿热阻络）。治疗原则：清热泻火、祛湿通络。药用：龙胆草 10 g，柴胡 10 g，黄芩 10 g，白花蛇舌草 30 g，栀子10 g，板蓝根 15 g，茯苓 10 g，当归 10 g，玄胡索 10 g，夏枯草 15 g，厚朴 10 g，扁豆 10 g，香薷 10 g。予 7 剂后局部皮肤恢复如常，但疼痛仍未消失，难入眠，嗳气，舌红苔黄，脉细，遂守原方加陈皮 10 g、法夏 10 g，予 7 剂。三诊时患者诉疼痛缓解，牵拉时偶有痛感，夜寐差，舌红、苔薄，脉细。考虑患者余毒不多，在原方基础上去白花蛇舌草、板蓝根、香薷，加生牡蛎 30 g、夜交藤 30 g，7 剂后症状基本消失。

【歌括】泻肝斩蛇龙胆芩，蛇舌柴栀板蓝根。
茯归延胡夏枯草，泻火解毒疾无痕。

（谭金华整理）

清火屠龙饮（蛇串疮）

【组成】 柴胡 6 g，夏枯草 15 g，黄芩 10 g，栀子 10 g，龙胆草 10 g，生地黄15 g，赤芍 15 g，玄胡索 10 g，车前子 15 g，紫花地丁 15 g，青天葵 10 g，连翘 15 g。

【功效】 清热泻火，祛湿止痛。

【主治】 皮疹红疹灼热，痛如针刺，疱壁紧张，集簇成群，口苦咽干，烦躁易怒，小便短赤，大便干结，舌质红、苔黄或黄腻，脉弦数。

【组方原理】 沈师认为本病的发生主要是由于情志内伤，肝气郁结，郁而化火，肝经火毒，循经外发而成；或饮食不节，脾失健运，湿热内生，蕴湿化热，搏结肌肤而发；或湿热蕴蒸，壅阻肌肤，经络失疏，致使气滞，总之要抓住感受毒邪、湿热内蕴、阻滞经脉这一病机特点，早期治疗当从清热利湿、解毒止痛着手，注意预防后遗神经痛的出现。方药用龙胆泻肝汤加减治之。根据“苦能燥湿，寒能清热”原则，龙胆草上清肝胆实火，下清下焦湿热；夏枯草清泄肝火；黄芩、栀子苦寒泻火；车前子清热利湿；玄胡索、紫花地丁、青天葵、连翘清热解毒；玄胡索行气活血止痛；赤芍凉血活血；肝主藏血，肝经有热，本亦耗伤阴血，加之苦寒燥湿，再耗其阴，故用生地黄滋养阴血，补肝之体以和肝之用；柴胡辛凉，疏解少阳经输，能除肝胆火，是为引诸药入肝胆而兼有火郁发之之用，柴胡的用量颇有讲究，如本方柴胡不可用大量，否则非但不效，且有引火上僭之虞，如普济消毒饮之柴胡亦然，细微之处，不可不详慎。综观全方，泻中有补，利中有滋，共奏清热泻火、祛湿止痛之功。

【加减运用】 发热不适者，加水牛角 30 g、绿豆衣 10 g、银花藤 30 g；口苦咽干者，加麦冬、桔梗各 10 g；大便秘结者，加酒大黄 6 g（后下）；发于头面部者，加杭菊花、桑叶各 10 g。

【病案举例】 陈某，女，37 岁，广东江门人，2008 年 12 月 11 日初诊，患者主诉左侧腰部长出红疹，灼热，痛如针刺，轻触诱发疼痛，粟粒至绿豆大小，疱液清亮，疱壁紧张，集簇成群，部分坏死溃疡，单侧分布呈带状，口苦咽干，大便干结，舌质红、苔黄，脉弦数。西医诊断：带状疱疹；中医辨证：缠腰火丹（肝胆湿热火毒）。治法以清热泻火、祛湿止痛为主，处以自拟方清热泻火祛湿方加减，药物有柴胡 6 g，夏枯草 15 g，黄芩 10 g，栀子 10 g，龙胆草 10 g，生地黄 15 g，赤芍 15 g，玄胡索 10 g，车前子 15 g，紫花地丁 15 g，青天葵 10 g，连翘 15 g。用药过程中根据症状变化加减，每日 1 剂，复渣再煎分 2 次，早晚服用。嘱患者门诊复查，1 周后疱疹结痂，坚持服用半月皮肤色素沉着，干燥，无疼痛。

【歌括】 清火屠龙柴芩龙，夏栀生地芍地丁。
元胡车前天葵翘，毒清热退无遗痛。

（王敏、李恩庆整理）

通栓除痹汤（脉管炎）

【组成】 牛膝 10 g，苍术 10 g，黄柏 10 g，苡仁 30 g，毛冬青 30 g，银花藤 30 g，连翘 15 g，水牛角 30 g，生地黄 15 g，赤芍 15 g，丹皮 10 g，木瓜 15 g，丹参 15 g。

【功效】 清热利湿，凉血通络。

【主治】 脉管炎属湿热痹阻者。

【组方原理】 脉管炎是周围血管性疾病的统称，包括中医的脱疽（血栓闭塞性脉管炎、闭塞性动脉硬化症）、青蛇毒、恶脉（血栓性静脉炎、静脉曲张）、臁疮（淤积性溃疡）、股肿（血栓性深静脉炎）等。其中脱疽多发生于青壮年男性，多有重度嗜烟历史。患者年龄大多在 25～45 岁间，病程缓慢。脱疽典型的临床表现为患肢怕冷、麻木、间歇性跛行、趺阳脉减弱或消失，有的伴有游走性血栓性浅静脉炎。随着病情的发展，患肢原有症状逐步加重，并出现静息痛，尤其在夜间卧床时加剧。后期出现足部坏疽和溃疡。《灵枢·痈疽》论述本病："发于足趾，名脱痈，其状赤黑，死之治；不赤黑，不死。治之不衰，急斩之，不则死矣。"《医宗金鉴·脱疽门》云："此症多发于足指之间……皮色紫暗，犹如煮熟红枣，黑气浸没，腐烂延开，五指相传，甚则没于脚面，痛如汤发火。"该病主要侵犯肢体，尤其是下肢的中、小动脉及其伴行的静脉和皮肤浅静脉，受累血管呈现血管壁全层的非化脓性炎症，管腔内有血栓形成，管腔呈现进行性狭窄以至于完全闭塞，引起肢体缺血而产生疼痛，严重者肢端可发生不易愈合的溃疡及坏疽，可能导致永久性功能障碍或肢体丢失，甚至死亡。青蛇毒病名首见于《外科大成》："青蛇毒，生足肚之下，亦长二三寸，寒热不食，由足少阴太阳湿热下注……"临床特点是肢体表面筋脉肿胀灼热，红硬压痛，可触及索状物，可出现发热、全身不适等症状。游走性血栓性浅静脉炎既可以是独立的疾病，也可作为脱疽的临床症状之一，静脉炎长期不愈又可引起淤积性皮炎及溃疡（即臁疮），故各疾病相互间又有关联。

本病发病，多为寒湿或湿热入侵，气血瘀滞，筋脉不利，郁而化热，则筋脉红肿热痛，甚则肢体活动不利；或挟风邪，则上下游走；热邪为患，则见发热。治疗上应以四妙散清热利湿为主，湿热去则经络通，通则不痛，配合犀角地黄汤凉血散血，以解局部气血之壅滞，亦取"通则不痛"之意。连翘为疮家之圣药，既能清热解疮毒，又能散气血凝滞，消痈散结；毛冬青清热解毒，活血通络，为治疗脉管性疾病的必用药；木瓜、威灵仙、忍冬藤祛风湿通经络，加强四妙散的功能，丹参、赤芍活血祛瘀。诸药共济，湿热得去，气血畅通，则邪去正安，疾病自然也就能痊愈。

按：本方适用于本病之邪郁化热、局部尚未破溃阶段，如果是前期寒湿入侵阶段及后期肉腐血败阶段皆不可用。

【加减运用】湿热偏重、局部浸润有渗出者，加四妙勇安汤；血瘀明显者，加川芎 10 g、莪术 10 g；热伤阴液者，加玄参 10 g、知母 10 g。

【病案举例】宋某，男，34 岁，2012 年 3 月 30 日初诊。右下肢游走性疼痛 6 年，加重半年。患者 6 年前出现右小腿肿胀疼痛，呈游走性，局部肤色紫黯，近半年来症状加重，疼痛明显，在西医院诊断为"脉管炎"，治疗效果不明显，遂来就诊。查体：右小腿肤色紫黯，有斑块，未见破溃，局部压痛明显。纳可，寐安，二便常，舌红苔黄，脉弦细。西医诊断：游走性血栓性静脉炎；中医诊断：青蛇毒（湿热痹阻）。治疗原则：清热利湿、凉血通络。药用：牛膝 10 g，苍术 10 g，黄柏 10 g，苡仁 30 g，毛冬青 30 g，金银花藤 30 g，连翘 15 g，水牛角 30 g，生地黄 15 g，赤芍 15 g，丹皮 10 g。予 7 剂，二诊守原方继用 7 剂，三诊时患者诉疼痛有缓解，运动时局部有酸胀感，舌红、苔白，在原方基础上加木瓜 15 g、葛根 15 g，7 剂后为加强祛湿通络，加用桑枝 30 g、威灵仙 15 g，四诊、五诊、六诊共服一个半月，症状明显好转，舌红苔微黄，脉细，但皮肤颜色仍稍黯，考虑瘀血征象较重，遂去桑枝、威灵仙，加丹参 15 g，28 剂后症状基本消失。7 月 18 日就诊，舌红苔微黄，脉细，继用 14 剂巩固，诸症消失，皮肤颜色恢复如常。

【歌括】 通栓除痹不寻常，四妙犀角地黄汤。
木丹连翘毛东忍，坚持服用症无恙。

（谭金华整理）

祛风消疹方（隐疹）

【组成】 防风 10 g，蝉蜕 5 g，牛蒡子 10 g，忍冬藤 30 g，连翘 15 g，地肤子 15 g，生地黄 15 g，苦参 10 g，赤芍 15 g，夏枯草 15 g。

【功效】 疏风清热，凉血燥湿。

【主治】 隐疹属风热湿热者。

【组方原理】 隐疹，出自《素问·四时刺逆从论》，古文献中也称瘾疹，其含义有二：一是其皮损以时隐时现为特点，故为“隐”，如《医宗金鉴·外科心法要诀》论瘾疹，“……发必多痒，色则红赤，隐隐于皮肤之中，故名曰瘾疹”；其二是其发病特点为缠绵难去，犹如“成瘾”，故名。亦名风搔隐疹，俗称风团、风疹团、风疹块（与风疹名称相似，却非同一疾病）、风疙瘩和鬼饭疙瘩，相当于现代医学的荨麻疹，是一种常见的过敏性瘙痒性皮肤病，人群中至少 25% 的人一生至少发生过一次。其临床特征是：皮肤暂时性、隆起性、风团性皮损，可呈红色或苍白色，周围常有红晕，一般大小不一，形态不规则，皮损发生快，此起彼伏，一般经数小时消退，不留痕迹，常伴有剧痒。发于消化道者可有发烧、腹痛、腹泻或其他全身症状，发于呼吸道者可出现喉头水肿，呼吸困难，属于急危症。可分为急性荨麻疹、慢性荨麻疹、血管神经性水肿、物理性荨麻疹、人工性荨麻疹等十余种。《医宗金鉴·外科心法要诀》论瘾疹病因病机及治疗：“瘾疹者乃心火灼于肺金，又兼外受风湿而成也。……先用加减羌活散疏风散湿，继以加味消毒饮清热解毒，表里清而疹愈矣。”沈师认为本病发病，主要责之于“风”，风性轻扬，善行数变，故见时隐时现，部位不定；风为百病之长，故易夹湿夹热，出现湿与热的征象，如严重搔抓破皮后易渗液等。故在治疗上抓住风、湿、热三气，创方施治。防风为“风药中之润剂”，古代名“屏风”（见《名医别录》），喻御风如屏障也，其味辛甘，性微温而润，以治风为长；蝉蜕、牛蒡子疏风清热；苦参、忍冬藤清热除湿；地肤子风湿热兼清；夏枯草清热散结，以散聚集之风团，连翘清热解毒，配以生地黄、赤芍凉血活血，取血行风自灭之意。

【加减运用】湿偏重，加苍术 10 g、苡仁 15 g；热偏重，加栀子 10 g；热象明显，皮损深红，自觉热感，抚之烫手者，加犀角地黄汤；有瘀象者，加丹参 20 g。

【病案举例】马某，女，34 岁，2009 年 6 月 26 日初诊。全身反复性红斑、风团伴剧烈瘙痒多年，加重 1 周。患者每年夏季出现风团性皮损，在西医院诊断为“荨麻疹”，每服西药皮损即消，停药即发，1 周前无明显诱因出现颜面、四肢散在性红斑、风团，遂来就诊。查体：颜面（以额部为主）、四肢深红色风团样皮损，部分皮损互相融合成斑块。有糖尿病、高血压病史。纳可，夜寐欠安，便秘，舌红苔黄，脉细。西医诊断：慢性荨麻疹急性发作；中医诊断：隐疹（血热夹湿）。治疗原则：疏风清热、凉血燥湿。药用：地肤子 15 g，连翘 15 g，生地黄 15 g，苦参 10 g，防风 10 g，赤芍 15 g，牛蒡子 10 g，蝉蜕 10 g，忍冬藤 30 g，夏枯草 15 g，丹皮 10 g，水牛角 30 g（先煎），玄参10 g。予 7 剂，7 月 3 日复诊时上述症状明显缓解，大便通，舌红苔少，脉细弦，二诊在原方基础上加黄芪 15 g、白术 10 g，继用 7 剂，诸症消失。

【歌括】祛风消疹用防风，牛子蝉翘加忍冬。
地肤生地苦参芍，添加夏枯最有功。

（谭金华整理）

凉血驱疹方（隐疹）

【组成】水牛角 30 g（先煎），血竭 10 g，生地黄 10 g，玄参 10 g，防风 10 g，夏枯草 15 g，连翘 10 g，蝉蜕 15 g，地肤子 15 g，麦冬 10 g，石斛 10 g，赤芍 15 g，苦参 10 g，甘草 8 g。

【功效】凉血活血，祛风止痒。

【主治】全身或局部片状风团，以头、面、四肢等暴露部位多见，色白或色红，伴有瘙痒，部分遇热则缓解。久发则皮肤颜色变黑，可见搔抓痕迹，一年四季均有发病，以春秋季为多。每遇天气变化或寒冷饮食刺激等因素，以上症状加重。

【组方原理】隐疹以发病突然，此起彼伏，变化多端为特点，符合风邪致病特征。根据隐疹的临床表现，沈师认为本病主要是内有火热或湿热伏邪，复感风寒之邪，导致内在火热不得透达疏泄，郁于皮肤腠理之间而发病。

【加减运用】痒甚者可考虑选用浮萍 10 g、刺蒺藜 15 g；皮疹红肿明显者，酌加金银花 10 g、菊花 10 g、蒲公英 15 g；咽喉肿痛者，酌加升麻 5 g、山豆根 10 g；伴有咳嗽者，加北杏仁 8 g、牛蒡子 10 g；有明显外感风寒史，遇冷加剧者，加桂枝 10 g、葛根 10 g、葱白两个；头疼腹痛者，加白芍 12 g。

【病案举例】李某，男，58 岁，颜面、眼睑、下颌部多处浮肿伴有轻微瘙痒，颜色变黑，双侧前臂及手背部瘙痒，舌红苔薄黄，脉细。西医诊为湿疹，治疗未效，病情反复发作 9 月余，于 2007 年初就诊，沈师按照风疹（血热生风型）进行辨证，临床灵活加减治疗风疹，取得佳效。方用水牛角、生地黄和玄参清热凉血；血竭和赤芍活血消肿；防风、蝉蜕、地肤子祛风止痒透疹，并有宣散肺气之功；麦冬、石斛养阴；夏枯草能助连翘和苦参清热凉血、清化湿热，共为佐药。甘草清热解毒，调和诸药，为使药。全方共奏疏风止痒消疹、清热解毒利湿之功。现代药理研究表明，这些药物有不同程度的抗炎解热、抗菌、抗过敏止痒、降低毛细血管通透性、镇静催眠、抑制血小板的聚集、降低血液黏度等作用。

沈师辨治本病认为本病反复者，其中原因可能有四：一是风邪顽固留恋；二是挟有湿邪，一属脾虚有湿，可加苍白术、茯苓、藿香、白蔻仁等，一属湿热内蕴，加用夏枯草、苦参、金银花；三是火热伤津，而致阴液不足，加用生地黄、麦冬、石斛等可有功用；四是血热妄行，虚风作痒，用水牛角和玄参等凉血之品，但注意不宜过分苦寒冰伏热邪因此酌加赤芍、血竭等散血之品更佳。至于临床习用祛风止痒的治法确有加重瘙痒的弊端，因此重在辨证，故不可不引以为戒。

【歌括】凉血驱疹水牛角，玄参地草来止痒。
血夏连蜕麦斛参，更有地肤赤芍防。

（周永红整理）

清热除湿方（湿疮）

【组成】金银花 10 g，蒲公英 15 g，紫花地丁 15 g，青天葵 10 g，野菊花 15 g，生地黄 15 g，赤芍 15 g，连翘 10 g，地肤子 15 g，防风 10 g，苦参 10 g，茯苓 10 g，白术 10，蝉衣 5 g。

【功效】清热解毒，健脾祛湿，疏风止痒。

【主治】湿疮。

【组方原理】湿疮是一种皮损形态多样、伴有瘙痒糜烂流滋的过敏性炎症性皮肤疾患。中医古代文献无湿疮之名，一般依据其发病部位、皮损特点而有不同的名称，若浸淫遍体，滋水较多者，称浸淫疮，出《金匮要略》，临床上最为多见，《备急千金要方》卷二十二描述此病症候云："浅搔之曼延长不止，搔痒者，初如疥，搔之转生汁相连是也。"以丘疹为主者，称血风疮或粟疮；发于耳部者，称旋耳疮；发于乳头者，称乳头风；发于手部者，称癞疮；发于脐部者，称脐疮；发于阴囊者，称肾囊风或绣球风；发于四肢弯曲部者，称四弯风；发于婴儿者，称奶癣或胎症疮。本病具有多行性损害、对称分布、自觉瘙痒、反复发作、易演变成慢性等特点，男女老幼皆可罹患，而以先天禀赋不耐者为多。相当于西医的湿疹。

一般认为，湿疮并非一个独立的疾病，而是一组以形态多样、有渗出倾向的、发病诱因不明确的变态反应性瘙痒性炎性皮肤病，如果原因明确，往往以其病因（诱因）特点而命名，但是其共同的特点就是"湿"，即有渗出倾向，临证时，无论其证型如何，都离不开"湿"这一关键因素：可为病因，如湿热入侵；可为病机，如脾虚湿盛；可为症状，如湿热浸淫，遍流津水。因此，在临床治疗上也必须抓住"湿"这一关键点。沈师在这一认识基础上，认为本病往往由湿与热相兼而发病，有湿无热，是为皮水，有热无湿，是为斑疹。唯有湿热相缠，而能成本病：湿性黏滞，困郁热邪而化火毒，故见疮疹，正如《素问·至真要大论》所谓"诸痛疮疡，皆属于火"；热激湿溢，才见津水外渗。故治疗上多以清热解毒利湿为主，兼以疏风止痒。组方中以五味消毒饮加减而清热解毒；地肤子、苦参苦寒燥湿，为临床治疗湿痒之良药；茯苓、白术健脾祛湿，以绝生湿之源；防风、蝉衣则疏风止痒，配以连翘清热而散结；生地黄凉血而防郁火迫血妄行，又能养阴而防津伤；赤芍活血行血而助风止。

【加减运用】瘙痒明显者，加刺蒺藜 15 g、乌梢蛇 10 g；渗出明显者，加泽泻 10 g、猪苓 10 g；后期皮损肥厚者，加丹参 20 g、槐花 10 g。

【病案举例】李某，女，52 岁，2012 年 5 月 17 日初诊。患者双足内侧及双手腕手背水泡瘙痒 2 个月余。查体：双足内踝下、双手背红斑基础上散在水泡，舌红有齿痕，苔黄薄，脉细。西医诊断：水疱型湿疹；中医诊断：湿疮（湿热浸淫）。治疗原则：清热解毒、健脾祛湿、疏风止痒。药用：金银花 10 g，蒲公英 15 g，野菊花 15 g，生地黄 15 g，赤芍 15 g，连翘 10 g，地肤子 15 g，防风 10 g，苦参 10 g，茯苓 10 g，白术 10 g，蝉衣 5 g，予 7 剂后瘙痒有缓解，守上方加夏枯草 15 g，继用 7 剂后症状消失。

【歌括】五味消毒不寻常，加减疏风治湿疮。
蝉衣苦参茯苓术，地肤芍翘生地防。

（谭金华、吕小亮整理）

双乌生发汤（油风）

【组方】乌豆衣 10 g，制首乌 10 g，连翘 15 g，金银花 10 g，夏枯草 15 g，生地黄 15 g，赤芍 15 g，蝉蜕 5 g。

【功效】养血补肾，凉血祛风，生发乌发。

【主治】油风。

【组方原理】关于油风之病名，《黄帝内经》称“毛拔”、“毛坠”，《难经》称“毛落”，《诸病源候论》称“鬼舔头”，《外科正宗》始称“油风”，明清以后一直沿用此名，相当于现代医学之斑秃。中医认为本病的主要病因病机为：平素血热之体，复感风邪，郁久转而化燥，进而耗血伤阴，毛根失养，故发焦脱落；或脾胃运化失常，水湿内聚化热，致使湿热上蒸巅顶，侵蚀发根白浆，引起头发黏粘腻而脱落；或禀赋不足，思虑过度，劳伤肝肾，而致精血亏虚、肝肾不足，则发无生长之源，失于濡养而脱落。“肾藏精，其华在发，肾气衰，发脱落，发早白”，“发为血之余”，“肝藏血”，因此沈师认为头发生长的好坏与肝肾和气血有直接的关系，在治疗脱发方面积累了丰富的临床经验，并指出临床中以虚实夹杂者多见，虚者肾虚血少，实者血热携风。《儒门事亲》说："年少发白早落，此血热太过也，世俗只知发者血之余，血衰故耳！岂知血热而发反不茂；肝者木也，火多水少，水反不荣，火至于顶，炎上之甚也，热病汗后，发多脱落。"《医碥》说："年少发白早脱，或头起白屑者，血热太过也。"治疗方面以养血补肾，凉血祛风，生发乌发为大法，方中乌豆衣养血补肾祛风为君，制首乌功善补肝肾、益精血、乌须发为臣，佐以连翘、金银花、夏枯草、生地黄、赤芍清热凉血，蝉蜕祛风止痒，共奏养血补肾、凉血祛风之效以生发乌发。沈师指出：脱发患者的调养很重要，劳逸结合，心情舒畅，忌烦恼、悲观忧愁、动怒。饮食多样化，富有营养，以清淡为主，少食辛辣、甜食及肥腻之物，不宜洗头过勤，本病治疗多数进展缓慢，不可急于求功，调治中要有耐心和信心。

【加减运用】血虚甚者加阿胶 10 g，携湿者加陈皮 10 g、茯苓 15 g。

【病案举例】唐某，女，41 岁，反复脱发 7 年，脱落处呈硬币样大小缺失，脱落处瘙痒，可自行再生，舌淡红、苔白，脉细。西医诊断：斑秃；中医诊断：油风（肾虚血少，血热携风）。以"养血补肾，凉血祛风，生发乌发"为大法，予双乌生发汤加减，方药：乌豆衣 10 g，何首乌 10 g，连翘 15 g，金银花 10 g，夏枯草 15 g，生地黄 15 g，赤芍 15 g，蝉蜕 5 g，陈皮 10 g。水煎服，每日 1 剂，复煎，分 2 次早晚服。服药 10 剂后脱发处瘙痒减轻，脱发减少，舌淡红苔薄白，脉细，续服上方 40 余剂而愈。随访 1 年余，未见再脱发。

【歌括】脱发善用生发汤，银翘蝉蜕携枯草。
首乌生地与豆衣，养血补肾生发好。

（彭景钦、黄东彬、谭金华整理）

祛风活血汤（日晒伤）

【组成】银花藤 30 g，连翘 15 g，水牛角 30 g，生地黄 30 g，赤芍 15 g，蝉衣 10 g，蛇蜕 10 g，竹叶 10 g，玄参 10 g，苦参 10 g，地肤子 15 g，夏枯草

15 g，丹皮 10 g，丹参 15 g。

【功效】发泄瘀热，调和营卫。

【主治】日晒后发病，先于面部、颈部和双侧上肢皮肤出现红斑和丘疹，时有渗液伴瘙痒，严重者可以出现大片状红斑和糠状皮屑，泛发于四肢，红斑颜色鲜红，融合成大片状，中央可见正常皮肤。

【组方原理】日晒伤，即日光性皮炎，是由于食用含有光感物质的植物性蔬菜，经过日光照射后发生于面部等暴露部位的一种急性皮肤炎性反应。近几年发病呈增多趋势，多为急性起病，皮肤损害主要发生在颜面、耳垂及手背等暴露部位，早期自觉面部皮肤发紧、灼热、刺痒或虫爬感，继之出现眼睑或下肢弥漫性非凹陷性肿胀。部分患者还有口唇外翻或手足水疱等症状。少数患者具有过敏体质。现代医学认为含有光感物质的植物性蔬菜被食用吸收后经血流到达皮肤，经日晒吸收光能后被激发或发生化学变化形成半抗原，与蛋白结合后即具有抗原性，因而致敏机体产生免疫损伤所致。某些患者的光敏反应性质，可能既存在光毒性反应（非免疫性），又存在光变应性反应，即由淋巴细胞介导的延迟性过敏反应。祖国医学也将其归于"斑毒"的范畴。患者发病后机体已处于致敏状态，因此患者在治疗过程中均应严防日晒，否则将影响病情的治疗。而且具有特异性过敏体质的人，不宜大量食用某些茎叶着色（尤其是紫红色）的野生或种植的蔬菜，或少量食用后避免日晒 3～5 天，都可减少本病的发生。沈师认为本病是内有瘀热，营卫不和导致内在火热不得透达疏泄，郁于皮肤腠理之间而发病。因此在治疗中提倡发散瘀热，调和营卫；选用凉血祛风之品。

【加减运用】以口唇肿胀为主者，加牛蒡子 10 g、防风 10 g；口干、便干者，加麦冬 10 g、连翘 15 g；红斑颜色变暗，久久难消者，加田七粉 6 g 冲服；皮肤脱屑严重者，加血竭 10 g；瘀热不消者，加羚羊角 15 g 共煎服。

【病案举例】吕某，男，68 岁，2006 年 11 月 29 日初诊，患者因眼睛浮肿、面部脱皮、皮屑瘙痒反复发作 3 年，加重 3 个月来诊。2004 年 9 月因为外出日晒后发病，先于眼肿伴有流泪，面颈和双上肢皮肤出现红斑、脱皮伴瘙痒，经过皮肤医院治疗后好转，当时诊断为"日光性皮炎"。间断西药对症治疗，病情反复发作。现在证见眼睛浮肿，口唇肿胀，面部和颈部大片状红斑、伴有瘙痒，色鲜红，融合成大片状，中央可见正常皮肤，糠状皮屑较多，大便硬，小便正常，舌红苔白厚，脉弦细。西医诊断为"多形性日光性皮炎"，中医辨证属内有瘀热，营卫不和，治宜发泄瘀热，调和营卫。用祛风活血汤加减。处方：银花藤 30 g，连翘 15 g，水牛角 30 g，生地黄 30 g，赤芍 15 g，蝉衣10 g，蛇蜕 10 g，竹叶 10 g，玄参 10 g，苦参 10 g，地肤子 15 g，夏枯草 15 g，丹皮 10 g，丹参 15 g。服药 7 剂后全身症状减轻，两眼睑红斑变暗，浮肿减轻，口唇肿胀减轻，舌红苔微黄，脉弦细。上方去夏枯草，加蛇床子 15 g、野菊花 15 g、紫花地丁 15 g。续服 7 剂后，患者症状减轻，唯头面皮肤开裂，舌红苔薄黄而干，脉细，上方去野菊花和紫花地丁，加牛蒡子 10 g、夏枯草 15 g。调理一月后，大部分症状缓解，未有新发，但是红斑久久难消，色泽暗黑，因此在上方基础上再加红花 10 g、血竭 10 g，再服 14 剂后，诸恙悉平，全身皮肤原红斑颜色变淡，皮屑减少，瘙痒不显，纳眠可，二便调，近期追访得知，自此以后，病情基本稳定。

【歌括】 日光皮炎有良方，祛风活血方用广。
银连水生赤蝉蛇，竹玄苦地丹夏望。

（周永红整理）

治麦粒肿方（针眼）

【组成】 黄连 6 g，红花 6 g，杭菊花 12 g，黄柏 10 g，乌梅 6 g，栀子 10 g，赤芍 12 g，牛膝 12 g，秦皮 12 g，石决明 30 g。

【功效】 清热解毒，凉血散结。

【主治】 麦粒肿属脾胃热结、热毒上攻者。

【组方原理】 本病属中医眼丹、针眼范畴，发病部位在上下眼睑边缘。从五轮与五脏的关系来看，眼睑在脏属脾，脾主肌肉，亦称肉轮，脾与胃相表里，故肉轮疾患多与脾胃病变有关。针眼与眼丹发病原因大致相同，只是症状上有所差异。针眼的症状较轻，多呈局部小疖，一般对全身无大影响，只觉患眼涩痛或刺痛、羞明等；眼丹的症状较重，可漫至整个眼睑肿痛难忍，白睛（球结膜）充血，眼眵多，患眼因肿胀不能张开，甚或出现发热、恶寒、头痛等全身症状。《证治准绳》载：“脾上生毒，俗称针眼是也……实解太阳经结热。”病因多为外感风热毒邪或过食辛辣煎炒，脾胃蕴积热毒，使营卫失调，气血凝滞，热毒上攻于胞睑而引发。其症状除局部红肿热痛之外，尚见发热、头痛、大便秘结等全身症状，说明脾胃积滞热结不得下泄，反而累及眼睑（即肉轮）。故以大黄、枳壳清其蓄积之热毒，以助病愈。此外，肉轮与气轮（即白睛）、血轮（即两眦）的关系密切。因此，眼睑疾患常影响气、血两轮。在处方用药上，须照顾到这两方面。故上方除用黄连、黄柏、栀子等苦寒泄热之外，还用红花、赤芍、牛膝等清热凉血，散血分瘀热；防风辛散祛风，发散郁伏之火；再加菊花、乌梅、石决明等辅以清肝明目。诸药合用，既祛风清热解毒，又泻脾胃伏火，调理气机，使热清、毒解、气机调达，瘀肿消不再复发。立方时全面考虑，就可以使药物收到更好疗效，使小病不致酿成大患。

【加减运用】若见大便秘结等实热症状，可加大黄、枳壳之类，若见眼目痒痛等风热症状，可加防风、贼草之类。

【病案举例】廖某，男，26 岁，2005 年 8 月 30 日初诊。双眼上、下睑反复红肿，睑缘生硬结，有时溃脓，此消彼长 2 年余。西医诊断：麦粒肿。曾多方治疗，但仍复发。4 天前左眼上眼睑又生肿块，曾使用抗生素、维生素等药物初步好转，昨日眼皮复又开始红肿。刻诊：左眼下眼睑缘局部红肿，触之有绿豆大小硬块，有灼痛感，伴面赤口渴、患侧头痛、大便秘结等全身症状。舌红苔黄，脉滑数。证属脾胃热结，热毒上攻。治以清热解毒、凉血散结。处方用麦粒肿方 3 剂，服药后疼痛减，局部漫肿至整个眼睑，用手触之有波动感，大便未通，说明局部已化脓。原方加大黄 6 g、枳壳 10 g，再服 2 剂，服药后泻下 4 次。三诊时，患眼局部漫肿已控制，全身症状大减。继续上方服 2 剂后，四诊时，局部已穿溃，脓液流出，余症基本消失。再予 2 剂清热养阴之药清除余邪，肿处平复，愈后不留疤痕。随访至今未复发。

黄某，女，40 多岁，南雄县新华书店职工。于 1976 年夏前来门诊就医。右眼上眼睑肿块如黄豆至花生大，有灼痛感，患侧头痛，且有发热、恶寒、大便秘结数日未解等全身症状。按上方服 2 剂后复诊，患眼疼痛已减，唯局部漫肿至整个眼睑，用手触之有波动感，大便仍未畅通，说明局部已化脓，仍按上方加大黄 10 g、枳壳 12 g，再服 2 剂，服药后大便泻下 3 次，三诊时，患眼局部。漫肿已控制，头痛、发热、恶寒等症状亦大减。再给上方服 2 剂后，四诊时，局部已穿溃，脓液流出，余症基本消失。再予 2 剂清热养阴之药以清除余邪。肿处平复，愈后不留疤痕。

刘某，男，50 岁左右，南雄县人民医院职工。于 1977 年初右眼下睑有一绿豆大之麦粒肿，自觉患眼涩痛不适。沈师亦用上方给予治疗。服 3 剂麦粒肿即消失，但觉胃脘疼痛不适，则改为养胃止痛方药治之。

叶某，女，20岁，广州中医学院南雄五七分院实习生。该生在我院实习期间，于1978年7月24日因右眼上睑有一绿豆大之麦粒肿，患眼局部痒痛流泪，灯光下看书写字均有刺痛感，晨起眼眵多而找沈师诊治。按上方加木贼10 g、防风10 g，服2剂后麦粒肿及局部痒痛、流泪等症状均消失。

【歌括】 治麦粒肿方秦皮，石决连柏芍牛膝。
乌梅红菊与山栀，解毒凉血平中奇。

（陈静蕊、赵安斌、黄春荣、李恩庆整理）

《第七部分》

肿 瘤

益阴消癥方（鼻咽癌）

【组成】黄芪 30 g，旱莲草 30 g，生牡蛎 30 g（先煎），白花蛇舌草30 g，生谷芽 30 g，北沙参 30 g，党参 20 g，白术 10 g，茯苓 10 g，砂仁 10 g（后下），麦冬 10 g，石斛 10 g，淮山 15 g，女贞子 15 g。

【功效】益气养阴，解毒散结。

【主治】鼻咽癌放化疗后属气阴两虚毒盛者。

【组方原理】鼻咽癌是指发生于鼻咽黏膜的恶性肿瘤。中国的广东、广西、福建、湖南等地为多发区，男多于女。发病年龄大多为中年人，亦有青少年患病者。病因与种族易感性（黄种人较白种人患病多）、遗传因素及 EB 病毒感染等有关，鼻咽癌恶性程度较高，早期即可出现颈部淋巴结转移。《外证医案汇编》云："正气虚则成岩。"若正气虚弱，不能抵御邪气，则疾病丛生。脾为后天之本，乃气血生化之源，脾的功能失调，则气血生化亏乏；脾又为生痰之源，脾气虚则痰湿生，结为痰核而成肿块。而且放射治疗在杀伤癌细胞的同时，也伤阴耗气，致气阴两伤。故沈师主张放疗期间应扶助正气，益气和胃，滋养阴津；放疗后，益气养阴佐以祛邪防复发。沈师认为，不论鼻咽癌放疗前的中医辨证属哪一证型，一旦经放射治疗后，绝大多数都会出现气阴两虚的情况，故治疗皆以益气养阴为主。药用黄芪、党参、茯苓、生谷芽、益中气、健脾胃；女贞子、旱莲草、滋阴补肾；北沙参、麦冬、石斛养阴生津；生牡蛎软坚散结；白花蛇舌草解毒散结。验之临床，获效甚佳。

【加减运用】大便不通者，加生军 10 g；胃火炽盛者，加挂金灯 10 g、牛蒡子 10 g 以泻火利咽；气虚卫弱、易感外邪者，加防风 10 g 配合黄芪、白术以卫表。

【病案举例】区某，女，54 岁，1991 年 12 月初诊。因头痛、耳胀 2 月，广州市某肿瘤医院诊断为鼻咽癌（中晚期）。予放疗、化疗 2 周后出现头晕，乏力，口干，咽痛，口、咽黏膜水肿、糜烂，进食困难，恶心，呕吐，体重下降等症状，外周血白细胞下降至 1.0×10^9/L。患者难以继续接受治疗而终止疗程，前来我科门诊。诊见：精神萎靡，面色皖白，头晕头痛，口干，气短，进食困难，便秘，舌尖红、苔白中微黄，脉细。证属气阴两虚，治宜益气养阴法。处以自拟方益阴消癥方，处方：黄芪、旱莲草、生牡蛎（先煎）、白花蛇舌草、生谷芽、北沙参各 30 g，党参 20 g，白术、茯苓、砂仁（后下）、麦冬、石斛各 10 g，淮山、女贞子各 15 g，服 5 剂后症状明显好转，守原方服药 1 月，症状基本改善。坚持用中药治疗 10 年，未见复发。目前国内公认放射治疗仍是治疗鼻咽癌最有效的手段。然而放射治疗在对肿瘤细胞杀伤的同时，对正常组织细胞也有损伤，使患者局部和全身产生诸多副反应。沈师认为，本病是因气血瘀结、阴虚内热而产生，放射治疗更加伤阴耗气，损阴灼津，同时也损伤脾胃功能，胃失和降，出现恶心、呕吐；脾失健运，生化无源则见头晕、乏力、体重下降等症。治以益气养阴之法，扶正祛邪，滋阴养液，可减轻或消除不良反应。坚持服用还能巩固疗效，预防复发及转移。

【歌括】益阴消癥参苓术，二至芪麦薯石斛。
蛇草谷芽北沙参，砂仁后下蛎先煮。

（陈静蕊、赵安斌、黄春荣、李恩庆整理）

补肺消结方（肺癌）

【组成】苇茎 30 g，苡仁 30 g，冬瓜仁 30 g，桔梗 5 g，浙贝 10 g，北沙参 30 g，麦冬 10 g，茯苓 15 g，陈皮 10 g，法夏 10 g，白花蛇舌草 30 g，谷芽 30 g，鸡内金 30 g，鳖甲 15 g。

【功效】补益肺气，化痰消结。

【主治】肺癌手术或化疗之后，出现咳嗽少痰，或干咳，咽干不适，或咯痰带血丝，胸闷气短，潮热盗汗，乏力，头晕耳鸣，心烦口干，小便黄，大便干结。舌质红苔光剥或舌光无苔，脉弦细或细数。

【组方原理】《素问·奇病论》云："病胁下满气逆，三岁不已……病名曰息积。"《素问·玉机真藏论》则详细记载了晚期肺癌发热、胸痛引肩背和恶液质的症状，指出"大骨枯槁，大肉陷下，胸中气满，喘息不便，内痛引肩项，身热，脱肉破"。至于肺癌的病因病机，《杂病源流犀烛》论述认为："邪积胸中，阻塞气逆，气不得通，为痰……为血，皆邪正相搏，邪既胜，正不得制之，遂结成形而有块。"可以看出，伏痰内结是造成肺癌胸中有形结块的基本病机。而无论是正气内虚、脏腑失调，还是外邪侵肺、寒热太过，均经过肺气贲郁、积聚成痰的病理过程。无伏痰，则无以生肺积，故伏痰内结是肺癌的基本病理基础。脾为生痰之源，肺为贮痰之器，肺脾气虚，阴阳失和，受于风寒或风热之邪，初始正虚祛邪不力，日久反复留滞成痰，伏痰内结，乃成肺积。痰瘀化热，灼伤血脉，则咳唾痰血。因此肺癌的脏腑病机与肺、脾二脏密切相关，伏痰内结贯穿于肺癌的整个病程。

沈师拟定的补肺消结方具有补益肺气、化痰消结之功效，方中以苇茎为君，苡仁和冬瓜仁为臣，佐以桔梗和浙贝，共奏宣肺理气、化痰散结之功；本虚标实，肺脾气虚是肺癌发病之源，健脾气即所以补肺气，因此沈师在方中佐以茯苓、陈皮、法夏、谷芽和鸡内金补脾益肺，另加鳖甲和白花蛇舌草软坚散结，祛除毒邪；考虑到因"肺为娇脏，喜润恶燥"，而肺癌病程迁延，因此稍加清润益气之品，如北沙参、麦冬之属，全方巧妙组合，扶正祛邪，攻补兼施，共奏补肺益气、化痰消结之功。

【加减运用】口干咽干者，加石斛 10 g、淮山 15 g；乏力消瘦者，去桔梗、浙贝，加党参 15 g、白术 15 g；头晕胸闷者，加枳壳 10 g、郁金 10 g。

【病案举例】余某，女，68 岁，2006 年 6 月 20 日，初诊。主诉胸闷，咳嗽 2 个月。现病史：患者于 1 个月前在当地人民医院诊断为"左上肺低分化腺癌"，进行手术后出现咳嗽、胸闷、咳痰不爽，求治于沈师。现症见咳嗽，痰黏不爽，胸闷，腹胀不欲食，舌质红、舌苔黄腻，脉弦细。胸片示：①左上肺肺癌切除术后；②左侧胸膜增厚；③左侧少量胸腔积液。西医诊断：原发性支气管肺癌（腺癌）；中医诊断：肺积，属肺气亏虚、伏痰内结之证。治宜补益肺气、化痰消结。处方：苇茎 30 g，苡仁 30 g，冬瓜仁 30 g，桔梗 5 g，浙贝 10 g，北沙参 30 g，麦冬 10 g，茯苓 15 g，陈皮 10 g，法夏 10 g，白花蛇舌草 30 g，谷芽 30 g，鸡内金 30 g，鳖甲 15 g。7 剂，水煎温服。1 周后复诊：咳减，纳食稍佳，舌红苔少，脉弦细。随加石斛 10 g，余药不变，继服 10 剂。三诊，由于抽取胸腔积液后，出现胸痛、呕吐，舌红苔黄腻，脉细。酌加党参 30 g，砂仁 10 g（后下），再服 7 剂。诸症减，在原方基础上加桃仁 10 g、赤芍 15 g、防风 10 g，续服 14 剂。诸症减轻，效不更方。连续治疗 3 个月，2006 年 12 月复查肺 CT，未见复发，病情稳定。沈师认为该患者就诊时年事已高，加之手术后正气虚损，尤气虚为著，日久宗气不足，胸阳不振，气血不运，津液失布，聚而为痰，交结难化，故临床可见肺气本虚、痰瘀互结证，病机为本虚标实，虚实夹杂，因此在治疗中着眼于扶正固本，辅以化痰消结，邪祛正自安。

【歌括】 补肺消结医肺癌，苇茎二仁桔贝来。
沙麦陈夏苓舌草，再加谷芽金鳖开。

（周永红整理）

化痰养胃方（肺癌术后）

【组成】 苇茎 30 g，冬瓜仁 30 g，苡仁 30 g，鱼腥草 30 g，桃仁 10 g，北杏仁 10 g，浙贝 10 g，法夏 10 g，厚朴 10 g，陈皮 6 g，桔梗 5 g，甘草 5 g。

【功效】 清热润肺，化痰散结。

【主治】 肺癌术后化疗后，属燥热伤肺，痰气郁结者。

【组方原理】 肺癌是最常见的恶性肿瘤之一，其中非小细胞肺癌约占肺癌人群的 87%，其发生率和死亡率呈逐年上升的趋势。患者临床表现中以消瘦、咳嗽、气短、乏力、咯血和胸痛等表现为主，症状的反复发作严重影响了患者的生活质量。在我国，70% ~80% 肺癌患者在出现明显的临床症状，改善生活质量，延长生存期是姑息性治疗的主要目的。中医文献中提到的“咳嗽”、“咯血”、“胸痛”、“痰饮”、“肺积”、“息贲”、“肺壅”、“息积”等均可归为支气管肺癌的中医病名范畴，目前采用中药配合化、放疗或作为维持治疗，在增效减毒、改善症状等方面有较大优势。中医认为本病是在机体气血阴阳等物质匮乏的基础上，或因禀赋不足，或因六淫，或因饮食，或因邪毒，导致机体阴阳失调，脏腑经络功能紊乱，肺失宣降，气机不利，血行瘀滞，津液不布，生成瘀血痰浊等病理产物，正邪斗争，以至于邪胜正衰而成，究其病因病机主要责之于虚、毒、痰、瘀。痰浊阻肺、气机运行不畅而咳喘；伤络而咳血；痰热互结，肺络不通则胸痛；正不胜邪，邪毒内伏，伤精耗气而乏力。故治疗应以益气养阴、软坚散结、行气化痰、解毒化瘀为基本治法。

本方用于肺癌术后化疗后，主要以扶正为主，方中鱼腥草、苇茎、冬瓜仁清热散结，苡仁甘淡，健脾祛湿，法夏、陈皮燥湿化痰，北杏仁止咳化痰，兼以润燥通便，浙贝化痰散结，厚朴行气除满，桔梗、甘草宣肺利咽，止咳化痰，全方共奏清热润肺、化痰散结之功。

【加减运用】咯血加仙鹤草、侧柏叶。

【病案举例】郑某，女，49岁。患者因左锁骨上肿物2年于1996年9月就诊。入院后诊断：右上肺癌伴肺门、纵隔淋巴结转移，全身骨转移。行右上肺叶清除，肺门、纵隔淋巴结清扫术。术后病理示：肺腺癌，肺门气管、肺门淋巴结、纵隔淋巴结转移性腺癌。术后予化疗，治疗期间患者出现咳嗽、胸闷、胸痛、痰难咯出、舌红、苔白腻、脉细等症状。中药治疗用化痰养胃方加味：苇茎、冬瓜仁各15 g，苡仁、鱼腥草各30 g，桃仁、北杏仁、浙贝、法夏、厚朴各10 g，陈皮6 g，桔梗、甘草各5 g。并嘱其饮食宜清淡富含营养，忌煎炸，忌辛辣，注意气候变化，防止感染。服药后，患者上述症状明显好转。故于本次化疗结束后，下次化疗前用自拟化痰养胃方加减：北沙参、旱莲草、冬瓜仁、生谷芽、麦芽各30 g，女贞子、石斛、淮山各15 g，麦冬、北杏仁、浙贝、法夏各10 g，陈皮6 g。之后在化疗期间及两次化疗的间歇期，分别服用上两处方中药。从1996年9月开始至今，患者顺利完成6次化疗，至今一般状况良好，生活起居正常。

余某，女，72岁。初诊日期：2006年6月20日。患者于2006年5月15日因“发热5天，咳嗽1天”入住广州华侨医院，胸部CT显示：左上肺舌叶病灶。左上肺组织病检发现直径1.5 cm结节，灰红灰黄，界清，镜下符合肺低分化腺癌。CEA：5.59 ng/ ml，遂诊断为左上肺低分化腺癌。2010年5月19日在胸腔镜辅助下行左上肺叶切除及纵隔淋巴结清除术，肺门、肺叶间及纵隔淋巴结未见癌转移。经抗炎、补液、化痰治疗后，胸部B超检查示：左侧胸腔积液约750 ml，予抽液治疗，未诉不适。之后出院。刻诊：咳嗽，痰多，色偏黄，纳呆，二便正常，舌红、苔腻，脉弦细。患者多脏腑功能不调，邪实正虚，其中邪实主要在于痰热犯肺。为术后气血阴液耗伤严重，方以养胃方合千金苇茎汤加化痰之品。处方：鳖甲 15 g，北沙参 30 g，麦冬 10 g，茯苓 15 g，鸡内金 10 g，谷芽 30 g，苇茎 30 g，苡仁 30 g，冬瓜仁 30 g，桃仁 10 g，法夏 10 g，陈皮 10 g，桔梗 5 g，浙贝 10 g，白花蛇舌草 30 g。每日 1 剂，水煎，早晚分服。二诊（2006 年 6 月 27 日）：咳嗽有所缓解，痰减少；纳食改善；舌红、苔少，脉弦细。舌象由苔腻变为苔少，化疗药伤阴使然。上方加石斛 10 g。复诊：之后在此基础上加减用药。2008 年 4 月，患者邪实明显缓解，治疗重点转向扶正，加黄芪、白术之类；经多次复查未发现异常，于 2009 年 5 月起，患者服药频率改为两日一剂。此后患者身体情况稳定，自诉无明显不适。

【歌括】 化痰养胃草桔梗，陈夏朴贝桃北杏。
冬瓜苡仁腥苇茎，肺癌术后可延命。

（陈静蕊、赵安斌、黄春荣、李恩庆整理）

软坚消癥汤（肝癌）

【组成】 生牡蛎 30 g（先煎），鳖甲 15 g（先煎），北沙参 30 g，白芍 30 g，板蓝根 30 g，白花蛇舌草 30 g，半枝莲 30 g，淮山 15 g，茯苓 10 g，麦冬 10 g，枳实 10 g，鸡内金 10 g，厚朴 10 g，石斛 10 g。

【功效】 养阴清热解毒，疏肝理气。

【主治】 肝癌晚期属热毒伤阴气滞者。

【组方原理】 肝积者，乃有形之物积在胁下，痛处不移，属“癥瘕”之范畴，《难经》称肝之积为“肥气”。相当于现代医学的肝癌，是我国常见恶性肿瘤之一，是位居第二的癌症“杀手”，常见于中年男性。因其恶性度高、病情进展快，患者早期一般没有什么不适，一旦出现症状就诊，往往已属中晚期。故治疗难度大、疗效差，一般发病后生存时间仅为 6 个月，人称“癌中之王”。临床上一般采取西医的手术、放化疗与中药结合疗法，但晚期患者因癌细胞扩散而治愈率较低，因此要做到早期发现、早期诊断、早期治疗。此病历来属难治之症。本病初为气滞血瘀，久之正虚邪实，肝郁脾虚，初病在经，久病入络，络阻血瘀，生化失常，升降失调，病实人虚，殊难治疗。病久正气大伤，本虚标实，切不可滥施攻伐，损伤正气。方中鳖甲、牡蛎软坚散结，兼以益阴；北沙参、白芍、石斛、麦冬养阴以扶正；板蓝根、白花蛇舌草、半枝莲解毒散结；淮山、茯苓、鸡内金益气健脾，培土抑木，寓"见肝之病，知肝传脾，当先实脾"之旨；枳实、厚朴行气消积导滞。诸药配伍，攻中有补，补中寓攻，潜移渐化，相辅相成，故可收良效。

【病案举例】 吴某，女，75岁。因进行性消瘦3月，右上腹持续性胀痛1周，于2002年12月就诊。CT示：肝右叶实质性占位性病变约呈8.8cm×6.0cm，考虑为肝癌（巨块型）。临床诊断为：肝癌晚期（巨块型）。经西医诊治认为已无手术、介入等治疗指征，并告知患者本人及家属该病恶性程度高，病属晚期，生存期一般不超过3个月。患者放弃西医治疗，前来我科门诊。诊见：神疲消瘦，自觉右上腹持续性胀痛，夜间尤甚，纳差，口干，大便质硬难解。查体：肝脏右肋下5cm可扪及，质硬，边缘钝，双下肢轻度浮肿，舌红苔少，脉弦。证属热毒伤阴气滞。治疗宜养阴清热解毒，疏肝理气。处方：生牡蛎30 g（先煎），鳖甲15 g（先煎），北沙参、白芍、板蓝根、白花蛇舌草、半枝莲各30 g，淮山15 g，茯苓、麦冬、枳实、鸡内金、厚朴、石斛各10 g。服7剂后，患者自觉症状好转，上腹部疼痛减轻，纳食尚可，二便调。守原方随症加减，患者至目前已存活7个月，一般情况可，生活起居正常，在保证生存质量的基础上，患者带瘤生存，延长了生命。

【歌括】 软坚消癥蛎鳖金，苓芍枳朴斛沙参。
蛇草淮莲麦蓝根，肝癌晚期此方珍。

（陈静蕊、赵安斌、黄春荣、李恩庆整理）

疏肝消癥饮（卵巢囊肿）

【组成】 当归10 g，白芍15 g，白术10 g，茯苓10 g，党参15 g，益母15 g草，丹参15 g，丹皮10 g，栀子10 g，生地黄15 g，旱莲草30g。

【功效】 疏肝理气，活血消癥。

【主治】 卵巢囊肿及乳腺增生属肝郁血瘀者。

【组方原理】 卵巢囊肿在临床上多表现有小腹疼痛、小腹不适、白带增多、白带色黄、白带异味、月经失常，而且通常小腹内有一个坚实而无痛的肿块，有时性交会发生疼痛。当囊肿影响到激素生产时，可能出现诸如阴道不规则出血或毛体增多等症状。囊肿而发生扭转，则有严重腹痛腹胀、呼吸困难、食欲降低、恶心及发热等。较大的囊肿会对膀胱附近造成压迫，引起尿频和排尿困难。卵巢囊肿在早期并无明显的临床表现，患者往往因其他疾病就医在行妇科检查时才被发现。以后随着囊肿的生长，患者有所感觉，其症状与体征因囊肿的性质、大小、发展、有无继发变性或并发症而不同。

肝脾不和，肝郁化火，脾气虚弱所致。肝郁化火，则烦躁不安，睡眠不宁，口干欲饮，午后潮热等；肝气滞则血瘀，瘀血阻郁胞宫，故小腹胀痛，甚或绞痛，且有包块及月经量少，色黯瘀块多等；脾气虚弱，温运无权，则短气胸闷、胃呆恶心等；肝郁血虚则头痛头晕。方中当归、白芍补肝养血，白术、茯苓、党参健脾，益母草、丹参活血祛瘀，丹皮、栀子、生地黄、旱莲草凉血除虚热。由于药能中的，故诸症皆释。癥瘕积聚，病因颇多。《景岳全书·积聚》说："凡饮食血气风寒皆能致之。"本例初起因于寒湿，继则出现胸、胁、腋、肋下多处肿块及胁痛隐隐，且有口苦咽干、烦躁不安、舌红脉弦等症。当是寒痰湿邪搏结于肝经，而久郁化火所致。治用丹栀逍遥散合二陈汤以疏肝清热、理气化痰而取效。正如《景岳全书》所说："凡属有形之证，亦无非由气之滞，化得气行，则何聚不散。"

【病案举例】 李某，女，28岁。1984年2月25日诊。4年前曾做子宫肌瘤剔除术。其后月经来时持续时间较长。近月来右下腹持续胀痛，继而突发性绞痛频频，伴右侧腰胀，妇检发现子宫体左侧可触及核桃大硬结，与宫体密切相连，有压痛，右侧附件可触及增大之卵巢，如核桃大、囊性活动，印象为盆腔肿块，性质待定。B超检查提示子宫右侧可见一囊肿，纵切约4.5cm×3.3cm，横切5cm×3.2cm，考虑来自右侧卵巢囊肿。除腹痛腰胀外，且见头晕头痛，短气胸闷，胃纳稍差，常有恶心，睡眠不宁，烦躁不安，口干欲饮，午后低热，月经量少，色黯成块，舌淡、边有齿印，苔白，脉沉弦细。治用疏肝消癥饮加减，去甘草、煨姜、薄荷，加生地黄、旱莲草、益母草、丹参。服2剂，精神稍佳，守上方加党参10 g，白术加至24 g，内热退去旱莲草，再予16剂。服后妇检，肿块较前缩小，如鸽蛋大。再据症加减予20剂，诸症尽释。6月9日B超复检，子宫体后一小囊肿，约1.1cm×1.2 cm。5月结婚，次年1月产育。

【歌括】疏肝消癥术归芍，参苓丹栀益母草。
丹参生地墨旱莲，妇科癥块服之消。

（陈静蕊、赵安斌、黄春荣、李恩庆整理）

养胃软坚方（卵巢癌术后）

【组成】鳖甲 15 g（先煎），北沙参 30 g，麦冬 10 g，淮山 15 g，茯苓 10 g，厚朴 10 g，石斛 10 g，砂仁 10 g，谷芽 30 g。

【功效】益气养阴，软坚散结。

【主治】各种肿瘤术后或放化疗后。

【组方原理】卵巢癌是女性生殖器官常见的肿瘤之一，发病率仅次于子宫颈癌和子宫体癌而列居第三位。临床上可出现下腹不适、腹痛、腹部肿块、月经紊乱、压迫等症状。卵巢癌有起病隐匿、早期不易发现、易转移、预后差等特点。该病占所有妇科恶性肿瘤的 15% 左右。而因卵巢癌致死者，却占各类妇科肿瘤的首位，对妇女生命造成严重威胁。由于卵巢的胚胎发育，组织解剖及内分泌功能较复杂，它所患的肿瘤可能是良性或恶性。由于卵巢癌临床早期无症状，鉴别其组织类型及良、恶性相当困难，卵巢癌行剖腹探查术中发现肿瘤局限于卵巢的仅占 30%，大多数已扩散到子宫、双侧附件、大网膜及盆腔各器官，所以卵巢癌无论在诊断和治疗上确是一大难题。卵巢位于盆腔深部，不易扪及或查出，至今缺乏有效的早期诊断方法，是严重威胁女性生命的肿瘤。根据沈师的经验，包括卵巢癌在内，各种癌症术后多表现为气阴两虚。放、化疗后阴虚更甚。均宜从益气养阴的角度治疗。沈师自创养胃方，加减治疗各种癌症术后、放化疗后，效果甚佳。

癌症患者术后或放化疗后，气阴两虚甚。治宜益气养阴。而癌症患者肿瘤是贯穿始终的病理产物，因此软坚散结要贯彻肿瘤治疗的始终。鳖甲软坚散结兼养阴，且现代药理学研究其有抗肿瘤的作用。北沙参、麦冬、石斛养阴、生津；淮山、茯苓健脾益气，待患者体质达到可受补之时，加入北芪；厚朴、砂仁行气，使补而不滞，且消腹中胀气，合谷芽健胃消食，促进胃气的恢复。

【加减运用】纳差者，加鸡内金 10 g；腹胀者，加枳壳 10 g；血虚者，加当归 10 g、阿胶 10 g（烊）、熟地 20 g；火旺津亏者，加天冬 10 g。

【病案举例】周某，女，63 岁。2006 年 3 月 23 日初诊：患者 2005 年 4 月腹痛，按结肠炎治疗无效，9 月 21 日在中心医院检查确诊为卵巢癌，合并肠转移。于 9 月 22 日手术。术后以化疗巩固疗效，曾因贫血输血两袋，后觉右胸痛，喜按，头晕，目痛，2006 年 2 月 14 日曾验白细胞数为 1.8×10^9 ~ 3.6×10^9/L，纳差，口干，舌红苔薄，脉细弦滑。处方：鳖甲 15 g（先煎），北沙参 30 g，麦冬 10 g，茯苓 10 g，淮山 15 g，厚朴 10 g，砂仁 10 g（后下），石斛 10 g，炙北芪 30 g，鸡内金 10 g，生谷芽 30 g，7 剂。2006 年 3 月 30 日，上症仍在，目痛减，3 月 29 日晚起腹痛，双下肢紫癜。处方：鳖甲 15 g（先煎），北沙参 30 g，麦冬 10 g，茯苓 10 g，淮山 15 g，厚朴 10 g，砂仁 10 g（后下），石斛 10 g，炙北芪 30 g，鸡内金 10 g，生谷芽 30 g，7 剂。2006 年 4 月 5 日，白细胞数为 1.5×10^9/L，HGB 为 72 g/l，凝血酶原低，双下肢紫癜已吸收，舌脉同前。守上方，加当归 10 g、阿胶 10 g（烊）、熟地 20 g，7 剂。2006 年 4 月 12 日，症状稍减，腹痛、腹胀两日，舌脉同前。守上方，加厚朴 10 g，7 剂。2006 年 4 月 20 日，上症缓解，自己服药后精神佳，仍有轻微腹痛，上唇糜烂，舌红苔薄，脉细弦。守上方，加天冬 15 g、玄参 10 g、枳壳 10 g，14 剂后，患者诸症均明显缓解，精神良好（该患者于 2 年后病情复发而逝）。

【歌括】养胃软坚用鳖甲，朴斛砂仁苓谷芽。
沙参麦冬淮山药，诸癌术后服之佳。

（于斌、景丽俊整理）

扶正抗癌方（胃癌）

【组成】鳖甲 15 g（先煎），北沙参 30 g，麦冬 10 g，茯苓 10 g，厚朴 10 g，鸡内金 10 g，砂仁 10 g（后下），生谷芽 30 g，淮山 15 g，桔梗 5 g，法夏 10 g，陈皮 5 g，石斛 10 g。

【功效】补气养阴，扶正祛邪。

【主治】 胃脘部隐痛，肿块便血，呕吐纳呆，消瘦，乏力，面色不荣，舌质红，舌边有瘀点，脉象细涩等。

【组方原理】 胃癌是严重危害人类健康的常见恶性肿瘤之一，以 50～60 岁为多见，现代医学认为胃癌的发病原因一般与地理环境、种族、生活习惯、饮食、亚硝酸、遗传和溃疡等有关。胃癌在初期阶段临床表现不明显，缺乏特征性，症状和体征出现的早晚与癌肿的部位和性质有关。位于贲门或幽门部的胃癌可较早地引起梗阻症状；息肉性胃癌易有出血；溃疡性胃癌多有类似溃疡病的疼痛，位于胃底部或性质为浸润型胃癌的症状较不明显，且症状出现时较晚。根据胃癌的临床表现，属于祖国医学的“噎膈”、“胃脘痛”、“反胃”、“癥瘕”等范畴。发病原因与情志因素、饮食因素及素体因素密切相关。如忧思伤脾，脾伤则气结，气结则津液不能输布，聚而成痰，恼怒伤肝，肝伤则气郁，气郁则血瘀不能畅行，积而为瘀。痰瘀互结，壅塞腔道，阻隔胃气，而引起进食噎塞难下，或食入良久反吐；若饮酒过度，或多食辛热香燥之品，胃郁积热，热久伤阴，以致阴液亏损，津枯血燥，瘀热互结，停聚胃脘而发；素体正气虚弱也是形成肿瘤的内在主要因素。即《黄帝内经》所云“正气存内，邪不可干”，“邪之所凑，其气必虚”之理。

中医古籍之中虽然没有胃癌的病名，但是相关的症状描述并不少见。如《灵枢·邪气脏腑病形》说：“胃病则腹缜胀，胃脘当心而痛。……膈咽不通，食欲不下。”《金匮要略》中描述：“朝食暮吐，暮食朝吐，完谷不化，名曰胃反。”这些都与胃癌晚期幽门梗阻情况相似。朱丹溪对于“噎膈反胃”作了详细的描述：“其槁在上，进咽久下，水饮可饮，食物难入，名之曰噎，其槁在下，与胃相近，食虽可入，良久复出，名之曰膈。”对病机的认识，《医宗必读》论述为“积之成也，正气不足而后邪气踞之”；《补证医案》更明确提出“正气虚则成岩”；张景岳说，“食入反出者阳虚不能化……食不得下者以气结不能行”。说明正气不足，阳气不化，脾胃虚寒，气结于内，气滞血瘀，痰凝毒聚而形成肿瘤。

沈师认为胃癌虽然属于中医脾胃病之一，但是不能以一般的脾胃病论治，因为胃癌的症状表现除纳化失常外，还有其特定病灶，即癌肿这一点是必须注意的，因此临床提倡辨证与辨病相结合，体现扶正祛邪的治疗特点。胃属腑，以通为补，以降为和，积极主动地注意软坚消积，既符合胃腑的生理特点，又能达到扶正祛邪的目的。同时还应当认识到，癌肿是一种全身性疾病的局部表现，与整体有密切联系。尤其是肿瘤晚期，或者经过化疗、手术等攻伐疗法后，往往使机体内部造成严重耗损而出现阴阳气血虚损夹杂的症状，处于不同程度的“正虚邪盛”阶段。因此在治疗中不可拘泥于早期以攻为主，中期攻补兼施，晚期扶正为主这个规律，而应当紧扣胃癌本虚标实之病机，大凡以攻补兼施这一原则为善。尤其是发展到脾肾阳虚之晚期胃癌，这一治疗特点就显得更为重要。

【加减运用】乏力，加炙黄芪30 g、杜仲15 g、党参15～30 g；腹胀、恶心，加柿蒂10～20 g、莱菔子10 g、生姜3片；口苦、口疮、舌边尖痛，加玄参10 g、生地黄10 g。

【病案举例】林某，女，43岁，江门人，教师。患者因为“反复上腹痛2年，加重伴吞咽困难3月余”，于2007年3月29日～4月16日在市中心医院住院，诊断为“胃底幽门部低分化腺癌”，并于4月3日行手术治疗，未进行化疗，要求于门诊进行中医药调理，现症见：面色苍白，乏力，纳差，腹胀，两天未解大便，舌红苔白，脉细数。

沈师辨证后认为本病总属气阴两虚，本虚标实，因此治疗上采用扶正抗癌方加减，具体方药如下：鳖甲15 g（先煎），北沙参30 g，麦冬10 g，茯苓10 g，厚朴10 g，鸡内金10 g，砂仁10 g（后下），生谷芽30 g，淮山15 g，桔梗5 g，法夏10 g，陈皮5 g，石斛10 g。中间因出现咳嗽、痰白、气促等症状，去掉砂仁、淮山，酌加浙贝10 g、钩藤10 g两味，并倍陈皮，随后症状好转。按照自拟“扶正抗癌方”加减治疗半年余，患者身体明显好转，病程中未出现白细胞减少等症状，体重增加，面色较前红润，随访至今未见复发。

【歌括】扶正抗癌有良方，鳖沙麦茯朴金镶。
砂芽淮桔夏陈皮，健脾和胃邪毒攘。

（周永红整理）

散结祛癌方（大肠癌）

【组成】鳖甲15 g（先煎），生牡蛎30 g（先煎），龙骨15 g（先煎），党参15 g，麦冬10 g，茯苓10 g，淮山15 g，炙黄芪30 g，石斛10 g，远志5 g，刺蒺藜15 g。

【功效】软坚散结，健脾活血。

【主治】下腹疼痛，痛有定处，或可摸及肿物，大便滞下，便形扁细，或便下紫秽脓血，脘腹胀痛，纳差乏力，日渐消瘦，口干喜饮，舌苔黄，舌质晦黯或有瘀斑，脉象细涩。

【组方原理】总的说来，大肠包括盲肠、阑尾、结肠、直肠和肛管，因此发生在上述解剖位置的恶性肿瘤皆可统称为大肠癌。大肠癌的好发部位以直肠及直肠和乙状结肠交界处为最多，占60%～75%。随着人们生活水平的不断提高，高蛋白、高脂肪和低纤维素的饮食结构使本病发病率逐年增加，目前位于恶性肿瘤的第三位，死亡率居第四位，成为严重威胁生命的常见恶性肿瘤之一。中医药是大肠癌治疗中不可或缺的一个重要手段。随着大肠癌手术治疗、放化疗等治疗方法的完善，中医药治疗在术后恢复、减低放化疗毒副反应，同时在单药抗肿瘤治疗、抗转移、抗复发、预防、提高患者生存质量及提高生存率等方面发挥着越来越重要的作用。大肠癌的中医病名较多，历代比较公认的病名有“肠蕈”、“肠溜”、“锁肛痔”、“肠积”。对于大肠癌出现肠梗阻为主的一般也有称“肠结”；对于大肠癌出现便血为主时则称“肠风”、“便血”等；也有称“腹痛”、“积聚”、“癥瘕”、“下痢”、“脏毒”等。中医认为大肠癌的产生是由于素体脾肾不足，或饮食不节、情志不遂损伤肝脾，致脾肾虚弱，加之热毒蕴结，火热湿毒下注肠道，日久积结而成。病机总属于本虚标实之证，脾虚、肾亏为本，湿热、火毒、瘀滞为标。辨证分型主要为脾虚痰湿、湿热蕴毒、瘀毒内结、气血双亏、脾肾阳虚等，治疗上主要以健脾益肾、清热化湿、解毒攻坚、益气养血、活血化瘀等为法。

大肠癌证候常表现为虚实夹杂，辨证治疗首先要定病性，然后定治则。辨病性重在辨气病、血病及新病、久病。病在气者，其聚散无常，痞满无形，推之则动，痛无定处，治以理气行滞为主，佐以理血；病在血者，其块坚硬不散，固定不移，摧之不动，痛有定处，治以活血化瘀散结为主，佐以理气；新病体质较强者，宜攻宜破，久病体质较弱者，可攻补兼施，或先攻后补，或先补后攻，随证施治，并遵循《黄帝内经》“衰其大半而止”的原则，不可猛攻、峻伐，盖恐过于攻伐，伤其气血也。

本病的主要病理特点是脾虚湿毒瘀阻，尤其本病患者求治于中医之时多是在经过了手术或化疗之后，脾胃受损，正气亏虚，肝气不畅，气机逆乱，气血瘀滞，湿毒聚结，下注于下腹而成。其病情较为复杂，病在气分亦在血分，亦久病亦新病。故治以软坚散结，健脾活血。方用党参、黄芪、茯苓和淮山之属健脾益气，滋养后天之本；鳖甲、牡蛎、龙骨和刺蒺藜软坚散结，舒通气机，治其标；病久阴液耗伤因此酌加石斛养阴，如此诸药合用，既能减轻肿瘤症状，又能抑制本病的复发和转移，从而在整体上提高患者的生存质量。

【加减运用】下腹隐痛、大便滞下、口干口苦，加槐花 10 g、地榆 10 g 和败酱草 12 g；伴脘腹胀闷，加黄连 6 g、厚朴 9 g；舌苔白厚或黄腻，加苡仁 15 g 和金银花 15 g。还可酌情选择一两种抗癌解毒类药，如半枝莲、龙葵、白花蛇舌草、黄药子、山慈姑、半边莲等加入配方，以巩固疗效。

【病案举例】李某，男，65 岁，2006 年 6 月 20 日行“回盲部肿瘤切除术”，出院诊断为：结肠管状腺癌Ⅰ级，初期症状为：右下腹部疼痛伴有大便性状改变 8 个月，手术后大便正常，日一次，睡眠差，胃纳可，晨起口干，夜尿三次，舌红苔中黄，脉弦细。检查血糖升高，AFP：1 000 ng/ ml，CEA：17. 1 ng/ml。沈师辨证后认为本病总属本虚标实，血瘀湿阻。考虑到本病患者脾阳虚损，损及肾阳后出现夜尿频多等症状，更加重了精微流失，造成本更虚的结果，因此沈师认为本病温散之余也要结合收涩治标之术，治疗上采用散结祛癌方加减。具体方药如下：鳖甲 15 g（先煎），生牡蛎 30 g（先煎），龙骨 15 g（先煎），党参 15 g，麦冬 10 g，茯苓 10 g，淮山 15 g，炙黄芪 30 g，石斛 10 g，远志 5 g，刺蒺藜 15 g，益智仁 10 g，桑螵蛸 10 g，莲须 5 g，芡实 15 g。服用期间睡眠改善，夜尿减少，随证一年后，患者身体明显好转，病程中未出现白细胞减少等症状，体重增加，面色较前红润，随访至今未见复发。

【歌括】散结祛癌治大肠，鳖牡龙骨蒺藜上。
参麦茯淮芪石斛，本虚标实服之康。

（周永红整理）

益阴散结汤（非霍奇金淋巴瘤）

【组成】生牡蛎 30 g（先煎），鳖甲 15 g（先煎），女贞子 15 g，旱莲草 15 g，白芍 15 g，石斛 10 g，北沙参 30 g，麦冬 15 g，地骨皮 15 g，鸡内金 10 g，谷芽 30 g。

【功效】益气养阴，化痰解毒。

【主治】全身多个部位都会出现无痛性淋巴结快速肿大，大如蚕豆大小，小如绿豆大小，淋巴结时消时肿。伴有乏力消瘦，腰膝酸软，口干，烦躁易怒，时有胸胁胀痛，寐差，大便干结，舌红、苔黄，脉弦细。

【组方原理】非霍奇金淋巴瘤是一组具有高度异质性的淋巴组织恶性肿瘤，它包括临床表现、病理类型、免疫类型、生物学规律、发展经过及治疗反应各不相同的多种疾病，按照世界卫生组织的淋巴瘤分类方案显示，其中侵袭性 B 细胞淋巴瘤，主要为弥漫性大 B 细胞淋巴瘤，是成人中最常见的一种淋巴瘤类型。本病平均发病年龄为 64 岁，无明显性别差异。由于发病率在全球逐年升高，受到人们广泛关注。非霍奇金淋巴瘤的病程长短不一，临床表现复杂，可侵犯全身各个系统及器官，症状主要为淋巴结快速增大，约 40% 的患者发生于结外，以胃和回盲部最为常见。本病可以为原发，也可以从其他低度恶性淋巴瘤转化而来。多有全身症状，如发热、盗汗、消瘦和结外部位受累的相应症状。过去，放疗作为复发或难治侵袭性非霍奇金淋巴瘤的补救治疗手段，现已多被高剂量化疗加自体造血干细胞移植所替代。现在淋巴瘤的治疗多根据 WHO 分类亚型的不同采取针对性的治疗，也可根据分期和预后因素对患者进行个体化治疗。

祖国医学将其归入“瘰疬”、“肿毒”和“痰毒”的范畴，众所周知，针对肿瘤进行化疗除了杀伤肿瘤细胞外，同时也损伤机体，经常导致人体不能耐受而中途退出化疗。因此根据中医辨证论治，针对患者化疗中及化疗间隙运用“扶正祛邪”的原则，对患者“因人制宜”地结合中药治疗，能够取得较单独化疗较好的疗效。

沈师认为，非霍奇金淋巴瘤的发病属于本虚标实之证，病位多与脾、肝、肾关系密切，初期为实，后期虚中夹实。因此在组方时沈师主张以补虚治本，泻实治标。临床中常见本病患者多在进行了化疗之后求治于中医，病情反复迁延，一方面具有正气不足的“虚”象，另一方面又存在痰毒缠绵不去、邪毒耗气伤阴的“实”证，因此在治疗上宜采用标本同治之法，求益气养阴、化痰解毒之功。方中选用生牡蛎和鳖甲软坚散结与解毒消瘤，女贞子、旱莲草、白芍、石斛、北沙参和麦冬来益气养阴与柔肝缓急，地骨皮合上鳖甲可以清除虚热，鸡内金和谷芽来健脾理气化痰；诸药合用，共奏益气养阴、痰瘀共化之效。

【加减运用】乏力明显者，加党参 15 g、黄芪 30 g；头晕耳鸣者，加知母

15 g、青蒿 10 g（后下）；睡眠较差者，加夜交藤 30 g、远志 5 g；关节疼痛者，加秦艽 10 g、桑白皮 15 g；手足心热、口腔溃疡者，加黄柏 10 g、玄参 10 g、知母 10 g。

【病案举例】 卢某，女，60 岁。2005 年 8 月初诊。患者于 2004 年 9 月无意中发现左颈部多处无痛性淋巴结肿大，伴有耳鸣症状，淋巴结大如蚕豆大小，小如绿豆大小，经淋巴结活检后，诊断为“非霍奇金淋巴瘤”。经手术和化疗多次后，病情稳定。刻诊：耳鸣，睡眠较差，疲乏，纳呆，大便正常，口干，唇干，手足心热，舌淡红、苔薄边有齿印，脉细。西医诊断非霍奇金淋巴瘤；中医诊断：痰毒。辨证属气阴不足，痰毒残留。治以益气养阴，软坚散结。处方：生牡蛎 30 g（先煎），鳖甲 15 g（先煎），女贞子 15 g，旱莲草30 g，白芍 30 g，石斛 10 g，北沙参 30 g，麦冬 15 g，地骨皮 15 g，鸡内金 10 g，谷芽 30 g，茯苓 15 g，浙贝 10 g，灯心草 5 个，厚朴 10 g。用法：水煎，每日 1 剂，分 3 次服。服药 7 剂后，上症稍减，仍有耳鸣、疲乏，偶有心悸，舌淡苔薄，脉弦细。守方，去厚朴、鸡内金，加知母 10 g、蔓荆子 10 g、谷精子 10 g。14 剂后，自觉疲乏，守上方加党参 15 g、黄芪 30 g，又服药 14 剂后，症状明显改善，守上方，随症加减半年余，患者症状稳定，随访至今，患者无复发。

沈师认为在本病化疗中合理运用软坚散结汤，具有对化疗药物增效、解毒和减少副反应的作用，特别是在改善患者食欲和减轻骨髓抑制等方面有较好的效果。化疗结束后运用中药，能消除或减轻并发症，增强免疫力，促进骨髓复苏，减少肿瘤复发几率，提高患者生存质量，延长其生存时间。临床上沈师认为“攻邪即扶正”、“扶正即祛邪”，运用中药配合化疗对非霍奇金淋巴瘤患者进行治疗，均能有效地提高该类患者的治疗效果，延长其生存期，提高其生存质量，故值得临床上推广使用。

【歌括】 益阴散结淋巴瘤，牡蛎鳖甲二至求。
芍斛沙麦地金芽，益气养阴不发愁。

（周永红整理）

《第八部分》

其他

清瘟退热饮（温病）

【组成】犀角 15 g（用水牛角代）、生地黄 15 g、丹皮 10 g、赤芍 15 g、连翘 15 g、金银花 15 g、竹叶心 10 g、玄参 10 g、黄芩 10 g、佩兰 10 g、芦根 30 g。

【功效】清心解毒，凉血养阴。

【主治】高热昏迷抽搐重证属热毒逆传心包者。

【组方原理】不论是暑温、温疫、温热，均属于温病范畴，其辨证论治大法，都是以卫气营血的学说为依据的。医者必须从临床实际出发，认真总结经验，才能认识本病辨证论治的特殊规律。叶天士指出“大凡看法，卫之后方言气，营之后方言血，在卫汗之可也；到气才可清气；入营犹可透热转气，如犀角、元参、羚羊角等物；入血就恐耗血动血，直须凉血散血，加生地、丹皮、阿胶、赤芍等物，否则前后不循缓急之法，虑其动手便错，反致慌张矣”。本病发作时即见热入营血，很快出现神志昏迷、高热等症，故方中以水牛角、生地黄凉血解毒；丹皮、赤芍凉血活血，防止止血留瘀；连翘、金银花、竹叶心清心透热，气营两清以分消热势；芦根、玄参清热生津，存得一分津液便保得一分生机；佩兰芳香化浊；黄芩清热解毒。全方共奏清心解毒、凉血养阴之功。

【病案举例】林某，女，22 岁，未婚，工人，1980 年 6 月 5 日入院。主诉（家长代诉）：神志异常 10 天，高热、昏迷、抽搐 1 天。病史，患者于入院前10天始被发现少语，间有双眼直视、呆滞，于2天前出现头痛、遗尿，但神志尚清醒，无呕吐症状，于1天前突然全身肢体抽搐，继而高热昏迷，于1980年6月5日急诊入院。患者于入院前3周在普查身体时，查血谷丙转氨酶高至667单位，近日精神紧张，呈忧郁状。家族及住所周围均无类似疾病流行史。入院时查体：体温：38.2℃，脉搏：80次/分，呼吸：20次/分，血压：100/60 mmHg。发育及营养良好，急性病容，神志昏迷，全身浅表淋巴结不大，皮肤无出血及皮疹，巩膜无黄染。颈软，瞳孔等大，对光反射存在，指压眶上神经无反应。气管居中，甲状腺不大。胸廓对称，心肺检查无病理性体征发现。腹壁柔软，腹壁反应消失。肝脾未扪及。双下肢伸直，未见活动，四肢肌张力高，反射亢进。双侧划跖试验+。

实验室检查：周围血检查：血红蛋白11g%，红细胞3 840 000万/mm^3，白细胞9 400/mm^3，分叶72 %，淋巴28%，血小板计数216 000/mm^3。尿常规：蛋白（+），红细胞180～200个，高倍，白细胞0～1/高倍。肝功能检查：硫酸锌浊度6单位，脑絮试验（－），谷丙转氨酶132单位，乙型肝炎表面抗原（－），白蛋白3.7g%，球蛋白2.7g%。血钾12mg%，血钠309mg%，氯化钠587mg%，血非蛋白氮39mg%，二氧化碳结合力37.2ml%，重碳酸盐16.6mg当量。脑脊液检查：压力120mmHg，脊液清晰，蛋白（－），糖5.0mg%，细胞总数2个，氯化钠672mg%。心电图检查：窦性心律，大致正常心电图。

住院情况：根据病史及检查，诊断为病毒性脑炎，给予对症治疗及支持疗法：使用甘露醇、高渗葡萄糖等降脑压；肌注青霉素、链霉素预防感染；静脉输液补充体液；每天静脉滴注地塞米松10mg：静脉滴注醒脑静（安宫牛黄注射液）每天4ml。虽经以上方法治疗，但患者仍持续高热（体温40℃左右），频发抽搐。给予吸氧、冰敷、安定药等对症处理，病情仍趋严重，于住院之第3天同时使用中医中药治疗。服中药前中医四诊所见：

望诊：神志昏迷，不省人事，两目露睛，眼珠呆定，牙关紧闭，不能喂饮食。面部、口唇及全身皮肤掀红，触之无反应。全身肢体间发抽搐。舌质绛、苔黄腻而干，舌謇。

闻诊：不能言语，呼吸音深沉（与用镇静剂有关），时太息，口有臭气。

问诊（其母代诉）：高热灼手，汗多，大便秘结，小便失禁而臭。

切诊：全身肌肤触之灼热，腹软无矢气，脉弦数有力。

按中医辨证遣药，用胃管喂饲。于用中药之第2～3天，体温稍降（39℃

以下），抽搐发作次数减少，发作时间较前短暂。但于用中药的第4天后，体温又回升至39.5℃左右，偶有咳嗽，痰鸣音，舌质红、中后部腻苔，脉滑有力。于治疗之第10天一般情况逐渐好转，体温降至38℃以下，神志逐渐清醒，双眼能开合，但仍不能说话，四肢也不能活动，舌质仍红、苔白厚腻，脉弦。眼底检查（入院时未做此项检查）：双眼视乳头颜色轻度红，边缘清晰，动静脉比例为2：3+，静脉相对充盈，未见动脉明显痉挛状态及动、静脉间交叉压迹，黄斑中心窝光反射可见，未见水肿及渗出，视网膜反光稍增强，但未见出血及渗出物。考虑轻度颅内压增高，结合临床症状和体征，符合轻度脑水肿征。于治疗之第15天，神志稍清醒，能听懂旁人少许言语，有哭笑表现，但不能言语，双下肢间可见自主性活动，夜间低热（37.1℃～37.3℃），舌红、苔薄黄干，脉弦微数。于治疗之第22天时，病情稍有反复，体温又升至38.3℃，手足抽搐，角弓反张，舌红、苔黄厚腻，脉沉弦细。眼底检查大致正常。经辨证调整中药，服用数剂，病情日趋好转。于住院治疗第40天后神志清醒，能自己进食并能回答问题，双侧肢体活动逐渐进步，左下肢肌力Ⅱ度，但右足仍间有抽搐痉挛，舌嫩红、苔微黄干，舌体活动自如，脉弦细数。此后服用中药配合头针治疗，病情继续好转，于住院第66天（1980年8月11日）神志完全恢复，言语清楚，对答流利，其他情况良好，并能独立步行，痊愈出院。

治疗经过：本案因高热、昏迷1天入院，并于入院后第3天请中医会诊。中医四诊所见已如上述。根据病情，诊为暑温病气营两燔，热陷心包。根据是：①发病当时虽属先夏至日，但在广东正值夏日炎热时节；②患者入院前虽无高热谵语，但10天前家人已发现其神志异常、烦躁、两眼呆滞，此为暑邪侵扰神明之候，因疏于调理，遂致正不胜邪，发展演变为高热不退、神志昏迷、不省人事等。由此可见本例证属逆传心包，热邪内陷，蒙闭清窍之候；③至于舌红绛、苔黄腻而干，舌謇，脉弦数有力等，均属气营两燔，阴津受劫之候。根据以上辨证，在治疗上，本例分四个阶段选方遣药。

第一阶段，是逆传心包，高热昏迷期，治法当以清营透热转气、清心开窍为主。方用清营汤加减：犀角15g、生地黄15g、丹皮10g、赤芍15g、连翘15g、金银花15g、竹叶心10g、玄参10g、黄芩10g、佩兰10g、芦根30g，每日1剂，水煎服。安宫牛黄丸，每日3次，每次1丸。给服上述汤、丸后3天，使已入营分之暑热邪气透出气分，病情也有转机。

第二阶段，即症状改善期。服药后第5天患者已解大便，第10天以后，体温降至38℃以下，神志渐清，能笑，喉间有痰声，于6月21日插胃管时发出哭声，胸背部有红色疹点，夜间仍发热，舌红、苔白黄垢而干，脉弦滑略数。说明邪势已减，神志颇有苏醒之势，然营阴仍有热象，且痰阻心窍，故治疗上除仍以清热开窍为主外，并辅以豁痰祛湿、宣通经络。药用：秦艽10g、鳖甲15g、青蒿10g、地骨皮15g、知母10g、佩兰10g、藿香10g、菖蒲10g、北杏仁、天竺黄、橘络、竹叶心、生石膏、枇杷叶、黄芩、苍术、竹茹，随证加减。苏合香丸，每日2次，每次1丸。

第三阶段：病情恢复期。症情渐趋好转，但却出现反复。治疗之第22天后，神志尚清楚。但见手足抽搐，拘急有力，角弓反张，且大便又出现4日未解之象，此邪留气分，然偶有波及营分，故用药以清气分热为主，配合芳香开窍、定痉熄风之品。药用：芦根30g、黄芩10g、夏枯草15g、栀子10g、淡竹叶10g、佩兰10g、藿香10g、竹茹10g、石菖蒲10g、北杏仁10g、蔻仁10g、琥珀5g、石决明15g、全虫、羌活10g、地龙10g等。7月5日再诊时，因患者咳嗽、痰黄稠等，治以清暑宣肺、化痰通络之法。药用：芦根30g、黄芩10g、桑白皮15g、金银花15g、连翘15g、丝瓜络10g、桑枝15g、北杏仁10g、竹茹10g、秦艽10g、橘络10g等。

第四阶段：属善后期。病邪已去，病势大减。于治疗之第40天后，患者已能回答问题，语言尚清，语声低微，自诉头晕痛，左侧肢体活动欠佳，但在家人扶持下能站立步行，舌红苔黄，舌体伸缩自如，脉弦滑细数。此乃热邪伤阴灼液，及营阴不足之象。治疗上当以清余邪、养津液为主，辅以豁痰通络之品。药用：北沙参30g、玉竹10g、夏枯草15g、芦根30g、丹皮10g、竹叶10g、丝瓜络10g、橘络10g、丹参15g、生牡蛎30g、麦冬10g、知母10g、地龙10g、浮小麦10g、地骨皮15g等，随证加减。

患者于入院第66天痊愈出院，出院后曾来门诊巩固治疗，均以益气养阴之品善后，现已完全恢复。此女26岁结婚时还特来医院给医生送喜糖。

【歌括】 清瘟退热证甚急，犀地芍银翘丹皮。
芩竹玄佩芦根伍，解毒清心用之宜。

（陈静蕊、赵安斌、黄春荣、李恩庆整理）

解表舒经方（春温）

【组成】 葛根 30 g，麻黄 10 g，羌活 10 g，独活 10 g，白芷 10 g，桂枝 10 g，白芍 10 g，生姜 5 片，大枣 12 枚，甘草 10 g。

【功效】 解表通络，舒经利气。

【主治】 外感后出现头痛，恶寒发热，项强痛，一身尽痛，转侧困难，舌质淡红、苔薄白，脉浮紧。

【组方原理】 病毒性脑膜炎患者初期发病，以头痛、跳痛状、恶寒发热、颈部活动发硬感，全身肌肉酸痛，严重者可出现恶心呕吐等症。查体可见有颈抵抗，克氏征阳性，脑脊液可示白细胞数稍高，蛋白量增高。归纳起来主要表现为感冒症状与颅内压增高症状与体征。中医辨证为风寒头痛。由于风寒之邪袭于肌表，卫阳外出抗邪，正邪交争，经气不利，故可出现恶寒发热、头痛、颈痛、身痛等症。治疗上以解表舒经方治疗，桂枝与白芍解表，增液舒经，解太阳经气不利；麻黄、羌活、独活、白芷、葛根解肌发表；生姜发表和中止呕；大枣、甘草和中调和诸药。本方由于葛根汤加羌活、独活、白芷而成，其治疗的重点为解肌舒经为主，故可解除头痛、身痛、颈痛等症，由于病毒性脑膜炎初期可出现上述等症，故可运用本方治疗。

【病案举例】 某女，28 岁，反复头痛恶寒 2 周来诊。患者于 2 周前不慎感寒，出现头痛及恶寒怕风，无明显发热，曾服用感冒药，症状不减，并觉全身肌肉疼痛感、疲倦感，来诊时舌质淡红、苔薄白，脉细紧。查体：脑膜刺激症阳性，脑脊液检查示细胞数及生化未见明显异常，但脑压为 200 mmHg。西医诊断：病毒性脑膜炎。患者补诉，素体虚弱，易感冒，此次发病最重，时间最长。沈师辨为体虚太阳伤寒证。

治疗上以葛根 30 g，麻黄 10 g，羌活 10 g，独活 10 g，白芷 10 g，桂枝 10 g，白芍 10 g，生姜 5 片，大枣 12 枚，甘草 10 g，黄芪 30 g，防风 10 g。每日 1 剂，每日 2 次，水煎服。连续 2 周后症状消失，查体无异常，脑脊液检查无异常。沈师认为虚人外感伤寒，症不典型，可以一身疼痛为主，而恶寒发热不明显。以葛根汤合玉屏风散加减治疗，葛根汤解太阳之表，玉屏风散补太阳之虚。

【歌括】解表舒经治太阳，葛根汤中加独羌。
虚人外感一身痛，或以防芪合成方。

（吕小亮、谭金华整理）

益肾固齿方（牙痛）

【组成】生地黄 15g、五味子 5g、骨碎补 10g（本方为沈师父亲之验方）。

【功效】补肾益精，固本止痛。

【主治】肾虚牙痛。

【组方原理】牙痛是一种常见病，原因颇多，症状各有不同，治法亦各有所长。中医一般将牙痛分为五类：龋齿牙痛、风热牙痛、风寒牙痛、胃热牙痛、虚火牙痛。《景岳全书》中“杂证谟·齿牙”中有“齿牙之病有三证，一曰火，二曰虫，三曰肾虚。凡此诸病，治各有不同”。且指出其病因及主要症状。其中有“肾虚而牙病者，其病不在经而在脏，盖齿为骨之所终，而骨则主于肾也，故曰肾衰则齿豁或突而不实，凡不由虫不由火而齿为病者，必肾气之不足，此则或由先天之肾亏或由后天之损伤，皆能致之，是当以专补肾气为主”。生地黄性味甘、苦、寒，入心、肝、肾三经，骨碎补性味苦、温，入肝、肾二经，五味子性味酸、温，入肺、肾二经。以上三药均入肾经，其中生地黄、骨碎补还入肝经。从功能看，生地黄滋肝肾、养阴清热，骨碎补功能补肾行血，对肾虚阳浮之牙疼颇有效，五味子功能敛肺滋肾，《本经》有“益气、咳逆上气，劳伤羸瘦，补不足，强阴，益男子精”等记载。肾主骨，齿为骨之余，肾虚有病，必致齿、骨酸软松动。从以上三味中药的药性分析，均以入肾经补肾虚为主，故治疗肾虚牙痛而无兼证者确有实效。倘若其症较复杂，当辨证加味治之，如见肝肾阴亏、肝阳上亢而致牙痛者，则应加入平肝潜阳之药，若见脾阳不振、脾肾阳虚的症状，则应加入温补脾阳之药，如上述两例，随证加味用药才能取得更好效果。

【加减运用】清阳不升加升麻、柴胡、党参、白术、茯苓、淮山、防风、北芪等；肝火上攻加夏枯草、生牡蛎、牛膝、玄参、杭菊花等。

【病案举例】沈某，男，48 岁，华南工学院职工。于 1978 年年底患牙痛，自觉牙床浮肿，牙根酸痛松动难忍。头痛头眩，口苦口臭，睡眠不宁，胃纳、二便均如常。查体胖，面色红润，脉弦稍数，血压 155/105 mmHg 诊为肝阳上亢，虚火牙痛。治以滋阴降火、平肝潜阳，用上方加夏枯草、生牡蛎、牛七、玄参、杭菊花，3 剂。服后牙痛消失，余症亦减除。

林某，女，33 岁，华南工学院职工。1979 年 10 月 28 日初诊。自诉牙龈虚浮，牙齿酸软，头眩晕，腰酸，四肢乏力，白带多，胃纳呆。查体：面色苍白，消瘦，舌淡少苔，脉弦细弱。诊为肾阴不足，脾阳不振。治以滋养肾阴、温补脾阳。用上方生地黄、五味子、骨碎补加升麻、柴胡、党参、白术、茯苓、淮山、防风、北芪、炙甘草等，连服 9 剂，牙龈虚浮已消失，余症大减，但仍有牙酸。再诊时减去柴胡、防风、升麻，甘草等，加覆盆子、故纸以增强补肾之力，继服 6 剂而愈。

【歌括】沈氏家传固齿方，五味碎补与地黄。
齿为骨余本属肾，随证加减效力强。

（陈静蕊、赵安斌、黄春荣、李恩庆整理）

益气止带汤（白带）

【组成】炙黄芪 10 g，白术 10 g，党参 12 g，升麻 3 g，柴胡 3 g，陈皮 3 g，炙甘草 6 g，当归 10 g，金樱 12 g，芡实 10 g。

【功效】益气升阳，祛湿止带。

【主治】妇女白带过多属气虚清阳不升，湿邪中阻者。

【组方原理】阴吹一证，临床有虚实之分，实者多为胃腑燥实，谷道欠通，胃气下泄所致。虚证如《哈荔田妇科医案医话选》所说："多由于素体脾弱，不慎卫生，复因操劳过度，房事不节，以致气血亏虚，中气下陷所致。本例属于后者，故用补中益气汤益气升阳，调理脾胃；又因其白带增多，湿浊下注，是以金樱、芡实固肾健脾化湿，病程虽较长，但治疗对证，终获痊愈。"

【病案举例】张某，女，28 岁，1986 年 9 月 18 日初诊，近一年来，经常从阴道排出气体，甚则哄哄有声，心情苦闷，食欲不振，小腹常感下坠作痛，肢体倦怠无力，白带稍稀，时时淋漓，前医治疗，或作肾虚，或作湿浊，或作气虚，都未见收效。诊见患者消瘦，面带愁容，语声低弱，舌淡苔厚，脉沉弱。中医辨证：阴吹（证属正气不足，清阳下陷），治宜补气升阳，健脾固肾，方用益气止带汤，药用炙黄芪 10 g，白术 10 g，党参 12 g，升麻 3 g，柴胡 3 g，陈皮 3 g，炙甘草 6 g，当归 10 g，金樱 12 g，芡实 10 g。上方加减治疗 1 个多月，阴吹消失，带下也愈，嘱其以成药补中益气丸和六味地黄丸配合服用，以巩固疗效。5 年后随访，病未复发，体质比从前有明显改善，能正常上班工作。

【歌括】 益气止带参术芪，升柴炙草归陈皮。
金樱芡实固肾经，升阳化湿奏效奇。

（陈静蕊、赵安斌、黄春荣、李恩庆整理）

益气开音汤（失音）

【组成】 党参 15 g，北芪 15 g，白术 10 g，陈皮 6 g，升麻 3 g，柴胡 3 g，炙甘草 10 g，当归 10 g，桔梗 6 g，女贞子 12 g。

【功效】 益气升阳，补肾开音。

【主治】 失音属清阳不升者。

【组方原理】 中医学认为声音是由于肺气鼓动会厌、声道而发生的。失音有虚实两种情况，即一种是金实不鸣，一种是金破不鸣。临床上失音多属于后者，即：体质怯弱之人，加之失血过多，气随血泄，而致气虚下陷，鼓动无力，必然声音不扬，甚至嘶哑。治疗正是抓住这个根本，用补中益气汤补血升阳，加桔梗以利肺气，女贞子补肾宁神，使精气充足，上承会厌，鼓动有力，发音自然清亮。

【病案举例】 蔡某，女，42 岁。1985 年 5 月 15 日初诊。一向月经过多；半年来，每逢经后则声音不扬，需十多天后方渐恢复，几经治疗，效果不佳。2 个月来，病有加重倾向，有时几乎无法发音，诊见患者身体枯瘦，眼光黯淡，气短咽干，月经周期约 30 天，每次行经 5 天左右，色淡质稀量多，常觉心悸怔忡，难以入眠，小腹空坠，舌淡苔白，脉虚弱。中医辨证：失音（属经后精血亏损而导致气虚，成“金破不鸣”之病），拟用补土益金之法，以达到摄精血，升阳气，固冲任的目的。方用益气开音汤加减主之，药用：党参15 g，北芪15 g，白术10 g，陈皮6 g，升麻3 g，柴胡3 g，炙甘草10 g，当归10 g，桔梗6 g，女贞子12 g。服药5剂，声音已渐清亮，再用方加减治疗约1个月，下次经后已无失音症状出现，随访8年病未复发。

【歌括】益气开音治失音，升柴术芪草人参。
归陈桔梗与女贞，金破不鸣此方珍。

（陈静蕊、赵安斌、黄春荣、李恩庆整理）

养阴明目方（葡萄膜炎）

【组成】知母10 g，黄柏10 g，茯苓10 g，泽泻10 g，丹皮10 g，赤芍10 g，车前草30 g，桑葚子15 g，女贞子15 g，旱莲草30 g，芦根30 g，夜交藤30 g。

【功效】补肾养阴，泻火明目。

【主治】眼葡萄膜炎属阴虚有火、视物不清、烦躁者。

【组方原理】葡萄膜炎是一类由多种原因引起的葡萄膜炎症，为常见的眼科疾病，不同年龄发病，常累及双眼，反复发作，并可产生一些严重的并发症和后遗症，是常见的致盲眼病之一。葡萄膜炎的病因病机，主要是由于外邪侵袭，或有内热；多与肝、肾、脾三脏功能失调有关。肝为多气多血之脏，肝主疏泄，肝开窍于目，肝经风热或肝郁化火，热邪上扰，灼伤眼仁，或嗜好肥甘厚味，酿成脾胃湿热，热邪上蒸于目，熏灼瞳仁，或素体阴虚，病久伤阴，肝肾阴亏，虚火上炎，目睛受损，或由眼部邻近组织病变波及眼内脉络致使气血瘀积。

肾精不足，本方以养阴为主，以二至丸及桑葚子平补肝肾之阴，芦根清热生津，茯苓、车前草、泽泻祛湿，兼清阴虚所生之热，知母、黄柏降相火，清虚热，夜交藤安神，全方补肾养阴，清虚火而明目。

【病案举例】关某，女，32岁，工人。因右眼视物模糊及胀痛于1980年

11 月 13 日前来就诊。中医四诊：患者 1970 年曾患本病，此后多次复发。近来觉右眼视物模糊，胀痛难受，且多梦，烦躁不安，精神疲乏，右胁隐痛，口干少饮，胃纳不佳，两足酸软，舌淡苔白有裂纹，脉弦细。查体：视力右 0.8、左 1.2，右眼角膜后壁沉淀物 4~5 粒，右眼玻璃体中度混浊、左眼体轻度混浊。余皆正常。眼底检查大致正常。免疫资料缺。西医诊断：右眼慢性全葡萄膜炎。中医辨证：阴虚型。治疗过程：拟用养阴明目方为主治疗。方用养阴明目方。药用知母 10 g，黄柏 10 g，茯苓 10 g，泽泻 10 g，丹皮 10 g，赤芍 10 g，车前草 30 g，桑葚子 15 g，女贞子 15 g，旱莲草 30 g，芦根 30 g，夜交藤 30 g 等。在服中药过程，同时服用西药强的松、左旋咪唑、消炎痛、维生素 B_1、B_{10}等。至 1981 年 7 月 23 日，眼部症状基本消失。双眼视力：右眼 1.2（原镜）、左眼 1.5（代镜），右眼角膜后壁沉淀物（-），玻璃状体：右眼轻度混浊，左眼少许混浊。眼底检查前同。临床效果显著，嘱其定期前来复查。

【歌括】 养阴明目出沈氏，丹苓泽芍芦柏栀。
夜交车前椹二至，阴足火退此方灵。

（陈静蕊、赵安斌、黄春荣、李恩庆整理）

解毒明目汤（葡萄膜炎）

【组成】 柴胡 10 g，黄芩 10 g，栀子 10 g，龙胆草 10 g，夏枯草 30 g，生地黄 10 g，赤芍 10 g，杭菊花 10 g，芦根 30 g，苡仁 30 g，夜明砂 10 g，密蒙花10 g。

【功效】 清热泻火解毒。

【主治】 葡萄膜炎属肝经火热毒盛者。

【组方原理】 本方能清热解毒，适用于眼部炎症，方中柴胡、菊花入肝清火，黄芩清肺火，白睛属肺，栀子清泄三焦火邪，龙胆草解毒之力尤强，夏枯草既能清肝火，又治目赤肿痛，生地黄亦为清热凉血之品，生地黄、赤芍清热凉血兼有活血作用，芦根清热生津，苡仁清热祛湿，夜明砂、密蒙花均为常用明目之品，全方清热泻火解毒，在清热解毒方面确可起到一定的疗效。

【病案举例】卢某，男，57 岁，职员。因左眼赤痛 6 天于 1981 年 1 月 5 日前来专科门诊。中医四诊：患者谓左眼不适已 1 个月，近 6 天来突然赤痛，泪多黏稠，口苦口干，余无不适。舌红苔黄腻，脉弦细略滑。检查：视力：右 0.5、左 0.2，左眼结膜中度充血，左眼角膜后壁沉淀物（+），左眼前房积脓少许，余皆正常。西医诊断：左眼急性全葡萄膜炎。中医辨证：肝火上炎型。治疗过程：清热泻火解毒。方用解毒明目汤加减。药用柴胡 10 g，黄芩 10 g，栀子 10 g，龙胆草 10 g，夏枯草 30 g，生地黄 10 g，赤芍 10 g，杭菊花 10 g，芦根 30 g，苡仁 30 g，夜明砂 10 g，密蒙花 10 g 等随症加减选用。服中药过程曾服强的松、左旋咪唑、消炎痛等。至 1981 年 2 月 12 日病情显著好转，左眼已不赤痛，唯觉时有头晕，故停用激素及其他西药，中药按上方去柴胡、黄芩，加茯苓 10 g、女贞子 15 g。于同年 3 月 5 日眼检：右 0.8（代镜 1.0）、左 0.6（代镜 0.9），左眼结膜无充血，左眼角膜后壁无沉淀物，左眼前房无积脓，余如常。达到临床治愈而停服中药。并嘱定期回来复查。

【歌括】解毒明目密蒙花，柴芩栀芍胆明砂。
菊地芦苡夏枯草，热毒上攻效可嘉。

（陈静蕊、赵安斌、黄春荣、李恩庆整理）

养血明目汤（葡萄膜炎）

【组成】党参 15 g，茯苓 12 g，白术 12 g，炙甘草 3 g，川芎 12 g，制首乌 12 g，白芷 8 g，炒枣仁 8 g，石菖蒲 8 g，北芪 15 g，秦艽 10 g，防己 10 g，桑枝 15 g，枸杞 10 g，羌活 10 g，乌梢蛇 20 g。

【功效】补益心肾，健脾祛湿。

【主治】葡萄膜炎属心肾不足，脾虚有湿者，症见眼目赤痛、发胀、视物昏朦等。

【组方原理】本方健脾胃而养血，如体质虚弱以及贫血的眼部疼痛者，均可服用本方。方中脾为后天之本，气血生化之源，故以四君子汤，益气健脾，使气旺血生。制首乌、枸杞补肾养血，川芎行血理血，白芷芳香化浊，炒枣仁养血安神，菖蒲化湿开窍，北芪益气升阳、帅血而行，秦艽、防己、羌活化湿，乌梢蛇通经活络，全方共奏补益心肾、健脾祛湿之功。

【病案举例】 李某，女，41岁，工人。因右眼赤痛、发胀、视物昏朦于1981年1月29日前来门诊。中医四诊：患者自谓右眼赤痛、发胀、视物昏朦已8天，且见头晕心悸、睡眠不宁、口干气促、手指振颤、关节疼痛等。1978年曾患本病。舌淡红嫩苔黄厚腻而干，脉沉弦细。检查：视力右0.1、左0.9，右眼角膜后壁可见中度至重度沉淀物（Kp++~+++），右眼房水见中度纤维性渗出混浊，右眼瞳孔7 mm（散瞳），左眼瞳孔3mm，晶状体：右眼晶面色素纤维有一黄色渗出。各项免疫数值：IgA：1.1，IgG：5，IgM：2.1，T-淋转：50，E-玫瑰花结：75。西医诊断：右眼急性全葡萄膜炎。中医辨证：阴虚挟湿。治疗过程：养阴清热、健脾化湿。方用知柏地黄汤加减。患者于初诊后第二天即住院治疗22天，住院期间完全停服中药。病情好转后出院。但出院后继续治疗无明显进步，仍觉视物昏朦，睡眠不宁，全身疲倦，心悸乏力，小便频数，舌淡红、苔白腻，脉沉细。于1981年3月26日后改服中药，用补益心肾、兼健脾祛湿之法。方用养血明目汤加减。药用：党参15 g，茯苓12 g，白术12 g，炙甘草3 g，川芎12 g，制首乌12 g，白芷8 g，炒枣仁8 g，石菖蒲8 g，北芪15 g，秦艽10 g，防己10 g，桑枝15 g，枸杞10 g，羌活10 g，乌梢蛇20 g等随症加减。此后，病情逐步好转，于4月23日停用激素，至5月14日眼部症状消失，眼检：视力右1.0、左1.2，右眼结膜无充血、右眼房水无混浊，右眼瞳孔稍大、右眼晶状体色素少许等。达到临床痊愈。嘱定期前来复查，并继续服中药。

【歌括】 养血明目四君芪，乌芷枣菖艽防己。
桑枝乌蛇羌枸杞，血虚昏朦服之宜。

（陈静蕊、赵安斌、黄春荣、李恩庆整理）

祛湿明目汤（葡萄膜炎）

【组成】 茯苓10 g，白术10 g，桂枝6 g，甘草3 g，苡仁30 g，车前子15 g，丹参30 g，鸡血藤30 g，桑葚子15 g，远志6 g。

【功效】 健脾渗湿，益气明目。

【主治】葡萄膜炎属脾虚湿浊、气虚证者。

【组方原理】本方以健脾利湿为主，养肝为辅。对脾虚湿盛者有明显疗效。方中茯苓、白术、桂枝温阳健脾化湿，苡仁甘淡，补利兼优，车前子清热祛湿，丹参、鸡血藤理血通络，桑葚子、远志入肾，五脏六腑之精皆能上注于目，益肾。全方共奏健脾渗湿、益气明目之功。

【病案举例】刘某，男，42岁，工人。因右眼疼痛伴右眼眶痛3天，于1981年4月14日前来门诊。中医四诊：患者谓右眼疼痛、视物如云雾遮睛、睡眠不宁、口淡乏味、胃纳不佳、四肢行动乏力，二便尚可，舌质淡边有齿印，舌苔白微黄腻，脉沉细。检查：视力1.0（双侧）、右眼结膜轻度充血，右眼房水轻度混浊，右眼底RV充盈，余皆正免疫各项数值：IgA：2.5；IgG：9.4；IgM：0.7；T－淋转：61；E－玫瑰花结：55；C3：0.74；CH60：100；类风湿因子：（－）；血沉：3mm/h；抗“O”：250u，心肺正常。西医诊断：右眼急性前葡萄膜炎。中医辨证：脾虚湿浊型。治疗过程：健脾渗湿、益气明目。方用祛湿明目汤加减。药用：茯苓10 g，白术10 g，桂枝6 g，甘草3 g，苡仁30 g，车前子15 g，丹参30 g，鸡血藤30 g，桑葚子15 g，远志6 g。服上药6剂，自觉症状明显好转，唯觉大便干少，于上方加柏子仁12 g、生地黄15 g、北沙参30 g，服药期间，同时使用激素及消炎痛等，至6月14日停用强的松，并于7月23日临床症状全消失。眼检：视力1.5（双侧）、右眼睫状无充血，角膜后壁无沉淀物、右眼房水无混浊、右眼底正常。达到近期痊愈。停服中、西药，并嘱定期复查。

【歌括】祛湿明目鸡血藤，车苡丹参桂茯苓。
术草远志桑葚子，湿阻目痛奏奇功。

（陈静蕊、赵安斌、黄春荣、李恩庆整理）

定志止汗饮（盗汗）

【组成】当归10 g，熟地20 g，黄精15 g，黄芪15 g，黄柏10 g，黄连5 g，黄芩10 g，糯稻根10 g，白术15 g，防风10 g。

【功效】滋阴降火，固表止汗。

【主治】夜寐盗汗，或伴有自汗，五心烦热，或兼有午后潮热，两颧潮红，口渴，舌红少苔，脉细数。

【组方原理】女性更年期：是指卵巢功能从旺盛状态逐渐衰退到完全消失的一个过渡时期，包括绝经和绝经前后的一段时间。更年期综合征是由雌激素水平下降而引起的一系列症状。女性更年期一般在45～55岁，其中15%～25%的妇女无明显异常感觉，75%～85%的妇女可出现或轻或重或多或少的临床症状，但只有15%的人因症状严重需要治疗。各人就诊的症状不一，但涉及身体各个系统，故称为更年期综合征。常见的临床表现为：生殖系统功能失调，可出现月经周期及经期不规则直至完全停止，月经量改变；阴道分泌物减少，干枯，瘙痒等不适；性欲减退，性生活困难，性生活痛。由于阴道局部抵抗力降低，易引起细菌感染导致炎症。当炎症累及尿道口时，则可出现尿频、尿急、尿痛等尿路感染的症状和体征。精神、神经系统的改变可出现易疲劳，易激动，易发脾气，思想不集中，记忆力减退，抑郁，焦虑，甚至有厌世感；失眠多梦，易惊醒，某些人可出现类似精神病样症状。心血管系统的症状由血管舒缩功能失调所引起。常见的临床表现：①潮热（潮红），一阵热感始于脸、颈、胸，然后延至躯干下部、四肢等，随后出汗。出汗后，热由皮肤蒸发，血管收缩，又可出现畏寒。有些人可在夜间发作，梦中惊醒，大汗淋漓湿透衣被，影响睡眠甚至烦躁不安。②血压升高，以收缩压升高为主，且波动较大。有人出现阵发性心动过速、心悸等心律失常。③眩晕，常发生于体位突然改变时或伴潮热同时出现。耳鸣可突然发生或持续存在，常可听到各种噪音。④血管痉挛性疼痛，有些人可出现心前区紧迫感、胸部不适、心悸等与心绞痛发作症状相似，称为“假性心绞痛”。有些人可出现手指、足趾强烈疼痛、蚁走感，呈阵发性发作，寒冷季节可加重。有些人可出现下肢疼痛和间歇性跛行。大多数妇女由于卵巢功能减退比较缓慢，机体自身调节和代偿足以适应这种变化，或仅有轻微症状，属中医“盗汗”、“经断前后诸证”范畴。

阴虚盗汗，历代医家论述最多。如《医学正传·汗证》曰：“盗汗者，寐中而通身如浴，觉来方知，属阴虚，营血之所主也。”又如《证治准绳》曰：“虚劳之病，或得之大病后阴气未复，遗热尚留；或得之劳役、七情、色欲之火，衰耗阴精；或得之饮食药味，积成内热，皆可以伤损阴血，衰惫形气。阴气既虚，不能配阳，于是阳气内蒸，外为盗汗。”指出盗汗病因复杂多端，皆可致阴虚而阳气内蒸为盗汗。至于阴虚盗汗为何寐汗寤止，清代吴仪洛

《成方切用·理血门》中解释道："阴虚有火，睡去则卫外之阳乘陷入阴中，表液失其固卫，故汗出。及觉则阳用事，卫气复出于表，表实而汗止。"沈师根据"当归六黄汤"化裁，加减成定志止汗饮，方中当归、熟地滋阴养血，壮水之主以制阳光，黄柏、黄连、黄芩苦寒清热、泻火坚阴，黄精肾精，黄芪益气固表，白术健脾益气，二者加强益气固表之功，气旺表实，则汗不能外泄，邪亦不易内侵，防风走表祛风，与黄芪配伍固表而不留邪，驱邪而不伤正，补中有散，散中有补，糯稻根收敛止汗。全方养血育阴与泻火并进，使阴固则水能制火，热清则耗阴无由，益气固表与育阴泻火相配，内外兼顾，使营阴内守，卫外固密，共奏滋阴降火、收敛止汗之功。

【加减运用】潮热者，加银柴胡 10 g、白薇 10 g 以清退虚热；阴虚而火热不甚者，可改用麦味地黄汤，以补益肺肾，滋阴清热。

【病案举例】石某，女，48 岁，广东江门人。2008 年 12 月 17 日初诊，患者 2 月前无明显诱因夜间睡眠时汗出，近 20 天来盗汗加重。自述半年前月经开始不规律，有时两三个月方行经 1 次，且经血量明显减少，在某医院诊断为更年期综合征，给予营养神经类药物，效果欠佳。诊见：面色潮红，口干但不多饮，心烦，时有烘热感，喜凉食，月经已近 2 月未行，大便干，小便黄，舌黯尖红，舌苔薄黄，脉细数。西医诊断：更年期综合征，中医辨证：盗汗（阴虚火旺）。治法以滋阴降火、固表止汗为主，中药用自拟方定志止汗饮加减，药物有当归 10 g，熟地 20 g，黄精 15 g，黄芪 15 g，黄柏 10 g，黄连 5 g，黄芩 10 g，糯稻根 10 g，白术 15 g，防风 10 g。用药过程中根据症状变化加减，每日 1 剂，复渣再煎分 2 次，早晚服用。嘱患者门诊治疗，半月后诸症消失。

【歌括】定志止汗用防风，芩连芪柏与黄精。
归地白术糯稻根，降火止汗奏奇功。

（王敏、李恩庆整理）

滋阴降火方（盗汗）

【组成】熟地 20 g，茯苓 10 g，丹皮 10 g，山茱萸 10 g，泽泻 10 g，淮山 20 g，黄芪 30 g，糯稻根 10 g，熟附子 10 g，肉桂 3 g。

【功效】滋阴降火，固表止汗。

【主治】发热盗汗或有自汗，面赤心烦，口干唇燥，五心烦热，或兼午后潮热，两颧潮红，大便干结，小便黄赤，舌红苔黄，脉数。

【组方原理】自汗、盗汗是指由于阴阳失调，腠理不固，而致汗液外泄失常的病证。其中，不因外界环境因素的影响，而白昼时时汗出，动辄益甚者，称为自汗；寐中汗出，醒来自止者，称为盗汗，亦称为寝汗。《明医指掌·自汗盗汗心汗证》对自汗、盗汗的名称作了恰当的说明："夫自汗者，朝夕汗自出也。盗汗者，睡而出，觉而收，如寇盗然，故以名之。"

本方用治阴虚火旺所致的盗汗。肾阴亏虚不能上济心火，则心火独亢，致虚火伏藏于阴分，寐则卫气行阴，助长阴分伏火，两阳相加，迫使阴液失守而盗汗；虚火上炎，故见面赤心烦；火耗阴津，乃见口干唇燥；舌红苔黄，脉数皆内热之象。治宜滋阴降火、固表止汗。本方由六味地黄丸化裁而来，熟地入肝肾而滋阴，山茱萸补养肝肾，淮山补益脾阴，三药合用，肾肝脾三阴并补，熟地用量独大，是以滋肾阴为主。泽泻利湿而泻肾浊，并能减熟地之滋腻；茯苓淡渗脾湿，并助淮山之健运，与泽泻共泻肾浊，助真阴得复其位；丹皮清泻虚热，并制山茱萸之温涩；糯稻根退虚热，止盗汗；黄芪益气固表；制附子、肉桂用量很小，补火助阳，从而于阳中求阴，起到引火归元的作用。"善补阴者，必于阳中求阴，则阴得阳升，而泉源不竭。"全方滋阴降火加以固表止汗，又在阳中求阴，从而使阴阳互生，共同达到治愈疾病的目的，堪称妙法。

【加减运用】口干发热明显者，加黄连 5 g，黄芩 10 g、清热泻火，同时减少黄芪的用量；汗出甚者，可加浮小麦 10 g、麻黄根 10 g、糯稻根须 10 g，增强止汗作用；纳差者，酌加炒麦芽 15 g、山楂 10 g、鸡内金 10 g，以消食化积。

【病案举例】聂某，男，29 岁。睡中汗出，醒后无汗 20 多年，自觉畏寒，体重无法增加，各种进补无效，诉工作压力大时明显，休息时则症状减轻，汗出时全身烘热，睡眠可。舌淡苔白，脉弦细。于2006年2月16日来我院门诊治疗。中医依据主诉睡中汗出，醒来自止辨病为盗汗，汗出时全身烘热，舌苔淡白，脉弦细，辨证为阴虚火旺型，治宜滋阴降火、固表止汗。处方：熟地20 g，茯苓10 g，丹皮10 g，山茱萸10 g，泽泻10 g，淮山20 g，黄芪30 g，糯稻根10 g，熟附子10 g，肉桂3 g，知母10 g，黄柏10 g，防风10 g，白术10 g。上药服用10剂。服药后原来症状减轻，盗汗减少，无恶寒，但口干明显，考虑为黄芪用量大所致，故上方黄芪减量为10 g，加麦冬10 g清心润肺，泄热除烦。续服10剂，盗汗症状消失。

【歌括】滋阴降火盗汗宜，桂附苓泽糯丹皮。
芪药萸肉共熟地，阴足火降奏效奇。

（于斌、景丽俊整理）

固本止渴饮（消渴）

【组成】杜仲15 g，桑螵蛸10 g，茯苓10 g，刺蒺藜15 g，莲子15 g，芡实15 g，五味子5 g，生牡蛎30 g（先煎），北芪15 g，白芍15 g。

【功效】滋阴助阳，补肾固摄。

【主治】小便频数，甚则夜尿增多，腰膝酸软，或畏寒怕冷，四肢欠温，舌淡苔白，脉沉细。

【组方原理】糖尿病是由遗传和环境因素相互作用而引起的一组代谢异常综合征。因胰岛素分泌、胰岛素作用或是二者同时存在缺陷，引起碳水化合物、蛋白质、脂肪、水和电解质等的代谢紊乱，临床以慢性（长期）高血糖为主要特征，最严重的急性并发症是糖尿病酮症酸中毒（DKA）或糖尿病非酮症高渗性昏迷（NHDC）。长期糖尿病可引起多个系统器官的慢性并发症，导致功能障碍和衰竭，成为致残、致死的主要原因，属中医“消渴”范畴。

肾之真阴，为一身阴液之根本，“五脏之阴非此不能滋”，故肾阴虚为阴津亏损之本源，又肾为水火之脏，寓元阴元阳，真阴亏损，肾水不足，龙雷之火不为所制而升腾，上灼津液而致竭，从而形成水因火烈而益干，火因水竭而益烈，胃津枯竭五脏干涸，消渴之症成。《医宗金鉴》曰：“若肾水衰竭，龙雷之火不安于下，但炎于上而刑肺金，肺热叶焦，则口渴欲饮，其饮入于胃，游溢渗出，下无火化，直入膀胱，则饮一斗，尿亦一斗也。”《诸病源候论》云：“肾气虚耗，下焦生热，热则肾燥，燥则渴，肾虚又不得传制水液，故随饮小便。”肾虚不能司膀胱开合，膀胱开多合少，固摄无权，精微不藏而走泄，故尿多而甜。脾胃为后天之本，肾为先天之本，不但肾阳要温养脾阳，肾阴亦要滋养胃阴，若肾阴一虚，虚火灼胃，则胃热炽盛而致消谷善饥。水者，人之本命之元，不可使之衰弱，根本不固，则枝叶不茂，元气不固，则形体不荣。以上可见，下消肾阴亏虚，常可出现小便频数量多、尿液混浊、口渴多饮、消谷善饥、形体消瘦之症。沈师认为该病后期多为肾阴阳两虚，失固摄之职，夜尿频多，尤以老年人多见，故方中杜仲、芡实、蒺藜、桑螵蛸、莲子助阳补肾固摄，茯苓健脾益胃，生牡蛎潜阳补阴，软坚散结，收敛固涩，五味子滋阴收敛固摄，北芪健脾补气，白芍滋阴，补肾阳滋肾阴之药共用以“阴中求阳，阳中求阴”达阴阳互补之效。《本草经疏》曰：“五脏之劳，肾为之主，下气则火降，火降则水升，阴阳互宅，精神内守，肾气滋长，元阳益盛，诸虚为病者，不求其退而退矣。”

【加减运用】若出现血瘀之证，可参用丹参 10 g、红花 10 g、桃仁 10 g 等活血化瘀，提高效果。

【病案举例】罗某，男，77 岁，2005 年 4 月 8 日初诊，患者主诉夜尿增多 1 月余，伴腰膝酸软，胃纳可，大便常，舌红苔薄白，脉细。糖尿病史 10 年余，长期注射胰岛素控制。西医诊断：糖尿病；中医辨证：消渴（阴阳两虚）。治法以滋阴助阳、补肾固摄为主，中药用自拟方固本止渴饮加减，药物有杜仲 15 g，桑螵蛸 10 g，茯苓 10 g，刺蒺藜 15 g，莲子 15 g，芡实 15 g，五味子 5 g，生牡蛎 30 g（先煎），北芪 15 g，白芍 15 g。用药过程中根据症状变化加减，每日 1 剂，复渣再煎分 2 次，早晚服用。嘱患者门诊中医治疗，1 月后症状消失。

【歌括】固本止渴杜仲蛸，芪味苓莲芡白芍。
牡蛎先煎刺蒺藜，火降水升渴自消。

（王敏、李恩庆整理）

理虚止眩方（虚劳）

【组成】熟地 20 g，川芎 10 g，白芍 15 g，当归 10 g，生地黄 15 g，制首乌10 g，阿胶 10 g，防风 10 g，天麻 10 g。

【功效】补肾养血，祛风平眩。

【主治】头晕目眩，动则加剧，或遇劳则发，面色㿠白，神疲肢软乏力，心悸气短，腰膝疲软，舌质淡，苔薄白，脉沉细弱。

【组方原理】缺铁性贫血是体内铁的储存不能满足正常红细胞生成的需要而发生的贫血。是由于铁摄入量不足、吸收量减少、需要量增加、铁利用障碍或丢失过多所致。形态学表现为小细胞低色素性贫血。缺铁性贫血不是一种疾病，而是疾病的症状，症状与贫血程度和起病的缓急相关。①贫血的表现：头晕、头痛、面色苍白、乏力、易倦、心悸、活动后气短、眼花及耳鸣等。症状和贫血严重程度相关。②组织缺铁的表现：儿童、青少年发育迟缓、体力下降、智商低、容易兴奋、注意力不集中、烦躁、易怒或淡漠、异食癖和吞咽困难（Plummer-Vinson 综合征）。③小儿可有神经精神系统异常。铁是合成血红蛋白必需的元素。当体内铁储备耗竭时，血红蛋白合成减少引起的贫血称缺铁性贫血（IDA）。无论在发达国家还是发展中国家，缺铁性贫血都是最常见的营养性疾病，以儿童和女性人群尤其是妊娠妇女的发病率最高。缺铁性贫血属中医"眩晕"、"虚劳"、"心悸"、"不寐"等范畴。

中医学认为此病的形成多由饮食失调、脾胃虚弱、长期失血、劳累过度、妊娠失养等原因导致血的生成不足或丢失过多，病情迁延终致气衰血少，出现气血亏虚之象。肾主髓，藏精，血为精所化，肾虚则精不化血，而致血虚，《张氏医通》曰："气不耗，归气于肾而为精，精不泄，归精于肝而化清血。"若先天禀赋不足、后天失养或房劳过度等导致肾脏虚衰，则肾精不足，精不化血，血液生成不足而见贫血。脾胃为后天之本，气血生化之源，"中焦受气取汁，变化而赤，是谓血"。饮食不节损伤脾胃，情志不畅、肝郁乘脾或素体禀赋不足，均可导致脾胃虚弱，运化失职，气血生化乏源而致贫血。因此补肾养血是治疗此病的基本原则。方中熟地、制首乌补肾益髓生血；川芎活血行气，补而不滞；当归补血兼活血；生地黄、白芍滋阴养血；阿胶补血，佐以天麻、防风祛风平眩。沈师方中熟地、白芍阴柔补血之品与辛香之当归、川芎相配，动静相宜，补血而不滞血，行血而不伤血，温而不燥，滋而不腻，全方共奏补肾养血、祛风平眩之功效。

【加减运用】 若见气虚者，加人参 15 g、黄芪 15 g；血虚有热者，加栀子 10 g、丹皮 10 g；血虚有寒者，加肉桂 5 g、山茱萸 5 g 温通血脉。

【病案举例】 刘某，女，29 岁。2008 年 11 月 27 日初诊，主诉经常头晕已 5 年余，加重 1 周，倦怠无力，活动后甚，纳呆，腰膝酸软，口唇苍白，指甲苍白，舌质淡，苔薄白，脉细弱。血压 90/60 mmHg，血常规：Hb 59 g/L，多次于外院治疗并诊断为“缺铁性贫血”，上述症状反复五年余。西医诊断：缺铁性贫血；中医辨证：眩晕（血虚夹风）。治法以补肾养血、祛风平眩为主。中药自拟理虚止眩方加减，药物有熟地 20 g，川芎 10 g，白芍 15 g，当归 10 g，生地黄 15 g，制首乌 10 g，阿胶 10 g，防风 10 g，天麻 10 g，用药过程中根据症状变化加减，每日 1 剂，复渣再煎分 2 次，早晚服用。嘱患者定期来门诊复查并坚持 1 月，按上述中药治疗，服药后症状逐渐减轻至消失，复查血常规为 Hb 90 g/L。

【歌括】 理虚止眩用四物，生地胶防麻首乌。
补肾养血平肝逆，阴平阳秘眩自除。

（王敏、李恩庆整理）

益肾聪耳方（耳鸣）

【组成】 桑叶 10 g，北沙参 15 g，麦冬 10 g，生地黄 10 g，赤芍 15 g，蝉蜕 10 g，知母 10 g，夏枯草 15 g，旱莲草 15 g，女贞子 10 g。

【功效】 滋阴降火。

【主治】 耳鸣属阴虚火旺证者。

【组方原理】 耳鸣是指人们在没有任何外界刺激条件下所产生的异常声音感觉，常常是耳聋的先兆，因听觉机能紊乱而引起。由耳部病变引起的耳鸣常与耳聋或眩晕同时存在；由其他因素引起的耳鸣，则可不伴有耳聋或眩晕。耳鸣是一种在没有外界声、电刺激条件下，人耳主观感受到的声音。值得注意的是，耳鸣是发生于听觉系统的一种错觉，是一种症状而不是疾病。有些人常感到耳朵里有一些特殊的声音如嗡嗡、嘶嘶或尖锐的哨声等，但周围却找不到相应的声源，这种情况即为耳鸣。耳鸣使人心烦意乱、坐卧不安，严重者可影响正常的生活和工作。耳鸣是听觉功能的紊乱现象，也是听分析器对适宜的和不适宜的刺激所产生的反应。耳鸣多属噪音，其临床表现有间歇性，有持续性，也有单一频率窄带噪音或白噪音等。耳鸣常为某些疾病特别是重听的伴随症状。耳鸣一般可分为中枢性及周围性两大类。耳鸣的原因很多，主要与高血压、神经衰弱或经常与药物中毒、巨大声音的震动引起鼓膜缺损以及外伤、药物损害等有关。耳鸣患者主要表现为：自觉耳内鸣响，如闻潮声，或细或暴，妨碍听觉。

《灵枢·脉度》曰："肾气通于耳，肾和则耳能闻五音矣。"肾精亏，无根之火上浮则引起耳中轰轰有声。水不涵木，则易肝火旺。《中藏经·论肝脏虚实寒热生死逆顺脉证之法》曰："大凡肝实，则引两胁下痛，喜怒；虚则如人将捕之；其气逆则头痛耳聋颊赤。"耳鸣乃是耳聋之渐。朱丹溪曾云："气有余便是火。"肝气逆者必肝火旺。而肝气逆者又因肝阴虚，阴不守阳则气逆。临床肾阴虚火旺者有，肝火旺横逆生风而暴聋、暴鸣者有，但以肾阴虚肝火旺者较多见。治宜养肝肾之阴兼降肝火。方中北沙参、生地黄、麦冬养阴津以制火；知母、二至丸（旱莲草、女贞子）养肝肾之阴；桑叶、夏枯草苦寒，入肝经，平肝阳泄肝火；蝉蜕凉肝熄风；赤芍入血分凉血、清肝火。

【加减运用】伴血压高者，加全虫，全虫入肝经、熄肝风，且现代药理研究其有降压作用；肝火犯肺，引起咯血，喉间不适者，加桔梗、北杏仁；伴眼睛昏朦者，加蔓荆子、谷精子；手足心热者，加鳖甲、青蒿、地骨皮；寐差者，加夜交藤、生牡蛎。

【病案举例】赵某，女，56岁，2006年1月25日初诊，感冒后诱发左耳鸣数日，曾服抗病毒药物、消炎药。检查显示：耳部生疮，血压高，心率快，鼻涕带血丝，时牙龈痛，口干，舌红苔薄干，脉沉细。中医辨证：耳鸣，属阴虚火旺者，治以滋阴降火。处方：桑叶10 g，北沙参15 g，麦冬10 g，生地黄10 g，赤芍15 g，蝉蜕10 g，知母10 g，夏枯草15 g，旱莲草15 g，女贞子10 g，全虫5 g，7剂。2006年2月22日，服上药后耳鸣减，曾食花生后口干苦。2月20日，咯血块少许，喉间自觉不适，舌红苔微黄干，脉细弦。处方：桑叶10 g，北沙参15 g，麦冬10 g，生地黄10 g，赤芍15 g，玄参10 g，桔梗5 g，北杏仁10 g，蝉蜕10 g，夏枯草15 g，旱莲草15 g，女贞子10 g，薄荷5 g

（后下），7剂后，耳鸣基本消失，其他不适感亦大减。

【歌括】益肾聪耳助听力，夏桑沙麦芍蝉蜕。

二至知母与生地，肾虚耳聋此方奇。

（于斌、景丽俊整理）

清胃爽口方（口臭）

【组成】生石膏 30 g，知母 10 g，北沙参 15 g，麦冬 10 g，厚朴 10 g，枳实 10 g，玄参 10 g，生地黄 20 g，生谷芽 30 g，甘草 5 g，竹叶 10 g，麦芽 15 g，神曲 10 g，粳米 1 撮。

【功效】清胃降火。

【主治】胃阴虚火旺之口臭。症见口臭，口干，心烦，牙龈出血，失眠，舌红，脉细数。

【组方原理】口臭，就是人口中散发出来的令别人厌烦、使自己尴尬的难闻的口气。别小看口臭这小小的毛病，它会使人（尤其是年轻人）不敢与人近距离交往，从而产生自卑心理，影响正常的人际、情感交流，令人十分苦恼。口臭并不是长期没有刷牙的缘故，主要是爱吃冷饮、胃的功能被寒邪所困、阳明燥火亢盛的结果。一个处于正常状态下的胃突然被灌进冰水，胃的热和下降功能就会被困住，使胃壁中运行的气血瞬时凝固而变为垃圾，因为“阳明经主燥”，所以，胃会用生发燥火的形式，来疏通并驱赶凝滞的寒邪，于是就会出现心烦、口渴、咽干、喜饮冷等症状。由于部分胃气下降的功能被抑制，就会形成不同程度的胃气上逆现象。由于胃气上逆，就会将胃中的胃酸和胆汁逆向流入口腔，于是胃酸就形成了口臭，胆汁就形成了口苦。患者主要表现为口臭，可伴有便秘、口干、纳差或消谷善饥等。

胃为多气多血之腑，胃热则血亦热，故常伴有牙龈出血，胃阴亏虚，虚火上炎，而发口臭。治宜养胃阴、清胃火。北沙参、麦冬、竹叶养胃阴；生石膏、知母清胃火；玄参养阴清热兼解毒；厚朴、枳实行气兼除满，湿养阴而不滞；虚火不消谷则纳差，谷芽、神曲、麦芽健胃消食；经验发现，本方加入一撮粳米可以增强药效（仿白虎汤法）。

【加减运用】口干甚者，加玉竹 10 g；舌红甚者，加金银花 15 g、连翘 15 g、莱菔子 10 g；午后甚者，加牛膝 10 g、赤芍 15 g。

【病案举例】张某，男，42 岁。2005 年 11 月 16 日初诊：口臭 4 年，常牙龈出血，腹胀，大便臭甚，大便不规律，时而多日一次，时而一日多次，近一年加重，于情绪激动、劳累后加重，睡眠不佳，舌淡苔白腻。曾就诊于口腔科，未查出异常，曾看中医给予通便降火治疗。有痔疮病史。处方：生石膏 30 g，知母 10 g，北沙参 15 g，麦冬 10 g，厚朴 10 g，枳实 10 g，生地黄 20 g，玄参 10 g，生谷芽 30 g，甘草 5 g，竹叶 10 g，麦芽 15 g，神曲 10 g，粳米 1 撮，与生石膏一同先煎，14 剂。2005 年 12 月 7 日二诊：上症减，舌红苔微黄，脉细弦。守上方，加连翘 15 g、莱菔子 10 g，7 剂，之后再守上方加减治疗 2 月，症状明显缓解，口不臭，纳食、睡眠、大便均改善。

【歌括】清胃爽口谷麦芽，膏知枳朴麦冬沙。
玄地竹神草粳米，口臭齿衄效堪夸。

（于斌、景丽俊整理）

益肾解郁方（梅核气）

【组成】知母 10 g，黄柏 10 g，熟地 15 g，茯苓 10 g，淮山 15 g，丹皮 10 g，石斛 10 g，泽泻 10 g，山茱萸 10 g，牛蒡子 10 g，浙贝 10 g，桔梗 5 g。

【功效】养阴清热，化痰利咽。

【主治】痰气郁结之梅核气。

【组方原理】梅核气是指咽喉中有异常感觉，但不影响进食为特征的病症。如梅核塞于咽喉，咯之不出，咽之不下，时发时止为特征的咽喉疾病。相当于西医的咽部神经官能症，或称咽癔症、癔球症、咽球综合征、咽喉神经官能症等，中医称梅核气。该病多发于壮年人，以女性居多。此病既无全身病变，更无前驱症状。唯觉喉头有异物感，无疼痛，往往在工作紧张时或睡着后或专心做事时可以完全消失，闲暇无事或情志不畅时异物感明显，当吞咽口涎或空咽时更觉明显吐之不出，咽之不下，而进食时，则毫无梗阻感觉。很多患者恐惧是喉癌或食道癌而致思想负担沉重。借助现代仪器局部检查及 X 线吞钡检查并未发现器质性病变。常伴有精神抑郁、心烦疑虑、胸胁胀满、纳呆、困倦、消瘦等。本病异常感觉是多种多样的，咽喉异物感、肿胀感、压迫感、堵塞感、干燥感、浮球感等，咳又咳不出，咽又咽不下去，症状时好时坏、时轻时重。主要表现为咽中如有异物梗阻，咳之不出，吞之不下。慢性咽炎可按此治疗。阴虚则虚火上炎，日久灼津生痰，阻碍气机，痰气交阻于咽喉，治宜养阴清热、化痰利咽。方中六味地黄丸（熟地、山茱萸、淮山、泽泻、丹皮、茯苓）补中有泻，养阴而不滋腻；知母、黄柏清热，两者均擅长清虚热，降虚火；浙贝、桔梗化痰利咽；牛蒡子解毒利咽，对咽痒者，效果甚佳。

【加减运用】口干者，加石斛；顽痰不化者，化痰药中再加钩藤。

【病例举例】吴某，男，64 岁。2006 年 3 月 2 日，初诊：夜间自觉喉间如有异物梗阻数日，半夜醒后难以入睡。舌淡红，苔白，脉细弦。有慢性支气管炎病史、前列腺炎病史。中医辨证：梅核气，属于阴虚火郁，治以清热养阴，解郁。处方：知母 10 g，黄柏 10 g，茯苓 10 g，淮山 15 g，丹皮 10 g，石斛 10 g，泽泻 10 g，山茱萸 10 g，牛蒡子 10 g，浙贝 10 g，桔梗 5 g，熟地 15 g，4 剂。2006 年 3 月 9 日二诊：上症缓解，舌淡红、苔薄白，脉弦细。守上方，7 剂。2006 年 3 月 16 日三诊：上症明显缓解，喉间仍有少量痰黏着，口干，舌淡红苔白脉细。处方：守上方，加钩藤 15 g，7 剂后，诸症消失。

【歌括】益肾解郁贝桔蒡，再加知柏地黄汤。
痰气交阻肾不足，阴升火降是良方。

（于斌、景丽俊整理）

止恶安胎方（妊娠恶阻）

【组成】白术 15 g，黄芩 10 g，法夏 10 g，砂仁 10 g（后下），谷芽 30 g，鸡内金 10 g，柿蒂 10 g。

【功效】止呕，醒胃，安胎。

【主治】妊娠恶阻。

【组方原理】妊娠恶阻是妊娠早期最常见的证候。隋代巢元方始提出“恶阻”病名，并且较为详细地描述了恶阻的主要特征，指出：“恶阻病者，心中烦闷，头眩，四肢烦疼，懈惰不欲执作，恶闻食气，欲啖咸酸果实，多睡少起，世云恶食，又云恶字是也。”古人又有“妊娠呕吐”、“子病”、“阻病”等不同名称。正如《胎产心法》所云：“恶阻者，谓有胎气，恶心阻其饮食也。”由此可知，恶阻之命名，系恶心呕吐，阻隔饮食而致。现代医学称之为妊娠剧吐、早孕反应。若仅见恶心嗜酸，择食，或晨起偶有呕吐痰涎，为妊娠早期常有的反应，一般三个月后即可逐渐消失，轻症可以不作处理，但部分孕妇呕吐症状较为严重，食入即吐，甚至恶闻水谷之气，会导致气血化生无源，不能正常孕育胎儿，故需治疗。发生恶阻的主要机理是冲脉之气上逆、胃失和降所致，沈师在治疗本病时强调治疗上要标本同治：既要行气降逆而治其本，又要醒胃止呕治其标，还要兼顾实情安其胎，故立本方。其中法夏、柿蒂降气而和胃，砂仁行气而醒脾，使气顺而呕止；谷芽、鸡内金消食而健脾，使脾健而呕止；白术、黄芩为安胎圣药。此外，法夏同时有消食之功，白术同时有健脾之功，黄芩兼清食积之郁热，因此，本方药虽七味，却功能全面，基本针对妊娠恶阻病因病机的各个环节，以及临床表现的方方面面，配伍严谨，药简而功专，在妊娠恶阻临床治疗上可以作为基本方加减。

【加减运用】若见呕吐苦水或酸水，胸满胁痛，嗳气叹息，头胀而晕者，加佛手15 g、柴胡10 g；若见精神萎靡，形体消瘦，眼眶下陷，双目无神，四肢乏力者，加淮山15 g、党参15 g、石斛10 g。

【病案举例】吴某，女，26岁，2012年4月2日初诊。妊娠1个月余，晨起呕吐，厌食，食则吐，二便常。舌红、苔白，脉弦细滑。西医诊断：早孕反应；中医诊断：妊娠恶阻。治法：止呕、醒胃、安胎。处方：白术15 g，黄芩10 g，法夏10 g，砂仁10 g（后下），谷芽30 g，鸡内金10 g，柿蒂10 g。服3剂后已止呕，仍有厌食，继续服用4剂后，症状基本消失，能进食。

【歌括】止恶安胎有妙方，白术黄芩是专长。
夏砂蒂芽内金入，止呕醒胃安胎裹。

（谭金华整理）

二陈潜阳方（眉棱骨痛）

【组成】瓦楞子 15 g，生牡蛎 15 g（先煎），茯苓 10 g，法夏 10 g，陈皮 10 g，桑叶 10 g，杭菊花 10 g，连翘 15 g，甘草 5 g。

【功效】祛痰潜阳，疏风散热。

【主治】眉棱骨痛。

【组方原理】眉棱骨痛，即眼眶上缘额骨作痛，以攒竹穴处为主的眉棱骨痛为主要表现的疾病，首见《丹溪心法》卷四，又名眉框痛、眼眶骨痛，属头痛范畴。《杂病源流犀烛·眉棱骨痛》："眉棱骨痛，风痰湿火，俱有病也。"丹溪云："头痛多主于痰，甚者火，多有可吐者，有可下者。又若眉眶痛者，属风热与痰。有肝虚而痛者，才见光明，则眶痛甚。有眉棱骨痛者，眼不可开，昼静夜剧，属痰……"指出眉棱骨痛的根本病因病机在于痰，治疗上又说："……又有骨痛，眼不可开，昼静夜剧，宜导痰汤，或芎辛汤入芽茶，或二陈汤，吞青州白丸子，良。"沈师释：痰虽源自于脾，却无处不在；虽为阴邪，今却随风热而上行头面，表现为阳邪的性质，头面为阳，易为阳邪所袭，故痛；同时，痰困于脾，故可见痛而呕恶。据此，以二陈汤（茯苓、法夏、陈皮、甘草）为基本方以祛痰；加瓦楞子、生牡蛎以潜阳而止痛；同时加入桑叶、菊花、连翘以疏散头面风热而助止痛。本方兼顾"痰"、"风热"等病因病机及病变部位与性质，组方严谨，因而效果明显。

【加减运用】头痛明显者，加白芷 10 g；痛连颠顶者，加山茱萸 10 g；夜不能寐者，加生石膏 15 g、知母 10 g；呕吐明显者加柿蒂 10 g、木香 5 g。

【病案举例】雷某，女，15 岁，2012 年 7 月 5 日初诊。左侧眉棱骨疼痛 5 年，发作时纳差，恶心，呕吐，大便干。舌红，苔白，脉弦细。中医诊断：眉棱骨痛。治法：祛痰潜阳、疏风散热。处方：瓦楞子 15 g，生牡蛎 15 g（先煎），茯苓 10 g，法夏 10 g，陈皮 10 g，桑叶 10 g，杭菊花 10 g，连翘 15 g，甘草 5 g。予 14 剂。7 月 19 日二诊诉疼痛有所缓解，仍腹胀，舌红苔微黄，脉弦细。守上方，去牡蛎，加生石膏 15 g、大腹皮 15 g，共 14 剂。8 月 9 日三诊时症状及舌脉同前，遂在上方基础上加柿蒂 10 g 以降逆，7 剂后患者症状基本消失。

【歌括】眉棱骨痛风热痰，二陈蛤蛎同入煎。
桑菊连翘清风热，病家邪去正亦安。

（蛤指瓦楞子，瓦楞子又名蛤壳）
（谭金华整理）

益气正影方（重影）

【组成】地黄 30 g，山茱萸 30 g，淮山 30 g，黄芪 30 g，枸杞 20 g，白术 20 g，陈皮 10 g，升麻 10 g，党参 20 g，甘草 10 g，当归 10 g。

【功效】补益脾肾，养阴濡筋。

【主治】素体虚弱，反复复视，视力波动性减退，纳差神疲，少气无力感，易感冒，便溏，舌质淡红，苔薄白或白腻，脉细弱。

【组方原理】多发性硬化为免疫系统疾病，以中枢神经病变，致小脑、脑干、大脑等多处脑白质脱髓鞘，表现复杂多样，其中可表现为视神经脊髓炎者，主要表现为反复视力下降、复视等。西医认为本病可以大剂量激素冲击疗法治疗，但由于本病为免疫系统疾病，且用激素治疗，从中医学角度认为对患者的正气有很大的损伤。由于中医可以提高抗病能力，提高机体的免疫能力，可防止复发，因此对本症用中医中药疗效显著，因此中医辨本病为“重影”，辨证为肝脾肾不足、气血亏虚。治疗上多以补益脾肾、益气补血为主。

地黄补以肝肾，山茱萸、枸杞、淮山补益肝脾肾，黄芪、当归补益气血，白术、党参、甘草补脾益气，陈皮、升麻理气升提。

【病案举例】某女，25 岁，广东江门人，以复视 1 月入院。入院症见：复视，神疲，纳差，四肢无力感，舌质淡，苔白，脉细。入院后头颅 MRI：多发性硬化，以右侧脑桥，双侧半卵圆中心为主。患者及家属不同意脑脊液检查。排除眼科疾病。

沈师认为，青年女性，先天禀赋不足，脾肝肾亏虚，气血不足，出现复视，舌质淡、苔白，脉细，均可为脾肝肾不足，气血亏虚之象。处理上以地黄 30 g，山茱萸 30 g，淮山 30 g，黄芪 30 g，枸杞 20 g，白术 20 g，陈皮10 g，升麻 10 g，党参 20 g，甘草 10 g，当归 10 g，每日 1 剂，每日 2 次，水煎服，连续 2 周。2 周后患者复视消失，精神好转，行走无乏力感，纳食，二便调。复查头颅 MRI 见病灶减少。2 周后患者出院，继续门诊治疗。随访半年未见复发。

【歌括】 硬化本是脑科病，复视源于视神经。
地芍山萸术枸芪，陈麻参草当归身。

（吕小亮、谭金华整理）

硬化伸筋方（痉病）

【组成】 地黄 30 g，山茱萸 30 g，淮山 30 g，阿胶 30 g，杜仲 15 g，牛膝 10 g，白药 20 g，补骨脂 15 g，锁阳 15 g，黄柏 10 g，甘草 10 g，大枣 10 g。

【功效】 补肾壮骨，滋阴濡筋。

【主治】 一个或多个肢体挛缩，难以屈伸，肌肉发硬，伴有活动不利，阵挛发作，舌质淡，苔白腻，脉细沉弦。

【组方原理】 多发性硬化为免疫系统疾病，以中枢神经病变，致小脑、脑干、大脑等多处脑白质脱髓鞘，表现复杂多样，其中可出现以运动障碍为主的表现。西医认为由于本病可运用妙纳、巴氯芬等治疗。由于多发性硬化尚无特异治疗方法，且疗效不稳定。因此中医辨本病为“痉病”，辨证为肝肾不足，筋失濡养。治疗上多以补益肝肾、增液濡筋为主。

地黄滋阴养液；山茱萸补肝肾；淮山平补三焦；阿胶滋血；补骨脂、锁阳、杜仲、牛膝补肝肾强筋骨；白药增液舒筋；黄柏坚阴入肾；甘草、大枣调和诸药。综合全方，共奏补益肝肾、增液濡筋之效。

【病案举例】 某女，32 岁，生于广西，广东江门务工。双下肢挛缩 4 年。4 年前患者出现双下肢无力，难以独自行走，后逐渐出现双下肢挛缩，曾到我院诊治，当时考虑“多发性硬化”，经激素冲击疗法，及神经营养剂治疗，病情稍改善，可以行走，但出现双下肢挛缩，双腿牵拉感，步伐迈不开，伴有阵发性抽搐。后患者多次到我院门诊，面白，神疲，纳差，少气，肢冷脚凉，舌质淡，苔白腻，脉细沉。西医查体：轻度贫血貌，双上肢肌力与肌张力正常，双下肢肌力Ⅳ级，肌张力呈痉挛性增高，克氏症阳性，双侧腱反射（＋＋＋），双侧巴氏症阳性，深浅感觉系统未查及异常。中医辨病“痉病”，辨证为肝肾不足，筋失所养，兼有肾阳亏虚。西医诊断为多发性硬化。

由于患者病程4年，故停服西药，以中医治疗为主。沈师认为，青年女性患者，慢性病程，病久素体虚，病位于筋、肌肉、阴液等，病性为虚，病机为肝肾不足，肝不主筋则筋病，肾失滋养则液涸，阴液不足，筋失濡养，日久活动不利则肌萎。阴病可损阳，肾病日久，肾阳不足，火不燠土则见面白，神疲，纳差，少气，肢冷脚凉等症，舌质淡，苔白腻，脉细沉可为肝肾不足之证。治疗上补肾壮骨，滋阴濡筋。以地黄30 g，山茱萸30 g，淮山30 g，阿胶30 g，杜仲15 g，牛膝10 g，白药20 g，补骨脂15 g，锁阳15 g，黄柏10 g，甘草10 g，黄芪30 g，大枣10 g。配清水500 ml，煎取汁250 ml，分两次温服。守方治疗1月，面白、神疲、纳差、少气、肢冷脚凉等症消失，双下肢活动较前灵活，可以独自行走，双下挛缩感、双腿牵拉感明显减轻，已无阵发性抽搐。舌质淡红，苔薄黄，脉弦，去黄芪加木瓜20 g，余继用原方4周。三诊时，牵拉感明显减轻，行走时稍有活动不便感，现已到工厂上班。随访患者1年来病情相对稳定。

【歌括】 硬化本是脑科病，肢挛地黄萸枣并。
补肾山胶膝杜草，锁阳脂芍柏养阴。

（吕小亮、谭金华整理）

附录一

养胃方

（本方为沈师治各种肿瘤术后放化疗的基本方）

【组成】 鳖甲 15 g，北沙参 30 g，黄芪 15 g，麦冬 15 g，茯苓 15 g，厚朴 10 g，石斛 10 g，砂仁 10 g（后下），淮山 15 g，鸡内金 10 g，谷芽 30 g。

【功效】 软坚散结，益气养阴。

【主治】 各种肿瘤，临床多表现为疲乏，气短，咽干口燥，大便干，皮肤干燥或发痒，纳差以及舌黯红、少苔或无苔，脉多弦细，或细而无力或细而略数。

【组方原理】 癌病是多种恶性肿瘤的总称。临床主要表现为肿块逐渐增大，表面高低不平，质地坚硬，时有疼痛，发热，常伴见纳差、乏力、消瘦等全身症状。中医药治疗的参与，可以明显减轻化疗、放疗的毒副反应，提高患者的生活质量，延长患者的生存期。其中，肺癌无论是发病率还是死亡率，均居全球癌症首位。其病因及发病机制尚未明确，但通常认为与吸烟、致癌物质的吸入、环境污染、饮食不当等因素有关。中医有关肺癌的描述，见于“肺积”、“咳血”、“胸痛”等病证中。

方中鳖甲滋阴潜阳、软坚散结，《本经》记载其“主心腹癥瘕坚积，寒热，去痞息肉，阴蚀，痔（核），恶肉”。现代药理学研究表明，鳖甲多糖能通过增强小鼠的特异性免疫功能和非特异性免疫功能，从而明显抑制小鼠肿瘤的生长。北沙参、麦冬、石斛皆养阴之品，北沙参、麦冬擅长养肺胃之阴，石斛既养胃阴，又养肝肾，且清热生津，低热不退者加至 15 ~ 20 g。茯苓、淮山健脾益气，促气血化生；砂仁、厚朴使补而不滞，纳食尚可者，可二者选其一；鸡内金、谷芽助胃消食。

【加减运用】

对于不同部位的肿瘤，沈师在养胃方的基础上，有针对性地合用其他方药：

肺癌，合千金苇茎汤。千金苇茎汤原治肺痈，《成方便读》载：“肺痈之证，皆由痰血火邪互结胸中，久而成脓所致。”肺癌与肺痈有异，但痰血火互结于胸中乃其病机相通之处。咳嗽明显者，合泻白散，以清利肺气；痰多者，加桔梗5 g、浙贝10 g、瓜蒌皮15 g、丝瓜络10 g。

肝癌，可在养胃方的基础上加丹参10 g、赤芍15 g、三棱15 g、莪术15 g。转氨酶高，面目、身黄者，加茵陈30 g、溪黄草15 g、鸡骨草15 g；腹水明显者，加白茅根30 g、大腹皮10 g、茯苓15 g、猪苓10 g，酌情添加桂枝5～10 g。

前列腺癌，患者多小便失禁，宜行利涩兼施法，可在养胃方的基础上加车前子10 g、牛膝10 g、桑螵蛸10 g、益智仁10 g、刺蒺藜10 g、芡实10 g。

胃癌，患者多纳差甚、易呕，可予养胃方加法夏10 g、柿蒂10 g。

沈师运用养胃方治诸癌术后放化疗，经验良多，兹略述如下：

1. 中医理论中肝木与脾土的特殊关系

肝属木，其气通于春，春木内孕生升之机，以春木升发之性而类肝，故称肝主升发，条达为木之本性，自然界中风木之属，其生长之喜舒展、顺畅、通达，既不压抑又不放纵，伸展自如。肝又为刚脏，其气主升主动，易亢易逆，故被称为“将军之官”。肝主藏血，血属阴，其体阴柔；肝主疏泄，主升主动，其用阳刚。刚柔相济，阴阳调和，则肝的功能正常。在生理情况下，肝之体阴赖肾之阴精以涵养，方能充盈，故肝之体阴常不足，其用阳常易亢。肝气、肝阳常有木的病理特点，反映了肝脏本身具有刚强躁急的特性。若忤其性则恣横欺凌，延及他脏，最为常见的是乘脾、犯胃，所以《金匮要略·脏腑经络先后病脉证第一》曰：“夫治未病者，见肝之病，知肝传脾，当先实脾，四季脾旺不受邪，即勿补之。”明确指出了肝木与脾（胃）土有着特殊的关系。

脾属土，为后天之本，属一年中的长夏、夏末秋初，从大暑、立秋、处暑到白露四个节气为长夏季节，此时气候多雨而潮湿。脾为太阴湿土之脏，胃为阳明燥土之腑。相对而言脾喜燥恶湿、胃喜润恶燥。脾主运化水湿，以调节体内水液代谢的平衡，脾虚不运则最易生湿，而湿邪过多又最易困脾，所以说“诸湿肿满，皆属于脾”。

肝主疏泄，调畅气机，疏利胆汁，输于肠道，促进脾胃对饮食的纳化功能，并有助于中焦脾胃气机升降协调。《医碥·五脏生克说》：“木能疏土而脾滞以行。”脾气健旺，运化正常，水谷精微充足，气血运化有源，从而使肝体得以濡养而有利疏泄，不至于土衰木萎，“一培其土，则根本坚固，津液上升，不达周流，木欣欣向荣矣”。（《程杏轩医案辑录》）若肝失疏泄，气机郁滞，横逆乘脾，运化失常，而出现胸闷太息，纳呆腹胀，肠鸣泄泻，正如《景岳全书·泄泻》：“凡遇怒气便作泄泻者，必先以怒时挟食，致伤脾胃，故但有所犯，即随触而发，此肝脾二脏之病也。盖以肝木克土，脾气受伤而然。”

2. 治疗思路

沈师认为，肝木乘脾土，表现为肝阳上亢，其本质大多为肝阴不足，因为肝体阴而用阳。肝藏血，血属阴，肝为刚脏，非柔润不和，必赖阴血之滋养方能发挥其“用阳”如疏泄、条达的生理作用。故治疗以柔润养阴，健脾益气。柔润养阴以益肝，抑制肝气肝阳之升动太过，柔润即能养肝阴，亦能益脾土，健脾益气，温而不燥，既化湿去渍，也可理气和解，使脾胃健而肝安。《脾胃论·脾胃虚实传变论》：“脾胃之气既伤，而元气亦不能充，而诸病之所内生。”脾胃损伤，运化失常，受纳吸收功能失职，水谷吸收转输障碍，气血生化无源，脏腑失养，故诸病内生。《脾胃论·脾胃虚则九窍不通论》：“真气又名元气，乃先身生之精气也，胃气不能滋之。”《类经附翼·真阴论》：“……五液充，则形体赖以强壮，五气治，则营卫赖以和调。”指出阴液充盛，形体得以强壮，五气调治，营卫得以调和。

3. 处方拟定

（1）药物组成：北沙参、黄芪、麦冬、石斛、鳖甲、砂仁、茯苓、厚朴、谷芽、淮山、鸡内金等。

（2）方解：禀“人以胃气为本”，“有胃气则生，无胃气则死”，“五脏六腑皆禀气于胃”之意，遵张景岳之说：“安五脏即所以调脾胃”，沈师积数十年的临床经验，反复加减精炼得一处方，冠名养胃方，现更名为“土木胶囊”。方中北沙参养阴清热，益胃生津；黄芪补益脾胃之气，使脾胃后天之本得养，气血生化有源，两者共为君药。辅以麦冬、石斛养胃阴，清虚热，配合北沙参加强养胃之力；胃喜柔喜凉润，得阴自安，故又配以鳖甲柔润养阴，平肝，软坚散结，合砂仁醒脾和胃，不忘健运，五药共为臣药。伍以厚朴、茯苓、淮山理气健脾，和胃宽中，助脾化源，使滋而不腻，补而不滞。鸡内金、生谷芽消食导滞，促进胃纳，又有胃宜降则和之意，与前药共为佐使。如此全方共奏柔润养阴、健脾益气之功。

4. 临床应用

（1）消化系统疾病：慢性胃炎、肠易激综合征、慢性结肠炎、慢性肝炎、肝硬化等疾病，所出现腹痛，腹胀，口苦口干，纳呆，大便不规则，腹泻，或便秘，甚至大便脓血，舌红、苔黄干或少苔等为主症。均因素体脾胃虚弱，中气不足，或久病伤正，损伤脾胃，使脾之清阳不升，胃之浊阴不降，气机升降失常，脏腑功能紊乱而发病。投以木土胶囊均有较好的疗效。

（2）减轻肿瘤放疗、化疗的毒副反应，提高肿瘤患者生存质量的临床研究：土木胶囊（即养胃方）经数名研究生的临床研究，对鼻咽癌、肺癌、胃癌、胰腺癌、食道癌、结直肠癌等在实施放疗、化疗的肿瘤患者，同时服用土木胶囊，并随机设对照组，观察治疗前后白细胞数、血红蛋白、T细胞亚群的变化；两组升白药使用情况比较，以及生存质量的观察，结果显示：治疗组（木土胶囊组）白细胞、血红蛋白、CD3等下降值均小于对照组（$P<0.05$），CD4在治疗后略有升高，而对照组则有所下降（$P<0.01$）。生存质量客观指标分析，均优于对照组。表明木土胶囊能提高肿瘤患者的细胞免疫功能和骨髓造血机能，减轻放疗、化疗毒副反应，提高患者的生存质量。对于临床上各种癌症患者，沈师常分别给予千金苇茎汤、二陈汤、五味消毒饮、香砂养胃丸、四物汤、痛泻要方、香连丸等配合整方治疗。

（3）老年病及亚健康人群的应用：随着医学模式由过去的单纯生物医学模式向生物—心理—社会医学模式转变，人们始意识到在健康与疾病之间还有一种生理功能低下的状态，理化检查无明显病态结果，却总感到身体和精神上的多种不适，这种介于健康与疾病之间的临界状态，谓之“亚健康状态”，或称“次健康状态”、“人体第三状态”、“灰色状态”。即亚健康，就是指人们表现在身心方面处于健康与疾病之间的健康低质状态及其体验。

据统计，现代人约有50%处于“亚健康状态”，这些人常感叹自己活得很“累”，并有食欲不振、头痛、失眠、烦躁、精神萎靡、注意力不集中、疲劳、健忘等现象出现，在医院又检查不出毛病。长期处于这种状态，会使身体状况走入低谷，致使各种疾病接连发生，对健康构成威胁。

中医虽无亚健康这一称谓，但其可以是内伤杂病范畴中许多证候的表现。根据中医的未病学理论，未病学中潜病态、前病态即是亚健康状态。中医从病因病机到辨证施治，对亚健康状态的认识有一套完整的理论体系，并随着实践的深入，不断地得到拓展和完善。和西医比较，中医主要不是治“病”（指西医认定的“病”），而是着眼于不同的生理反应类型（体质）与病理反应状态（证型）。中医认为健康是人与自然环境及社会之间的一种动态平衡，“阴平阳秘，精神乃治”，而亚健康和疾病则都是属于人体阴阳失衡。因此，调整这种阴阳失衡状态也就成了中医治疗亚健康状态和疾病的总的指导原则。

沈师认为在亚健康状态人群中常常出现的症状，多表现为肝郁脾虚或气阴两虚，在临床治疗中用木土胶囊疏肝健脾、益气养阴均能取得较好的疗效。

老年学是将老年人作为一个事物的整体纳入整个宇宙去研究的一门学科。人入老境“衰退致，从病蜂起”，所以老有所依、老有所养、健康长寿是老年学研究的重要内容。

我国的老年学形成较早，春秋时代孔子不仅呼吁让“老老安之”，还述作《孝经》，崇人伦之行；《内经》、《千金翼方》都有研究老年学的专篇；宋代陈直所著《养老奉亲书》是我国也是世界上现存最早的老年病学专著；至元、明、清代，老年学和老年医学研究受到更进一步的重视，老人社会地位较高，健身有术，治疾有方，所以，健康长寿者颇多。

沈师认为，老年人在发病方面有“体质趋衰”、“百疾易攻”的特点，而体质的虚衰又常表现为气阴两虚的特点。沈师在长期的医疗实践过程中，运用木土胶囊治疗各种老年疾病，如高血压、糖尿病、冠心病、肝硬化、慢性支管炎等，益气养阴，均收到极为满意的疗效。

（景丽俊整理）

附录二

病症索引

肝硬化

肝硬化是一种常见的慢性肝病，可由一种或多种原因引起肝脏损害，肝脏呈进行性、弥漫性、纤维性病变。表现为肝细胞弥漫性变性坏死，继而出现纤维组织增生和肝细胞结节状再生，这三种改变反复交错进行，结果肝小叶结构和血液循环途径逐渐被改建，使肝变形、变硬而导致肝硬化。该病早期无明显症状，后期则出现一系列不同程度的门静脉高压和肝功能障碍，直至出现上消化道出血、肝性脑病等并发症死亡。

高血压病

高血压病指经体循环收缩压和（或）舒张压持续升高为主要表现，伴或不伴有多种心血管危险因素的综合征，通常简称为高血压，分为原发性高血压（95%）和继发性高血压（<5%）。高血压是多种心、脑血管疾病的重要病因和危险因素，影响重要脏器，如心、脑、肾的结构与功能，最终导致这些器官功能衰竭，迄今仍是心血管疾病死亡的主要原因之一。高血压患者逐渐增加，在我国已超过一亿。治疗高血压可显著改善患者预后，降低并发症，减少患者、家庭及社会的负担，但目前知晓率最高的慢性疾病，也是最常见的心血管疾病之一，即在未服抗高血压药的情况下，收缩压≥140 mmHg 和（或）舒张压≥90 mmHg，属中医所谓的“眩晕”、“中风”等范畴。

嗜伊红细胞增多综合征

嗜伊红细胞增多综合征首先由 Hardy 等（1968 年）提出为一组原因不明，末梢血嗜酸粒细胞增多和组织内嗜酸粒细胞浸润的疾病总称。临床表现为低烧，体温在38.5℃以下，咳嗽，吐白色黏液性泡沫痰，胸闷，气喘，午后至午夜前症状转剧，呈阵发性喘息，端坐呼吸，呈吸气性呼吸困难，食欲不减。病程7~10天左右。嗜伊红白细胞数绝对增多，引起白细胞总数增多。骨髓细胞总数无变化，介嗜伊红白细胞也显著增多，痰中嗜伊红白细胞也显著增多。本病属中医“暑温”范畴，为热邪入肺胃二经所致。

肝　癌

肝癌是我国常见恶性肿瘤之一，是位居第二的癌症“杀手”，常见于中年男性。因其恶性度高、病情进展快，患者早期一般没有什么不适，一旦出现症状就诊，往往已属中晚期。故治疗难度大、疗效差，一般发病后生存时间仅为6个月，人称“癌中之王”。临床上一般采取西医的手术、放化疗与中药结合疗法，但晚期患者因癌细胞扩散而治愈率较低，因此要做到肝癌的早期发现、早期诊断、早期治疗。

肝　痈

肝痈多因肝郁化火，肝胆不和或膏粱厚味，湿热虫积，壅结于肝；也有因闪挫跌扑等外伤而致血络瘀阻郁结而成。初起有右侧胁肋隐痛，并逐渐加剧，甚至不能向右侧卧，影响呼吸。起病急、慢不定，常有恶寒发热等全身症状；如因痰火而成的则起病较缓。大多无全身症状，脉弦滑；由瘀血而成的，则疼痛较甚，无寒热，脉多弦涩。以后肝脏逐渐肿大，腹满挛急，患者明显消瘦，最后肝脏局部化脓而变软，如不及时治疗，则脓肿溃破，脓呈咖啡色而带臭秽，或并发咳吐脓血，或并发剧烈腹痛，下痢脓血及虚脱等症状，都是病重的表现。本病类于现代医学的肝脓疡。

黄　疸

黄疸又称黄胆，俗称黄病，是常见症状与体征，是一种由于血清中胆红液升高致使皮肤、黏膜和巩膜发黄的症状和体征。某些肝脏病、胆囊病和血液病经常会引发黄疸的症状。因巩膜含有较多的弹性硬蛋白，与胆红素有较强的亲和力，故黄疸患者巩膜黄染常先于黏膜、皮肤而首先被察觉。当血清总胆红素在17.1~34.2 μmol/L，而肉眼看不出黄疸时，称隐性黄疸或亚临床黄疸；当血清总胆红素超过34.2 μmol/L时，临床上即可发现黄疸，也称为显性黄疸。

胆囊炎

胆囊炎是细菌性感染或化学性刺激（胆汁成分改变）引起的胆囊炎性病变，为胆囊的常见病。在腹部外科中其发病率仅次于阑尾炎，本病多见于35～55岁的中年人，女性发病较男性为多，尤多见于肥胖且多次妊娠的妇女。急性胆囊炎症状，主要有右上腹疼、恶心、呕吐和发热等。急性胆囊炎会引起右上腹疼痛，一开始疼痛与胆绞痛非常相似，但急性胆囊炎引起的腹痛其持续的时间往往较长，作呼吸和改变体位常常能使疼痛加重，因此患者多喜欢向右侧静卧，经减轻腹疼。有些患者会有恶心和呕吐，但呕吐一般并不剧烈。大多数患者还伴有发热，体温通常在38.℃～38.5℃之间，高热和寒战并不多见。少数患者还有眼白和皮肤轻度发黄。当医生检查患者的腹部时，可以发现右上腹部有压痛，并有腹肌紧张，大约在1/3的患者中还能摸到肿大的胆囊。化验血液，会发现多数患者白细胞数及中性粒细胞增多。B超检查可发现胆囊肿大、囊壁增厚，并可见结石堵在胆囊的颈部。根据以上的症状，体格检查和各种辅助检查，医生一般能及时作出急性胆囊炎的诊断。

梅核气

梅核气是指咽喉中有异常感觉，但不影响进食为特征的病症，梅核塞于咽喉，咯之不出，咽之不下，时发时止为特征的咽喉疾病。相当于西医的咽部神经官能症，或称咽癔症、癔球症、咽球综合征、咽喉神经官能症等，中医称梅核气。该病多发于壮年人，以女性居多。此病既无全身病变，更无前驱症状。唯觉喉头有异物感，无疼痛，往往在工作紧张时或睡着后或专心做事时可以完全消失，闲暇无事或情志不畅时异物感明显，当吞咽口水或空咽时更觉明显吐之不出，咽之不下，而进食时则毫无梗阻感觉。很多患者恐惧是喉癌或食道癌而思想负担沉重。借助现代仪器局部检查及X线吞钡检查并未发现器质性病变。常伴有精神抑郁、心烦疑虑、胸胁胀满、纳呆、困倦、消瘦等。本病异常感觉是多种多样的，咽喉异物感、肿胀感、压迫感、堵塞感、干燥感、浮球感等，咳又咳不出，咽又咽不下去，症状时好时坏、时轻时重。慢性咽炎可按此治疗。

心　悸

心悸指患者自觉心中悸动，甚至不能自主的一类症状。发生时，患者自觉心跳快而强，并伴有心前区不适感。属中医“惊悸”和“怔忡”的范畴。

本病症可见于多种疾病过程中，多与失眠、健忘、眩晕、耳鸣等并存，凡各种原因引起心脏搏动频率、节律发生异常，均可导致心悸。该病虽没有生命之虞，但病情时好时坏，迁延不愈，严重者甚至不能正常生活和工作，使患者饱受痛苦。

失　眠

失眠又称为“不寐”、“目不瞑”、“不得眠”、“不得卧”、“无眠”、“少寐”等。失眠，指无法入睡或无法保持睡眠状态，导致睡眠不足，又称入睡和维持睡眠障碍，是由于各种原因引起入睡困难、睡眠深度频度过短（浅睡性失眠）、早醒及睡眠时间不足或质量差，影响患者白天活动（疲劳、注意力下降、反应迟钝、烦躁等）的一种睡眠障碍综合征，是一种最常见的睡眠障碍现象。失眠的主要表现是入睡困难、睡眠中间易醒、早醒、睡眠质量低下及睡眠时间明显减少。其表现为：①入睡困难：辗转难眠，入睡时间比以往推后 1 ~ 3 个小时，患者本来很困，也想睡觉，可躺在床上就是睡不着，翻来覆去，想一些乱七八糟的事，心静不下来，睡眠时间明显减少。②有的患者是白天犯困，昏昏欲睡，无精打采，夜间却兴奋不眠，学习、开会、上课时打盹，看电视靠在沙发睡着了，可往床上一躺又精神了，怎么也睡不着。③睡眠感觉障碍：缺乏睡眠的真实感，许多患者虽然能酣然入睡，但醒后坚信自己没睡着，而同房的人或配偶却说他一直打呼噜。④睡眠浅并容易做梦：患者自感睡不实，一夜都是似睡非睡，一闭眼就做梦，一有动静就醒，有的早醒，不管几时入睡，早上 3 点钟准醒，醒后再入睡更难，只好睁眼到天亮。还有的患者经常做噩梦，从恐怖惊险的梦境中惊醒，出一身冷汗，紧张心悸，面色苍白，再也不敢入睡了。这也是失眠的表现。⑤睡眠质量差：许多患者虽然能够入睡，可感到睡眠不能解乏，醒后仍有疲劳感。

疳　积

疳积是以精神萎靡、面黄肌瘦，毛发焦枯、肚大筋露、纳呆便溏为主要表现的儿科病证。多见于 1 ~ 5 岁儿童。疳积多因饮食不节，乳食喂养不当，损伤脾胃，运化失职，营养不足，气血精微不能濡养脏腑；或因慢性腹泻、慢性痢疾、肠道寄生虫等病经久愈，损伤脾胃等引起。

腹　泻

腹泻是指排便次数明显超过平日的频率，粪质稀薄，水分增加，或含未消化食物或脓血、黏液。腹泻常伴有排便急迫感、肛门不适、失禁等症状。腹泻分急性和慢性两类。急性腹泻发病急剧，病程在2～3周。慢性腹泻指病程在2个月以上或间歇期在2～4周的复发性腹泻。

嗳　气

嗳气是中医名词，俗称“打饱嗝”、“饱嗝”，是各种消化道疾病常见的症状之一。尤其是反流性食管炎、慢性胃炎、消化性溃疡和功能性消化不良，多伴有嗳气症状。嗳气，中医认为“气机上逆”。嗳气是胃中气体上出咽喉所发出的声响，其声长而缓，古代称为噫气。亦属胃气失和而上逆的一种表现。

慢性结肠炎

本病属于一种原因未明的直肠和结肠慢性疾病，主要临床表现为腹泻、黏液便或黏液脓血便，腹痛和里急后重。病情轻重不等，多反复发作。本病可发生于任何年龄，男女发病率无明显差异。关于发病原因尚未完全明确，一般认为本病的发病涉及免疫功能异常，是一种自体免疫性疾病，或与变态反应及遗传因素有关。感染、神经精神因素等在本病发病中亦有影响。

本病的发病部位位于大肠，病变早期可见黏膜弥漫性炎症改变，可见水肿、充血与出血等，随着病情反复发作，大量肉芽组织增生，常常出现结肠息肉，预后较差。本病在中医中多属于“肠澼 ”、“下痢”、“久痢”、“滞下”等病症的范畴，其主要病机是脾虚湿郁，常表现为虚中夹实，虚实兼见，寒热错杂，病久则可以出现瘀血阻络之症。常见证候有湿热郁滞、脾虚湿郁、肝气乘脾、脾胃虚寒、瘀血阻滞、脾肾阳虚和气陷滑脱等。因其病情顽固，极易反复，故治之棘手，颇难驾驭。

胃　癌

胃癌是严重危害人类健康的常见恶性肿瘤之一，以50～60岁为多见，现代医学认为胃癌的发病原因一般与地理环境、种族、生活习惯、饮食、亚硝酸、遗传和溃疡等有关。胃癌在初期阶段临床表现不明显，缺乏特征性，症状和体征出现的早晚与癌肿的部位和性质有关。位于贲门或幽门部的胃癌会较早地引起梗阻症状；息肉性胃癌易有出血；溃疡性胃癌多有类似溃疡病的疼痛；位于胃底部或性质为浸润型胃癌的症状较不明显，且症状出现时较晚。

根据临床表现，胃癌属于中医的“噎膈”、“胃脘痛”、“反胃”、“癥瘕”等范畴。发病原因与情志因素、饮食因素及素体因素密切相关。如忧思伤脾，脾伤则气结，气结则津液不能输布，聚而成痰，恼怒伤肝，肝伤则气郁，气郁则血瘀不能畅行，积而为瘀。痰瘀互结，壅塞腔道，阻隔胃气，而引起进食噎塞难下，或食入良久反吐；若饮酒过度，或多食辛热香燥之品，胃郁积热，热久伤阴，以致阴液亏损，津枯血燥，瘀热互结，停聚胃脘而发；素体正气虚弱也是形成肿瘤的内在主要因素。即《黄帝内经》所云“正气存内，邪不可干”、“邪之所凑，其所必虚”之理。

大肠癌

总的来说，大肠包括盲肠、阑尾、直肠和肛管，因此发生在上述解剖位置的恶性肿瘤皆可统称为大肠癌。大肠癌的好发部位以直肠和乙状结肠交界处为最多，占60%～75%。随着人们生活水平的不断提高，高蛋白、高脂肪和低纤维的饮食结构使本病发病率逐年增加，目前位于恶性肿瘤的第三位，死亡率居第四位，成为严重威胁生命的常见恶性肿瘤之一。中医药是大肠癌治疗中不可或缺的重要手段。随着大肠癌手术治疗、放化疗等治疗方法的完善，中医药治疗在术后恢复、减低放化疗毒副反应，同时在单药抗肿瘤治疗、抗转移、抗复发、预防、提高患者生存质量及提高生存率等方面发挥着越来越重要的作用。

大肠癌的中医病名较多，历代比较公认的病名有“肠蕈”、“肠溜”、“锁肛痔”、“肠积”。大肠癌出现肠梗阻为主的一般称“肠结”；大肠癌出现便血为主的则称“肠风”、“便血”等；也有称“腹痛”、“积聚”、“癥瘕”、“下痢”“脏毒”等。中医认为大肠癌的产生是由于素体脾肾不足，或饮食不节、情志不遂损伤肝脾，致脾肾虚弱，加之热湿毒下注肠道，日久积结而成。病机总属于本虚标实之证，脾虚、肾亏为本，湿热、火毒、瘀滞为标。辨证分型主要为脾虚痰湿、湿热蕴毒、瘀毒内结、气血双亏、脾肾阳虚等，治疗上主要以健脾益肾、清热化湿、解毒攻坚、益气养血、活血化瘀等为法。

便　秘

便秘是消化系统常见症状，是指在不用泻剂的情况下，每周排便少于两次，排便时费力，粪质干硬而少；由于粪便在肠内停留过久，以致大便次数减少、大便干结、排出困难或不尽。一般两天以上无排便，或粪块潴留在直肠壶腹内，肛门口关闭而不能排清粪便，即为便秘。便秘可发生于任何年龄，但随着年龄的增长，发生率会增加。根据排便困难的发生部位和动力障碍，慢性功能性便秘分为三个类型：①慢传输型便秘：结肠的传输功能障碍，肠内容物传输缓慢引起的便秘，症状表现为大便次数减少，少便间或便意消失，粪质坚硬，一般伴有腹胀，病因不清，症状顽固，而且随着时间的推移其症状逐渐加重，一部分患者最终需行结肠次全或部分切除术。②出口梗阻型便秘（直肠性便秘）：排便出口附近组织、器官的功能性改变，导致排便困难或羁留性便秘的一种综合征；以排便困难、排便不尽感、里急后重、大便干燥或不干燥亦难排出为主证。③混合型便秘：既有结肠通过缓慢，又存在排出障碍，具备以上慢传输型和出口梗阻型便秘的特点。本病属中医“便秘”的范畴。

消化性溃疡

消化性溃疡是常见病，主要指发生在胃和十二指肠的慢性溃疡，亦可发生于食管下段、胃空肠吻合口周围及含有异位胃黏膜的梅克尔憩室。这些溃疡的形成与胃酸和胃蛋白酶的消化作用有关，故称消化性溃疡。近年研究发现溃疡的形成与幽门螺旋杆菌的存在有关。本病绝大多数位于胃和十二指肠，故称胃十二指肠溃疡。研究表明，胃溃疡和十二指肠溃疡在病因和发病机制方面有明显的区别，但因两者的流行病学、临床表现和药物治疗反应有相似之处，所以习惯上还是把它们归并在一起。本病的总发病率占人口的5%～10%，十二指肠溃疡较胃溃疡多见，以青壮年多发，男多于女。由于胃溃疡和十二指肠溃疡最多见，因此通常所说的消化性溃疡或溃疡病，即指胃溃疡或十二指肠溃疡。本病具有慢性病程、周期性发作和节律性中上腹疼痛最具诊断价值，属中医的“胃痛”范畴。

溃疡性结肠炎

溃疡性结肠炎（简称溃结）是一种病因不明的结肠黏膜急性和慢性炎症，伴有浅糜烂、溃疡和出血。95%的病变于乙状结肠和直肠，较严重病例的病变向上延伸至长段结肠或整个结肠，甚至达到末段回肠。溃结的临床表现主要是脓血便，伴下腹痛，尤以左下腹为主。病情轻重不一。轻型溃结仅有每天数次慢性腹泻，粪中带少量脓、血和黏液，而无全身症状。重型病例每天多次脓血便，伴有剧烈腹痛、中度以上发热、全身乏力、厌食、消瘦、进行性贫血、虚弱和恶病质。中型溃结的病情介于轻型和重型之间，除脓血便较轻型稍频数以外，还有轻度全身症状如轻度发热、乏力等。暴发型溃结是最重型，发病急剧，有高热、反复脓血便或便大量鲜血、剧烈腹痛、满腹胀痛、肠麻痹和虚脱，形成中毒性巨结肠，可并发毒血症、结肠穿孔和腹腔炎，病死率很高。此外，溃结可有许多肠外表现，如结节性红斑、脓皮病、口腔炎、眼虹膜睫状体炎、关节炎、肝损伤、肾炎、肾结石、心肌炎、间质性胰腺炎和淀粉样变等，有些表现甚至可发生在腹泻出现之前。这些病变多与免疫反应异常有关。

溃疡性结肠炎的病因仍未明确，可归纳为精神、感染、免疫和遗传等因素，精神紧张可作为发病的诱因或病情加重的因素。近年，免疫功能异常在发病机理中的作用受到重视，而且免疫调节或抑制剂已成为本病有效治疗的一个重要部分。溃疡性结肠炎是一种结、直肠黏膜的弥漫性炎症，血性腹泻是最常见的早期症状，主要累及结肠黏膜和黏膜下层，范围多以远段结肠为主，可逆性向近段发展，甚至波及全结肠，呈连续性、弥漫性分布。临床主要表现为腹泻、黏液脓血便伴腹痛、里急后重及不同程度的全身症状。该病缠绵难愈，易于复发，且有癌变倾向，被 WHO 列为难治病之一。据其症状，本病当属中医“泄泻”、“痢疾”、“肠癖”等范畴。

膈肌痉挛

膈肌痉挛俗称呃逆病或胃神经症，属膈肌功能障碍性疾病，系呃逆，吸气时声门突然闭合产生一种呃声，这种膈肌异常的收缩运动是由于迷走神经和膈神经受到刺激所引起。临床上呃逆是一种症状，引起呃逆的原因很多，如平常进食过快、进食刺激性食物和吸入冷空气等产生膈肌痉挛，轻者间断打嗝，重者可连续呃逆呕逆、腹胀、腹痛，个别小便失禁。它由于某种刺激引起膈神经过度兴奋、膈肌痉挛所致，可以在多种疾病中出现，属中医“呃逆”的范畴，是气逆上冲，喉间呃呃连声，声短而频，令人不能自主为特征的病症。本病证有持续发作或偶然发作，有单纯的呃逆，亦有在其他疾病中再现的呃逆。

腹　痛

腹痛是指胃脘以下、耻骨毛际以上部位发生疼痛为主证的病证。疼痛剧烈、病势急者为急性腹痛；痛势缠绵、阵发者为慢性腹痛。若涉及肠腑，可伴有腹泻、下痢脓血便或便秘；若涉及膀胱，可伴有尿痛。西医内科学的肠易激综合征、消化不良、胃肠痉挛、不完全性肠梗阻、肠粘连、肠系膜和腹膜病变、泌尿系结石、急慢性胰腺炎、肠道寄生虫、痢疾、积聚以及外科、妇科疾病以腹痛为主要表现，且无手术指征者，均可按腹痛治疗。

虫 积

虫积是因肠道寄生虫引起的，以饮食异常、脐腹疼痛、面黄肌瘦、面有虫斑或白睛有蝌蚪样虫斑为主要表现的常见病证。常见于小儿疳积、虚劳、厥证等病证。虫积多因饮食不洁，吃入带有虫卵或虫体的食物而引起。临床常见蛔虫证、蛲虫证和绦虫证。①蛔虫证：主要表现为面色黄黯，或兼有白斑，形体消瘦，脐腹疼痛，时发时止，早晨或空腹痛甚，得食痛减，嗜食异物，夜间磨牙，睡卧不安，烦躁啼哭，大便秘结或稀薄，或便下蛔虫。重者口流清涎，四肢厥冷，面色苍白。日久可见肚腹胀大，腹部硬实、青筋暴露。②蛲虫证：主要表现为夜间肛门奇痒难忍，女性会阴亦痒，睡眠不安。尿频或遗尿，肛门湿疹。日久可见食欲减退，面黄肌瘦。③绦虫证：主要表现为面色萎黄，脘腹胀痛或隐痛，大便不调，便中有扁节状虫体，肛门作痒，食欲不振或亢进，形体消瘦，四肢乏力。日久会出现烦躁不安，头晕惊厥。

慢性胃炎

慢性胃炎是胃黏膜慢性炎症，指不同病因引起的各种慢性胃黏膜炎性病变，是一种常见病，其发病率在各种胃病中居首位。自纤维内镜广泛应用以来，对本病认识有明显提高。慢性胃炎常有一定程度的萎缩（黏膜丧失功能）和化生，常累及贲门，伴有G细胞丧失和胃泌素分泌减少，也可累及胃体，伴有泌酸腺的丧失，导致胃酸、胃蛋白酶和内源性因子的减少。慢性胃炎的发生主要与幽门螺旋杆菌感染、不良的饮食习惯及生活环境、自身免疫反应有关。慢性胃炎的过程是胃黏膜损伤与修复的慢性过程，主要组织病理学特征是炎症、萎缩和肠化生。由幽门螺旋杆菌引起的慢性胃炎多数患者症状不明显，其临床表现为上腹痛或不适、上腹胀、早饱、嗳气、恶心等消化道疾病，以胃黏膜的非特异性炎症为主要病理变化，根据胃黏膜的组织学改变，可分浅表性、萎缩性、肥厚性三种类型。临床上共有的症状为上腹部闷胀疼痛、嗳气频繁、泛酸、食欲减退、消瘦、腹泻等。慢性胃炎属中医“胃脘痛”的范畴。

咳　嗽

咳嗽是因外感六淫，脏腑内伤，影响于肺所致有声有痰之症，见《素问·五脏生成》。《素问·病机气宜保命集》："咳谓无痰而有声，肺气伤而不清也；嗽是无声而有痰，脾湿动而为痰也。咳嗽谓有痰而有声，盖因伤于肺气动于脾湿，咳而为嗽也。"因外邪犯肺，或脏腑内伤，累及于肺所致。咳嗽，中医分为外感咳嗽和内伤咳嗽，按病邪分，有伤风咳嗽、风寒咳嗽、伤燥咳嗽、燥热咳嗽、痰饮咳嗽、风热嗽、热嗽、时行嗽、寒嗽、湿咳、暑咳、火咳、食咳等；按脏腑气血分，有肺虚咳、肺咳、心咳、肝咳、脾咳、肾咳、大肠咳、小肠咳、胃咳、膀胱咳、三焦咳、胆咳、劳嗽、气嗽、瘀血嗽等；按咳嗽发病时间与特点分，有久咳、五更嗽、夜嗽、干咳嗽、呷嗽、哑嗽、顿嗽等。

喘　证

喘证，古称上气、喘息，一般通称气喘，指以呼吸急促为特征的一种病症。简称喘，亦称"喘逆"、"喘促"。以呼吸急促为临床主症，其发病与肺肾关系密切，盖"肺为气之主，肾为气之根。肺主出气，肾主纳气，阴阳相交，呼吸乃和，若出纳升降失常，斯喘作焉"（《类证治裁·喘证论治》）。喘证颇多危急病情，须辨证精确，治疗及时。大概分为实喘与虚喘两大类。实喘的基本病理属于"清浊相干，气乱于肺"（《灵枢·五乱》）。如外感六淫，水饮痰浊壅阻于肺，使肺气失于宣降，此为实喘。禀赋虚弱或元气亏损，使"肺主气"的功能明显削弱，以致肾不纳气，则为虚喘。实喘以祛除病邪为大法，虚喘当补元摄纳为主。不少患者，久病喘证，元气已损，兼有病邪（痰浊、水饮、气壅）者，属于虚实夹杂之证，治宜兼用扶正与祛邪二法，通常在发病时，先以祛邪为主，邪去大半，则以扶正为主。喘证发作，每兼咳嗽，亦须喘、咳同治。如喘而声高气粗，喉中痰鸣，声如拽锯者，称之为哮喘，简称为哮。喘证治法，除药物治疗外，亦可配合针、灸、外治和药物穴位电离子透入法。至于虚喘、实喘，又可因为病因、证候、体质等不同情况而分为多种证型。

哮　喘

支气管哮喘是指肥大细胞、巨噬细胞、淋巴细胞、嗜酸性粒细胞、嗜碱性粒细胞和内皮细胞等各种细胞释放出多种介质，从而引起气道一系列病理效应性炎症。现代医学将其定义为：由嗜酸细胞、肥大细胞和T淋巴细胞等多种炎症细胞参与的气道慢性炎症。这种炎症使易感者对各种激发因子具有气道高反应性，并可引起气道缩窄表现，如反复发作的喘息、呼吸困难、胸闷或咳嗽等症状。常在夜间发作的喘息、呼吸困难、胸闷或咳嗽等症状。常在夜间和（或）清晨发作加剧，表现为广泛多变的可逆性气流受限，多数患者可自行缓解。

支气管哮喘属于中医“喘证”范畴，是一种发作性的痰鸣气喘疾患，发作时喉中哮鸣有声，以呼吸气促困难，甚则喘息不能平卧为特征。哮喘之症古有之。

肺　癌

肺癌是最常见的恶性肿瘤之一，其中非小细胞肺癌约占肺癌人群的87%，其发生率和死亡率呈逐年上升的趋势。患者临床表现中以消瘦、咳嗽、气短、乏力、咯血和胸痛等表现为主，症状的反复发作严重影响了患者的生活质量。在我国，70%～80%肺癌患者在出现明显的临床症状，改善生活质量，延长生存期是姑息性治疗的主要目的。

中医文献中提到的“咳嗽”、“咯血”、“胸痛”、“痰饮”、“肺积”、“息贲”、“肺壅”、“息积”等均可归为支气管肺癌的中医病名范畴，目前采用中药配合化、放疗或作为维持治疗，在增效减毒、改善症状等方面有较大优势。中医认为本病是在机体气血阴阳等物质匮乏的基础上，或因禀赋不足，或因六淫，或因饮食，或因邪毒，导致机体阴阳失调，脏腑经络功能紊乱，肺失宣降，气机不利，血行瘀滞，津液不布，生成瘀血痰浊等病理产物，正邪斗争，以致邪胜正衰而成，究其病因病机主要责之于虚、毒、痰、瘀。痰浊阻肺、气机运行不畅而咳喘；伤络而咳血；痰热互结，肺络不通则胸痛；正不胜邪，邪毒内伏，伤精耗气而乏力。故治疗应以益气养阴、软坚散结、行气化痰、解毒化瘀为基本治法。

急性上呼吸道感染是鼻腔、咽或喉部急性炎症的概称。常见病原体为病毒，少数是细菌。其发病无年龄、性别、职业和地区差异。一般病情较轻，病程较短，预后良好。但由于发病率高，具有一定的传染性，不仅影响生活和工作，有时还可产生严重并发症，应积极防治。本病全年皆可发病，但以冬春季节高发，可通过含有病毒的飞沫或被污染的手和用具传播，多为散发，但可在气候突变时流行。

急性上呼吸道感染一般起病较急，临床表现主要是喷嚏、鼻塞、流涕、咽痛或咽痒、咳嗽。中医属“感冒”、“咳嗽”等范畴。

慢性支气管炎

慢性支气管炎是由于感染或非感染因素引起气管、支气管黏膜及其周围组织的慢性非特异性炎症。其病理特点是支气管腺体增生、黏液分泌增多。临床上连续出现2年以上，每次发作持续3个月以上的咳嗽、咳痰或气喘等症状。早期症状轻微，多在冬季发作，春暖后缓解；晚期炎症加重，症状长年存在，不分季节。疾病进展又可并发阻塞性肺气肿、肺源性心脏病，严重影响劳动力和健康。属中医的“喘证”、“哮证”等范畴。

外感发热

外感发热是指感受六淫之邪或温热疫毒之气，导致营卫失和，脏腑阴阳失调，出现病理性体温升高，伴有恶寒、面赤、烦躁、脉数等为主要临床表现的一类外感病症。外感发热的病机是外邪入侵，人体正气与之相搏，正邪交争于体内，则引起脏腑气机紊乱，阴阳失调，阳气亢奋，或热、毒充斥于人体，发生阳气偏盛的病理性改变，即所谓“阳盛则热”的病机。外感发热的病理性质为阳气亢奋，即属热实。其不同的病变和临床出现则是由感邪的性质和病邪作用的脏腑部位所决定。如病邪影响发病，火热之邪为病，热变较速，发热为主；湿热为病，其性黏滞，病变多留恋中下焦；风寒为病，则有郁而化热的过程；疫毒为病，起病更急，传变更快，热势更甚。外感发热，古代名之为“发热”、“寒热”、“壮热”等，外感发热的表现形式较多，但体温升高、身热、面红、舌红、脉数等是其基本临床特征。外感发热起病急骤，热型有发热恶寒、但热不寒、蒸蒸发热、身壮热、身热不扬、寒热往来、潮热等。发热时间，短者几日即退，长者持续10余日或更长时间热势不解。常伴口干烦渴、尿少便秘、舌上少津等热伤津液之症。除发热外，必伴随有病变相关脏腑功能失调的症状，如咳嗽、胸痛、胁肋胀满、便秘、泄泻、小便频急等。

慢性肾炎

慢性肾炎是一种病因不同、病情复杂、病理变化多样的肾脏疾病。该病病程长、发展慢，肾小球毛细血管最终闭塞，出现肾功能衰竭。多数患者起病后即有倦怠、头痛、浮肿、血压升高、贫血等症状。少数患者起病急、浮肿、尿中出现大量蛋白尿，也是患者到出现呕吐、出血等尿毒症表现方才就诊。中医属“水肿”、“头风”、“虚劳”、“腰痛”、“关格”等范畴。

前列腺炎

中医认为，前列腺炎之病因多有饮食失节，过度饮酒或房室不洁，致湿热内生，蕴于精室；或外感热毒，蕴结不散，流注下焦，气血壅滞，经脉阻隔，膀胱气化不利，而成淋浊之证；或房事太过，或强忍不泄，致肾精亏耗，阴虚火旺，相火妄动，引动下焦之湿热而致此病。属“热淋”的范畴。

癃　闭

癃闭是由于肾和膀胱气化失司导致的以排尿困难，全日总尿量明显减少，小便点滴而出，甚则闭塞不通为临床特征的一种病证。其中以小便不利、点滴而短少、病势较缓者称为“癃”；以小便闭塞，点滴全无，病热较急者称为“闭”。癃闭有虚实之分，实证多因湿热、气结、瘀血阻碍气化运行；虚证多因中气，肾阳亏虚而气化不行。《丹溪心法·小便不通》认为该病有“气虚、血虚、有痰、风闭、实热”等类型，并根据辨证论治的精神，运用探吐法治疗小便不通。《景岳全书·癃闭》将癃闭的原因归纳为 4 个方面：有因火邪结聚小肠、膀胱者，此以水泉干涸而气门热闭不通；有因热居肝肾者，则或以败精，或以槁血，阻塞水道而不通；有因真阳下竭，元海无根，气虚而闭者；有因肝强气逆，妨碍膀胱，气实而闭者。并详细阐述了气虚而闭的病理机转。癃闭相当于西医学中各种原因引起的尿潴留和无尿症。其中包括神经性尿闭、膀胱括约肌痉挛、尿路结石、尿路肿瘤、尿路损伤、尿路狭窄、老年人前列腺增生症、脊髓炎等病所出现的尿潴留及肾功能不全引起的少尿、无尿症。

热　淋

热淋，属于中医学“淋症”的范畴，其中包括现代医学的急慢性前列腺炎、前列腺增生肥大、急慢性肾盂肾炎、膀胱炎、尿道炎等疾患。多因恣食辛热、肥甘，或酗酒太过，酿成湿热；或感受暑邪未及时清解，而导致湿热注于下焦；或下阴不洁，秽浊之邪侵入下焦，酿成湿热；或风热风寒之邪乘虚袭表，太阳经气先病，引动膀胱湿热之邪，邪气充斥于足太阳经和腑；或因心火亢盛，下移小肠。以上诸因皆可导致湿热蕴结下焦。膀胱气化不利，发生热淋。《诸病源候论》谓："热淋者三焦有热，气搏于肾，流入胞而成淋也，其状不便赤涩。"热淋是指以小便频数短涩、淋漓刺痛、小腹拘急隐痛为主症的病症。热淋起病多急骤，小便赤热，溲时灼痛，或伴有发热、腰痛拒按等。西医学的泌尿道感染及炎症多按此治疗。

鼻咽癌

鼻咽癌是指发生于鼻咽黏膜的恶性肿瘤。中国的广东、广西、福建、湖南等地为多发区，男多于女。发病年龄大多为中年人，亦有青少年患病者。病因与种族易感性（黄种人较白种人患病多）、遗传因素及EB病毒感染等有关，鼻咽癌恶性程度较高，早期即可出现颈部淋巴结转移。

卵巢囊肿

卵巢囊肿在临床上多表现为小腹疼痛、小腹不适、白带增多、白带色黄、白带异味、月经失调，而且通常小腹内有一个坚实而无痛的肿块，有时性交会发生疼痛。当囊肿影响到激素产生时，可能出现诸如阴道不规则出血或体毛增多等症状。而囊肿发生扭转，则有严重腹痛腹胀、呼吸困难、食欲降低、恶心及发热等。较大的囊肿会对膀胱附近造成压迫。引起尿频和排尿困难。卵巢囊肿在早期并无明显的临床表现，患者往往因其他疾病就医，在行妇科检查时才被发现。以后随着囊肿的生长，患者有所感觉。其症状与体征因囊肿的性质、大小、发展、有无继发变性或并发症不同。

热入心包

热入心包是温热病内陷营血阶段的证型之一。主要症候有高热、神昏、谵语，甚则昏迷不醒、四肢厥逆，或见抽搐等。可见于各型脑炎、化脓性脑膜炎、大叶性肺炎、中毒性痢疾、中暑等急性热病的极期。它与逆转心包症大致相同，但病情转变有别。如昏迷、惊厥持续多天未清醒，称为"热入心包"。热入心包多有夹痰现象，也易出现后遗症。

淋巴结核

淋巴结核，中医称之为瘰疬，是体现于肌表的毒块组织，由肝肺两方面的痰毒、热毒凝聚而成。多在颈部一侧或双侧长出疙瘩，逐渐长大，不痛不痒，推之滑动，无明显压痛，如身体抵抗力低则逐渐增大，皮肤发红变紫，最终破溃流水样脓液并排出黄浊干酪样脓液，中医称之为“老鼠疮”。反复溃烂，部分患者可有低热、盗汗、食欲不振、消瘦等全身中毒症状。

慢性咽炎

慢性咽炎主要为咽黏膜慢性炎症，弥漫性炎症常为上呼吸道慢性卡他性炎症的一部分，局限性炎症则多伴有咽淋巴样组织的炎症。慢性咽炎在临床上是一种常见病、多发病，在常规的药物治疗中比较顽固，且反复发作，以中年人多见。慢性咽炎一般来说没有明显的咽痛感，以咽部各种不适感为主，如异物感、干燥感、咽部发痒、灼热等；全身症状不明显，常在讲话多、劳累、受凉、过度烟酒后加重症状。临床症状表现为咽喉红肿、干咳无痰、重者声音嘶哑，出现增生性滤泡。

牙　痛

牙痛是指牙齿因各种原因引起的疼痛，为口腔疾患中常见的症状之一，可见于西医学的龋齿牙髓炎、根尖周围炎和牙本质过敏等。遇冷、热、酸、甜等刺激时牙痛发作或加重，属中医的“牙宣”、“骨槽风”范畴。牙痛是一种常见疾病，其表现为牙龈红肿、遇冷热刺激痛、面颊部肿胀等。牙痛大多由牙龈炎和牙周炎、龋齿（蛀牙）或折裂而导致牙髓（牙神经）感染所引起的。中医认为牙痛是由外感风邪、胃火炽盛、肾虚火旺、虫蚀牙齿等原因所致。牙龈炎是常见的牙周组织疾病，是由于不注意口腔卫生，牙齿受到牙齿周围食物残渣、细菌等物结成的软质牙垢和硬质的牙石所致的长期刺激，及不正确的刷牙习惯，维生素缺乏等原因所造成。牙龈鲜红或紫红、肿胀、松软，有时龈缘有糜烂或内组织增生外翻，刷牙或吃东西时牙龈易出血，但一般无自发性出血，患者无明显的自觉症状，有时可有发痒或发胀感，口臭明显。

白　带

白带是从妇女阴道里流出来的一种带有黏性的白色液体，它是由前庭大腺、子宫颈腺体、子宫内膜的分泌物和阴道黏膜的渗出液、脱落的阴道上皮细胞混合而成。白带中含有乳酸杆菌、溶菌酶和抗体，故有抑制细菌生长的作用。性行为过程中，白带会增多，对阴道有润滑作用，便于进行性生活。一般月经中期白带增多，稀薄透明；排卵后白带又变黏稠，混浊而量少。经前及孕期白带均有所增多。白带异常是指分泌量增多或性状异常。在正常情况下，阴道和外阴经常有少量分泌物以保持湿润，称之为白带；是由阴道黏膜渗出物、宫颈腺体及子宫内膜分泌物组成，且含阴道上皮脱落细胞、白细胞。呈白色稀糊状或蛋清样，高度黏稠，无腥味，量少，对妇女健康无不良，称为生理性白带，与身体生理状况变化有关。如妇女阴道内流出白色如涕如唾之黏液，伴全身或局部症状者，称为病理性白带，多属体虚或痰湿所致，相当于西医的阴道炎，但是白带常规检查常找不到致病菌。中医称为“带下病”。

银屑病

银屑病是一种常见的慢性皮肤病，其特征是在红斑上反复出现多层银白色干燥鳞屑。中医称之为“白疕”，古医籍亦有称之为“松皮癣”。西医称为银屑病，俗称为牛皮癣，其特征是出现大小不等的丘疹、红斑，表面覆盖着银白色癣屑，边界清楚，好发于头皮、四肢两面三刀侧及背部。男性多于女性。牛皮癣容易复发，春冬季节容易复发或加重，而夏秋季多缓解。

针　眼

即麦粒肿，中医临床上又称为“眼丹”。针眼与眼丹发病原因大致相同，只是症状上有所差异。针眼的症状较轻，多呈局部小疖，一般对全身无大影响，只觉患眼涩痛或刺痛、羞明等；眼丹的症状较重，可漫至整个眼睑，肿痛难忍，白睛（球结膜）充血，眼眵多，患眼因肿胀不能睁开，甚或出现发热、恶寒、头痛等全身症状。

葡萄膜炎

葡萄膜炎是一类由多种原因引起的葡萄膜的炎症，为常见的眼科疾病，不同年龄发病，常累及双眼，反复发作，并可产生一些严重的并发症和后遗症，是常见的致盲眼病之一。葡萄膜炎的病因病机，主要是由于外邪侵袭，或有内热，肝、肾、脾三脏功能失调有关。肝为多气多血之脏，主上、疏泄，开窍于目。肝经风热或肝郁化火，热邪上蒸于目，熏灼瞳仁；或素体阴虚，病久伤阴，肝肾阴亏，虚火上炎，目睛受损；或由眼部邻近组织病变波及眼内脉络致使气血瘀积。

风　疹

风疹，古称瘾疹，现代医学称为荨麻疹。临床特点为疹出突然，此起彼伏，时隐时现，呈红色或白色局限性风疹块，属于临床常见病之一。本病可以侵犯体内外任何部位或器官，临床表现也较复杂。多突然发病，皮疹大小不等，小如粟粒，大如蚕豆，形状名异；部分融合成片，部分呈环状，边缘不清，亦有的形如白云状似花朵，皮疹高出皮肤；色泽有的呈红色，亦有的呈白色；有的焮红剧痒，遇热加重；亦有的得热则减，遇热加重。本病的发生与饮食、药物、肠内寄生虫及天气变化均有密切关系。本病多缠绵难愈，反复发作，奇痒难耐，甚至成终身之累。

日光性皮炎

日光性皮炎是由于食用含有光感物质的蔬菜，经过日光照射后发生于面部等暴露部位的一种急性皮肤炎性反应。近几年发病呈增多趋势，多为急性起病，皮肤损害主要发生在颜面、耳垂及手背等暴露部位，早期自觉面部皮肤发紧、灼热、刺痒或虫爬感，继之出现眼睑或下肢弥漫性非凹陷性肿胀。部分患者还有口唇或手足水疱等症状。少数患者具有过敏体质。现代医学认为含有光感物质的蔬菜被食用吸收后经血流到皮肤，经日晒吸收光能后被激发或发生化学变化形成半抗原体，与蛋白结合后即具有抗原性，因而致敏机体产生免疫损伤所致。某些患者的光敏反应性质，可能既存在光毒性反应（非免疫性），又存在光变应性反应，即由淋巴细胞介导的延迟性过敏反应。中医将其归于“风疹”、“斑毒”的范畴。

非霍奇金淋巴瘤

非霍奇金淋巴瘤是一组具有高度异质性的淋巴恶性肿瘤，它包括临床表现、病理类型、免疫类型、生物学规律、发展经过及治疗反应各不相同的多种疾病。按照世界卫生组织的淋巴瘤分类方案显示，其中侵袭性 B 细胞淋巴瘤，主要为弥漫性大 B 细胞淋巴瘤，是成人中最常见的一种淋巴瘤类型。本病平均发病年龄为64岁，无明显性别差异。由于发病率在全球逐年升高，受到人们广泛关注。非霍奇金淋巴瘤的病程长短不一。临床表现复杂，可侵犯全身各个系统及器官，症状主要为淋巴结快速增大，约40%的患者发生于结外，以胃和回盲部最为常见。本病可以原发，也可以从其他低度恶性淋巴瘤转化而来。多有全身症状，如发热、盗汗、消瘦和结外部位受累的相应症状。过去，放疗作为复发或难治侵袭性非霍奇金淋巴瘤的补救治疗手段，现已多被高剂量化疗加自体造血干细胞移植所替代。现在淋巴瘤的治疗多根据WHO分类亚型的不同采取针对性的治疗，也可根据分期和预后因素对患者进行个体化治疗。

中医将其归入“瘰疬”、“肿毒”和“痰毒”的范畴。众所周知，针对肿瘤进行化疗除了杀伤肿瘤细胞外，同时也损伤机体，经常导致人体不能耐受而中途退出化疗。因此根据中医辨证论治，针对患者化疗中及化疗间隙运用“扶正祛邪”的原则，对患者因人制宜地结合中药治疗，能够取得较单独化疗更好的疗效。

类风湿性关节炎

类风湿性关节炎是一种以关节滑膜慢性炎症为特征的自身免疫性疾病。其主要病变发生在滑膜，累及关节软骨、韧带、肌腱及全身组织，引起关节肿痛，继而软骨破坏，关节间隙变窄，晚期关节畸形，功能活动障碍，最终导致不同程度的残疾。临床多具有慢性、渐进性、反复发作性等特点。本病如何合理用药，如何早期控制病情进展，如何积极阻止骨关节遭到破坏，已成为当前国内外的研究热点。但就目前所取得的近期及远期疗效而言，治疗结果却难以令人满意。因此，寻求高效低毒，阻止病情发展的新药、新方法，是摆在医学界面前的一项攻关难题。

类风湿性关节炎属于中医“痹证”、“历节病”、“鹤膝风”等范畴，为一种多发和难治的疾病，其病因多为先天禀赋不足，或体虚卫表不固，或卫气营血虚弱为其内因，风寒湿热诸邪为其外因。而气候、饮食、劳倦、产后、外伤等则为常见的诱因。在病变的发展和转归中，一方面，正虚招邪，邪恋损正，如此反复，虚实相兼；另一方面，随着体质偏胜、药食等因素的影响，风湿之邪或从阳化热，或从阴化寒，或阴损及阳，或阳损及阴，表现为寒热错杂、阴阳两虚的症候。终则脏腑功能失调，湿邪不解、痰瘀凝结关节而筋伤骨损，肢体畸形废用。由是正虚有邪，寒热错杂，湿癖互结，病情缠绵，经久不愈是本病的基本病理。治疗上，某些单味药或复方一直用于临床治疗，如雷公藤、清风藤、乌头汤等，临床应用效果良好，且毒副作用小，易于坚持长期服用。

面　瘫

面瘫，中医称为“口眼㖞斜”、“口僻”、“吊线风”等。现代医学称之为面神经麻痹，也称面神经炎、贝尔氏麻痹、亨特综合征，是以面部表情肌群运动功能障碍为主要特征的一种常见病，一般症状是口眼歪斜。面瘫的发病不受年龄和性别限制。本病大多数是由急性非化脓性茎乳突孔内的面神经炎引起，多与病毒感染有关，患者面部往往连最基本的抬眉、闭眼、鼓腮、努嘴等动作都无法完成。

口　疮

口疮最早见于《黄帝内经》。《素问·气交变大论》说：“岁金不及，炎火乃行……民病口疮。”历代医家对口疮多有论述，亦称口疡、口破、赤口疮。本病在临床上有实证与虚证两类。口疮多因心脾积热，或阴虚火旺，灼伤口腔肌膜，以口腔唇内、颊、舌、齿龈等处肌膜见绿豆大小之溃疡，周围红晕、表面凹陷，灼热疼痛，反复发作为主要表现的疮疡类疾病。西医称为口腔溃疡，是一种以周期性反复发作为特点的口腔黏膜局限性溃疡损伤，可自愈，可发生在口腔黏膜的任何部位。以口腔的唇、颊、软腭或齿龈等处的黏膜多见，发生单个或者多个大小不等的圆形或椭圆形溃疡，表面覆盖灰白或黄色假膜，中央凹陷，边界清楚，周围黏膜红而微肿，溃疡局部灼痛明显，具有周期性、复发性、自限性的特征。口腔溃疡又称为复发性阿弗他性口炎、复发性口腔溃疡、复发性口疮。目前，口腔溃疡的病因及致病机制仍不明确。口腔溃疡的诱因可能是局部创伤、精神紧张、食物、药物、激素水平改变及维生素或微量元素缺乏。系统性疾病、遗传、免疫及微生物在口腔溃疡的发生、发展中可能起重要作用。由于病因不明，口腔溃疡的诊断完全基于病史及临床表现，缺少可作为确诊依据的实验室指标。口腔溃疡预示着机体可能有潜在系统性疾病，如胃肠、血液和内分泌系统的疾病，但临床上大部分患者身体健康，无系统性疾病。

带状疱疹

带状疱疹由水痘—带状疱疹病毒感染后，潜伏在体内再发，造成沿神经支配的皮肤区出现带状排列的成簇疱疹，伴随神经痛。本病是由水痘—带状疱疹病毒引起的急性炎症性皮肤病，中医称之为“缠腰火龙”、“缠腰火丹”。民间俗称“蛇串疮”。本病好发于成人，春秋季节多见，发病率随年龄增大而呈显著上升。典型表现为丘疹，簇状分布而不融合，继之迅速变为水疱，疱壁紧张发亮，疱液澄清，外周绕以红晕，各簇水疱群间皮肤正常；皮损沿某一周围神经呈带状排列，多发生在身体的一侧，一般不超过正中线。神经痛为本病特征之一，可在发病几天前或伴随皮损出现，老年患者常较为剧烈。病情一般为 2 ~ 3 周，老年人为 3 ~ 4 周，水疱干涸、结痂脱落后留有暂时性淡红斑或色素沉着，其疼痛感可持续半年左右。

发疹前可有轻度乏力、低热、纳差等全身症状，患处皮肤自觉灼热感或者疼痛，触之有明显的痛觉敏感，持续 1 ~ 3 天，亦可无前驱症状即发疹。好发部位依次为肋间神经、颈神经、三叉神经和腰骶神经支配区域。患处常首先出现潮红斑，很快出现粟粒至黄豆大小，病毒感染后无免疫力或低免疫力的人群（多数是儿童）可发生原发感染，即发生水痘，或病毒隐性感染，经血行传播到皮肤感觉神经末梢，经神经通路到脊髓神经后根或三叉神经，然后传播到颅神经感觉神经节的神经元，当机体免疫力下降时（如创伤、感冒、癌症、免疫系统疾病等），潜伏的病毒就会大量繁殖，使神经节发炎、坏死，引起患者疼痛，同时病毒沿神经通路下传，到该神经支配的区域引起节段性疱疹。由于这种病毒有亲神经的特点，发病总是沿神经走向，呈条带状，故称带状疱疹。

更年期综合征

女性更年期是指卵巢功能从旺盛状态逐渐衰退到完全消失的一个过渡时期，包括绝经和绝经前后的一段时间。更年期综合征是由雌激素水平下降而引起的一系列症状。一般在 45 ~ 55 岁，其中 15% ~ 25% 的妇女无明显异常感觉，75% ~ 85% 的妇女可出现或轻或重或多或少的临床症状，但只有 15% 的人因症状严重需要治疗。各人就诊的症状不一，但涉及身体各个系统，故称为更年期综合征。常见的临床表现为生殖系统功能失调。可出现月经周期及经期不规则直至完全停止，月经量改变；阴道分泌物减少，出现干枯、瘙痒等不适；性欲减退，性生活困难，性生活疼痛；由于阴道局部抵抗力降低，易引起细菌感染导致炎症。当炎症累及尿道口时，则可出现尿频、尿急、尿痛等尿路感染的症状和体征。精神、神经系统的改变可出现易疲劳、易激动、易发脾气、思想不集中、记忆力减退、抑郁、焦虑，甚至有厌世感；失眠多梦、易惊醒，某些人可出现类似精神病样症状。心血管系统的症状由血管舒缩功能失调所引起，常见的临床表现：①潮热（潮红），一阵热感始于脸、颈、胸，然后出现畏寒。有些人可在夜间发作，梦中惊醒，大汗淋漓湿透衣被，影响睡眠甚至烦躁不安。②血压升高，以收缩压升高为主，且波动较大。有人出现阵发性心动过速、心悸等心律失常。③眩晕，常发生于体位突然改变时或伴潮热同时出现，耳鸣可突然发生或持续存在，常可听到各种噪音。④血管痉挛性疼痛，有些人可出现心前区紧迫感、胸部不适、心悸等心绞痛发作症状相似，称为假性心绞痛。有些人可出现手指、足趾强烈疼痛、蚁走感，呈阵发性发作，寒冷季节可加重；有些人可出现下肢疼痛和间歇性跛行。大多数妇女由于卵巢功能减退比较缓慢，机体自身调节和代偿足以适应这种变化，或仅有轻微症状，属中医“盗汗”、“经断前后诸证”范畴。

糖尿病

糖尿病是由遗传和环境因素相互作用而引起的一组代谢异常综合征。因胰岛素分泌、胰岛素作用或是两者同时存在缺陷，引起碳水化合物、蛋白质、脂肪、水和电解质等的代谢紊乱，临床以慢性（长期）高血糖为主要特征，最严重的急性并发症是糖尿病酮症酸中毒（DKA）或糖尿病非酮症高渗性昏迷（NHDC）。长期糖尿病可引起多个系统器官的慢性并发症。导致功能障碍和衰竭，成为致残、致死的主要原因。属中医“消渴”范畴。

缺铁性贫血

缺铁性贫血是体内铁的储存不能满足正常红细胞生成的需要而发生的贫血，是由于铁摄入不足、吸收量减少、需要量增加、铁利用障碍或丢失过多所致，形态学表现为小细胞低色素性贫血。缺铁性贫血不是一种疾病，而是疾病的症状，症状与贫血程度和起病的缓急相关。①贫血的表现：头晕、头痛、面色苍白、乏力、易倦、心悸、活动后气短、眼花及耳鸣等。症状和贫血严重程度相关。②组织缺铁的表现：儿童、青少年发育迟缓、体力下降、智商低、容易兴奋、注意力不集中、烦躁、易怒或淡漠、异食癖和吞咽困难（Plunner-Vinson）综合征。③小儿可有神经精神系统异常。铁是合成血红蛋白必需的元素。当体内铁储备耗竭时，血红蛋白合成减少引起的贫血称为缺铁性贫血（IDA），无论在发达还是发展中国家，缺铁性贫血都是最常见的营养性疾病，以儿童和女性尤其是妊娠妇女的发病率最高。缺铁性贫血属中医“眩晕”、“虚劳”、“心悸”、“不寐”等范畴。

粉　刺

粉刺俗称青春痘、痤疮、暗疮，中医称“面疮”、“酒刺”，是皮肤科常见病、多发病。据统计，在青春期男性有95%、女性有85%患过不同程度的痤疮，所以称其为“青春痘”是很贴切的。痤疮是一种发生于毛囊皮脂腺的慢性皮肤病，多发于头面部、颈部、前胸后背等皮脂丰富的部位。青春痘是由于毛囊及皮脂腺阻塞、发炎所引发的一种皮肤病，主要是体内的荷尔蒙会刺激毛发生长，促进皮脂腺分泌更多油脂，毛发和皮脂因此堆积许多物质，使油脂和细菌附着，引发皮肤红肿的反应。由于婚后一般的荷尔蒙分泌高潮阶段已过，因此，部分妇女结婚、生了小孩，面部仍长青春痘就是病态了，粉刺是一种发生于颜面、胸背等处毛囊与皮脂的慢性炎症性皮肤病。其特点是：皮损丘疹如刺，可挤出白色粉汁，相当于西医所说的痤疮。其发病与内分泌异常、皮脂分泌过多及细菌感染有关。

盗　汗

盗汗是指由于阴阳失调，腠理不固，而致汗液外泄失常的病证。其中，不因外界环境因素的影响，而白昼时时汗出，动辄益甚者，称为自汗；寐中汗出，醒来自止者，称为盗汗，亦称为寝汗。《明医指掌·自汗盗汗心汗证》对自汗、盗汗的名称作了恰当的说明：“夫自汗者，朝夕汗自汗也。盗汗者，睡而出，觉而收，如冠盗然，故以名之。”

耳　鸣

耳鸣是指人们在没有任何外界刺激条件下所产生的异常声音感觉，常常是耳聋的先兆，因听觉机能紊乱而引起。由耳部病变引起的常与耳聋或眩晕同时存在；由其他因素引起的，则可不伴有耳聋或眩晕。耳鸣是一种在没有外界声、电刺激条件下，人耳主观感受到的声音。值得注意的是，耳鸣是发生于听觉系统的一种错觉，是一种症状而不是疾病。有些人常感到耳朵里有一些特殊的声音如嗡嗡、嘶嘶或尖锐的哨声等，但周围却找不到相应的声源，这种情况即为耳鸣。耳鸣使人心烦意乱、坐卧不安，严重者可影响正常的生活和工作。耳鸣是听觉功能的紊乱现象，也是听分析器对适宜的和不适宜的刺激所产生的反应。耳鸣多属噪音，其临床表现有间歇性或持续性。也有单一频率窄带噪音或白噪音等。耳鸣常为某些疾病特别是重听的伴随症状。耳鸣一般可分为中枢性及周围性两大类。耳鸣的原因很多，主要与高血压、神经衰弱或药物中毒、巨大声音的震动引起鼓膜缺损以及外伤、药物损害等有关。耳鸣患者主要表现为自觉耳内鸣响，如闻潮声，或细或暴，妨碍听觉。

腹外疝

腹外疝是腹部外科最常见的疾病之一，并以突出的解剖部位命名，其中以腹股沟疝发生率最高，占90%以上，股疝次之，较常见的腹外疝还有切口疝、脐疝和白线疝。按疝内容物的病理变化和临床表现，腹外疝可分为下列类型，即按疝的内容物能否回纳可分易复性疝、难复性疝；按疝的内容物有无血循环障碍可分为嵌顿性疝、绞窄性疝。腹外疝是疝的一种，是由腹腔内的脏器或组织连同腹膜壁层，经腹壁薄弱点或孔隙，向体表突出所形成。腹外疝有易复性、难复性、嵌顿性、绞窄性等类型。易复性疝患者少腹部有可复性包块，平卧后，包块纳入腹腔，阴囊包块消失，压住内还口站立后包块不再脱出，可伴有乏力、纳差、寐差、低热等症状。

口　臭

口臭就是人口中散发出来的令别人厌烦、使自己尴尬的难闻的口气。它会使人（尤其是年轻人）不敢与他人近距离交往，从而产生自卑心理，影响正常人际交往、情感交流，令人十分苦恼。口臭并不是长期没有刷牙的缘故，主要是爱吃冷饮，胃的功能被寒邪所困、阳明燥火亢盛的结果。一个处于正常状态下的胃突然被灌进冰水，胃的热和下降功能就会被困住，使胃壁中运行的气血瞬时凝固，因为“阳明经主燥”，所以胃会用生发燥火的形式，来疏通并驱赶凝滞的寒邪，于是就会出现心烦、口渴、口干、咽干、喜饮冷等症状。由于部分胃气下降的功能被抑制，就会形成不同程度的胃气上逆，就会将胃中的胃酸和胆汁逆向流入口腔，于是胃酸就形成了口臭，胆汁就形成口苦。患者主要表现为口臭，可伴有便秘、口干、纳差或消谷善饥等。

卵巢癌术后

卵巢癌是女性生殖器官常见的肿瘤之一，发病率仅次于子宫颈癌和子宫体癌而列第三位。临床上可出现下腹不适、腹痛、腹部肿块、月经紊乱、压迫等症状。卵巢癌有起病隐匿、早期不易发现、易转移、预后差等特点。该病占所有妇科恶性肿瘤的15%左右，因卵巢癌致死者，却占各类妇科恶性肿瘤首位，对妇女生命造成严重威胁。由于卵巢的胚胎发育、组织解剖及内分泌功能较复杂，它所患的肿瘤可能是良性，也可能是恶性。由于卵巢癌临床早期无症状，鉴别其组织类型及良性或恶性相当困难，卵巢癌行剖腹探查术中发现肿瘤局限于卵巢的仅占30%，大多数已扩散到子宫、双侧附件、大网膜及盆腔各器官，所以卵巢癌无论在诊断和治疗上确是一大难题。卵巢位于盆腔深部，不易扪及或查出，至今缺乏有效的早期诊断方法，是严重威胁女性生命的肿瘤。根据沈师的经验，包括卵巢癌在内，各种癌症术后多表现为气阴两虚，放、化疗后阴虚更甚，均宜从益气养阴的角度治疗。沈师自创养胃方，加减治疗各种癌症术后、放化疗后，效果甚佳。

头 痛

头痛是临床上最常见的症状之一，涉及各科尤其在神经系统疾病中多见。人群中几乎90%的人一生中都有头痛发作，有人称头痛是仅次于感冒的常见病，其实头痛是一种症状，而不是一种疾病。可见于感染性发热性疾病、高血压病、颅内疾患、神经官能、脑震荡和偏头痛等病。头痛一般是指前面在眉毛以上，后面枕下部以上即头颅上半部这一范围的疼痛。导致头痛的原因很多，外感六淫、内伤杂病均可引起头痛。头痛又可见于多种疾病的过程中，头痛主要是由于头部的血管、神经、脑膜等组织对疼痛敏感受到刺激引起的。由紧张、疲劳、饮酒等原因造成的头痛经过休息之后可自然消退。

癌 病

癌病是多种恶性肿瘤的总称，临床主要表现为肿块逐渐增大，表面高低不平，质地坚硬，时有疼痛、发热，常伴见纳差、乏力、消瘦等全身症状。中医药治疗的参与，可以明显减轻化疗、放疗的毒副反应，提高患者的生活质量，延长患者的生存期。其中，肺癌无论是发病率还是死亡率，均居全球癌症首位，其病因及发病机制尚未明确，但通常认为与吸烟、致癌物质吸入、环境污染、饮食不当等因素有关。中医有关肺癌的描述，见于“肺积”、“咳血”、“胸痛”等病症中。